Dr Alfred MARTINET

PRESSIONS ARTÉRIELLES
ET
VISCOSITÉ SANGUINE

CIRCULATION — NUTRITION — DIURÈSE

AVEC 102 FIGURES EN NOIR ET EN COULEURS

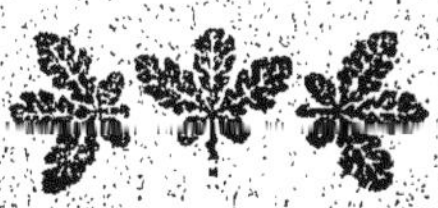

MASSON & Cie, ÉDITEURS
LIBRAIRES DE L'ACADÉMIE DE MÉDECINE
120, BOULEVARD SAINT-GERMAIN, PARIS

PRESSIONS ARTÉRIELLES
ET
VISCOSITÉ SANGUINE

A LA MÊME LIBRAIRIE

BIBLIOTHÈQUE DE THÉRAPEUTIQUE CLINIQUE

A L'USAGE DES MÉDECINS PRATICIENS

Les Médicaments usuels, par le Dr Alf. MARTINET, 4e édition revue et très augmentée. 1 vol. in-8o de XVI-609 pages. . . . . **6 fr.**

Thérapeutique usuelle des maladies de la nutrition, par les Drs P. LE GENDRE, médecin de l'Hôpital Lariboisière, et A. MARTINET. 1 vol. in-8o de 429 pages, broché. . . . . **5 fr.**

Thérapeutique usuelle des maladies de l'appareil respiratoire, par le Dr A. MARTINET. 1 vol. in-8o de IV-295 pages avec 36 figures, broché. . . . . **3 fr. 50**

Les Régimes usuels, par les Drs P. LE GENDRE, médecin de l'Hôpital Lariboisière, et A. MARTINET. 1 vol. in-8o de IV-434 pages, broché. . **5 fr.**

Les Aliments usuels, *Composition, Préparation,* par le Dr A. MARTINET, 2e édition entièrement revue. 1 vol. in-8o de VIII-352 pages avec fig. . **4 fr.**

Les Agents physiques usuels, *Climatothérapie, Hydrothérapie, Kinésithérapie, Thermothérapie, Électrothérapie, Radiumthérapie,* par les Drs A. MARTINET, MOUGEOT, DESFOSSES, DUREY, DUCROQUET, DELHERM, DOMINICI. 1 vol. in-8o de XVI-633 pages avec 170 fig. et 3 planches. . . . . **8 fr.**

Clinique hydrologique, par les Drs F. BARADUC (de Châtel-Guyon), Félix BERNARD (de Plombières), M. E. BINET (de Vichy), J. COTTET (d'Evian), L. FURET (de Brides), A. PIATOT (de Bourbon-Lancy), G. SERSIRON (de la Bourboule), A. SIMON (d'Uriage), E. TARDIF (du Mont-Dore). 1 vol. in-8o de X-636 pages. **7 fr.**

Dr Alfred MARTINET

PRESSIONS ARTÉRIELLES
ET
VISCOSITÉ SANGUINE

CIRCULATION — NUTRITION — DIURÈSE

AVEC 102 FIGURES EN NOIR ET EN COULEURS

MASSON & Cie, ÉDITEURS
LIBRAIRES DE L'ACADÉMIE DE MÉDECINE
120, BOULEVARD SAINT-GERMAIN, PARIS (6e)
1912

PRÉFACE

Soutenir que la réalité est précisément telle que je viens de dire ne serait pas d'un homme raisonnable. Mais, que l'essentiel de ce que je vous dis soit vrai, il convient, je crois de l'affirmer et la chose vaut que l'on se risque à y croire.

DISCOURS DE SOCRATE,
DANS LE *Phédon* DE PLATON.

On trouvera dans ce volume une suite d'études cliniques relatives à la sphygmomanométrie, à la viscosimétrie et à la sphygmoviscosimétrie, qui nous paraissent constituer les rudiments d'une dynamique circulatoire. Ces études sont rigoureusement personnelles, c'est-à-dire, que toutes les observations sur lesquelles elles reposent, ont été recueillies par nous personnellement. Aussi ne trouvera-t-on dans cet ouvrage qu'un nombre très restreint d'indications bibliographiques ou de références scientifiques, non que nous méconnaissions le moins du monde les résultats obtenus par nos devanciers, — mais parce que le genre de travail que nous présentons ici ne comporte pas à notre avis de développements de cette nature et voici pourquoi.

En matière de sphygmomanométrie et de viscosimétrie les appareils les plus divers, les techniques les plus disparates, les méthodes les plus variées ont été employées avec — évidemment — les résultats les plus différents et parfois les plus contradictoires en sorte qu'on peut s'attendre *à priori* à ce qu'un travail de compilation bibliographique aboutisse fatalement en l'espèce à la plus extrême confusion. C'est ce qui est arrivé à maints auteurs — et nous pourrions en citer de nombreux exemples... bibliographiques. Ce genre de travail en effet, à moins qu'on y apporte une compétence technique indiscutable, un sens critique de bon aloi, une méthode impeccable et un état d'esprit purement... scientifique, est stérile et ne peut donner que des résultats à peu près négatifs et cela n'est pas vrai seulement de la sphygmomanométrie. On ne peut comparer, coordonner, synthétiser que ce qui est homogène et partant comparable, coordonnable, or les observations numériques recueillies avec des sphygmomanomètres et surtout des viscosimètres différents et suivant par exemple qu'on opère sur le sang complet ou le sang hirudiné, ou défibriné, ou oxalaté, etc., ne sont pas homogènes et ne sont en conséquence ni comparables, ni coordonnables. Rapprocher ainsi, contre toute logique, des observations *à priori* non rapprochables ; introduire dans les constatations des éléments confusionnels, disparates et contradictoires nous a paru contraire à la véritable méthode scientifique. Nous avons donc de propos délibéré écarté, à peu près complètement, de notre exposé toutes constatations autres que celles que nous avons recueillies nous-mêmes, avec des méthodes et des techniques toujours identiques (oscillomètre de Pachon pour la sphygmomanométrie, viscosimètre de Hess pour la viscosimétrie).

Nous n'avons fait exception que pour quelques résultats

qui ayant été obtenus avec des appareils et des techniques identiques aux nôtres pouvaient de ce fait être comparés à nos résultats. Que l'on ne voit donc dans cette quasi-abstention bibliographique, ni le résultat d'une ignorance inconsciente, ni celui d'un boycottage systématique, mais simplement l'application d'un parti pris scientifique — discutable certes — mais qui nous a paru en l'espèce particulièrement opportun.

Au surplus les lecteurs que cette question historique et critique intéresserait particulièrement pourront se reporter pour la sphygmomanométrie au volume de L. Gallavardin (*La tension artérielle en clinique,* Paris, 1910), pour la viscosimétrie à l'ouvrage de Determann (*Die Viskosität des menschlichen Blutes,* 1910, Bergmann. Wiesbaden, édit.), qui constituent à l'heure actuelle les exposés historiques, critiques et bibliographiques, les meilleurs que nous connaissions de la sphygmomanométrie et de la viscosimétrie. Quant à la sphygmoviscosimétrie elle n'a fait jusqu'ici à notre connaissance l'objet d'aucune étude systématique valable ; tout au plus trouve-t-on dans Bachmann (Die Klinische Verwertung der Viskositats bestimmung. *Deutsch. Archiv. für klinische Medizin,* 94. B, 26 octobre 1908) et dans Trumpp (*Viskosimetrisch Studien. Jahrb. f. Kinderheilk,* t. XXIII, mars 1911, p. 89) quelques obser. vations isolées et dont les auteurs n'ont tiré d'ailleurs aucune conclusion synthétique ; il en est de même de l'ouvrage de Determann (*loco citato*).

TABLE DES MATIÈRES

PREMIÈRE PARTIE

SPHYGMOMANOMÉTRIE

DEUXIÈME PARTIE

VISCOSIMÉTRIE

TROISIÈME PARTIE

SPHYGMOVISCOSIMÉTRIE

INTRODUCTION A L'ÉTUDE DE LA CARDIOLOGIE

« Ce n'est pas, écrit Bouillaud[1], dans les époques médicales antérieures à cette ère fameuse dite de la renaissance des lettres en Europe, qu'il faut aller chercher l'origine des connaissances précises sur les maladies du cœur. »

C'est en effet seulement de Vésale, Baillou, et surtout Harvey que l'on peut dater la période vraiment historique de l'étude de la circulation ; on sait que c'est à ce dernier que revient l'incontestable honneur d'avoir découvert et démontré en 1628 la circulation du sang. Lancisi, Vasalva, Morgagni, Withering, Sénac, apportèrent une contribution importante à l'étude surtout anatomique des diverses affections cardiaques et vasculaires ; la 17e et la 18e lettre de Morgagni sont consacrées à l'étude des dilatations et des anévrismes du cœur et de l'aorte ; Sénac écrivit sur la structure et les maladies du cœur un ouvrage dans lequel on trouve encore à glaner ; Withering découvrit les propriétés diurétiques de la digitale.

Mais à la vérité cette période si elle fut marquée par la découverte de la circulation, la description assez précise

1. *Maladies du cœur.* Préface de la 1re édition.

de certaines espèces anatomiques et anatomopathologiques, la découverte de quelques remèdes actifs contre certains symptômes et en particulier de la digitale, fut cliniquement assez médiocre, purement symptomatique et empirique. Elle fut presque exclusivement *anatomique*.

Il faut arriver à la fin du XVIIIe siècle et au commencement du XIXe pour entrer dans la *période anatomo-clinique* avec Avenbrügger, Corvisart, Laënnec, période qui s'étendit jusqu'à nos jours avec Bouillaud, Traube, Hope, Hodgson, Corrigan, Duroziez, Potain, Huchard, etc.

Cette période extraordinairement fructueuse est hors de pair si nous la comparons à la période antérieure. Grâce à une investigation anatomo-clinique patiente, tenace et minutieuse, elle permit de déceler les symptômes correspondant aux lésions déterminées de l'endocarde, du péricarde et du myocarde, les signes physiques de ces lésions et dans nombre de cas leurs causes efficientes.

La découverte capitale de l'endocardite rhumatismale, la dissociation clinique des endocardites et des péricardites, l'étude des scléroses cardio-artério-rénales, le rôle du rhumatisme, des infections, de la syphilis, de la goutte et des dyscrasies, de l'alcoolisme et des excès alimentaires dans la pathogénie des affections cardio-vasculaires datent de cette époque. Les méthodes d'investigation physique, la palpation, la percussion, l'auscultation ; la séméiologie des troubles fonctionnels circulatoires furent poussées à un degré de perfection auquel il semble que l'avenir doive bien peu ajouter. Concurremment l'action de la digitale était précisée, ses indications mieux établies, de nombreux succédanés (spartéine, strophantus, convallaria, etc.) étaient introduits dans la thérapeutique, les diurétiques de la série xanthique étaient découverts, les dérivés iodés et nitrés expérimentés, l'influence de la diététique et des agents physiques étudiée, codifiée, réglementée. Bref on peut dire que toute la cardiologie classique, anatomique, fonctionnelle, clinique et thérapeutique nous a été transmise intégralement par le siècle qui vient de s'écouler.

*
* *

Poursuivant son effort vers une investigation plus pénétrante et plus précise, la cardiologie, tout en conservant pieusement ces acquisitions du passé, s'est orientée surtout depuis une dizaine d'années vers des méthodes d'exploration vraiment nouvelles qui l'ont en une certaine mesure rénovée — et dont il convient au seuil de cette étude de donner un bref aperçu d'ensemble. Elles sont surtout comme nous allons le voir *d'ordre physio-pathologique;* elles surprennent, enregistrent, mesurent les phénomènes circulatoires en pleine période de fonctionnement vital ; beaucoup plus pénétrantes que les méthodes précédentes, elles ont été déjà extrêmement fructueuses et promettent de l'être encore beaucoup plus.

VALEUR RESPECTIVE DES DIVERSES MÉTHODES MODERNES D'EXPLORATION DU SYSTÈME CIRCULATOIRE.

En présence de la multiplicité — beaucoup plus apparente d'ailleurs que réelle — des méthodes nouvelles d'investigation du système circulatoire que les travaux contemporains ont introduites dans la pratique cardiologique ; en présence surtout de l'enthousiasme presque toujours excessif que chacune d'elles a déterminé au début et du désenchantement, voire du septicisme qui lui a succédé pour la plupart d'entre elles ; il y a lieu d'essayer de procéder à une revision générale desdites méthodes, à un essai de classification rationnelle, à un exposé critique de leur valeur réciproque et des résultats qu'on en peut attendre.

A la lumière de cette classification et de cette critique, on verra que chaque groupe de méthodes correspond à l'étude plus spéciale d'un groupe déterminé de phénomènes circulatoires et que l'erreur consiste précisément à demander à chacune de ces méthodes des renseignements relatifs à des phénomènes qui échappent par essence même à son emprise. De l'application exacte, rationnelle des diverses méthodes aux groupes de phénomènes qui leur sont adéquats, résulte, au contraire, un degré de perfection diagnostique et pronostique dont la clinique nous offre encore bien peu d'exemples.

*
* *

A s'en tenir à l'étude des phénomènes mécaniques de la circulation, on peut dire que toutes les méthodes d'exploration, tant modernes qu'anciennes, peuvent se grouper en trois catégories :

1° Celles qui sont susceptibles de nous procurer quelques renseignements relatifs à la forme, à la grandeur et à la situation respective des divers segments de l'appareil circulatoire et plus spécialement du moteur central, du cœur et des gros vaisseaux. Ce sont des méthodes à proprement parler *statiques,* puisqu'elles nous renseignent surtout sur la forme, la grandeur et la position des organes centraux de la circulation — abstraction faite de la succession des mouvements dont ils sont le siège — et de la grandeur des forces qui entrent en jeu lors de leur fonctionnement;

2° Celles qui sont susceptibles de nous renseigner sur la succession, la durée, le rythme des divers mouvements, contractions, dilatations et repos des diverses parties ou segments de l'appareil circulatoire. Ce sont à proprement parler des *méthodes cinématiques*;

3° Celles, enfin, qui sont susceptibles de nous renseigner sur la grandeur des forces en présence — puissances et résistances diverses — qui entrent en jeu au cours des phénomènes circulatoires. Ce sont à proprement parler des *méthodes dynamiques.*

*
* *

Les méthodes *statiques* étaient à peu près exclusivement représentées jadis par la *percussion,* aidée ou non de la palpation. La phonendoscopie ne représente qu'une variété encore discutée de la percussion. La *radioscopie* avec ses variétés, la radiographie, l'orthodiagraphie, l'orthophotographie, la téléræntgengraphie, représente par excellence la méthode statique cardiologique actuelle. Elle nous fournit avec une extraordinaire précision tous renseignements utiles relatifs au siège, au volume, à la forme du cœur et des gros vaisseaux. Elle peut bien accessoirement fournir quelques constatations fugitives relatives au rythme des pulsations cardiaques, aux battements anormaux de tel segment (aorte ou oreillette), mais, inremplaçable pour l'étude des phénomènes circuloires qui se traduisent par des modifications du siège, du volume, de la forme du cœur et des gros vaisseaux, elle est presque inutilisable pour l'étude des phénomènes qui se traduisent par des modifications du rythme circulatoire ou du déséquilibre des forces en présence.

C'est dire que ces méthodes statiques (percussion et radioscopie) devront être surtout employées pour le

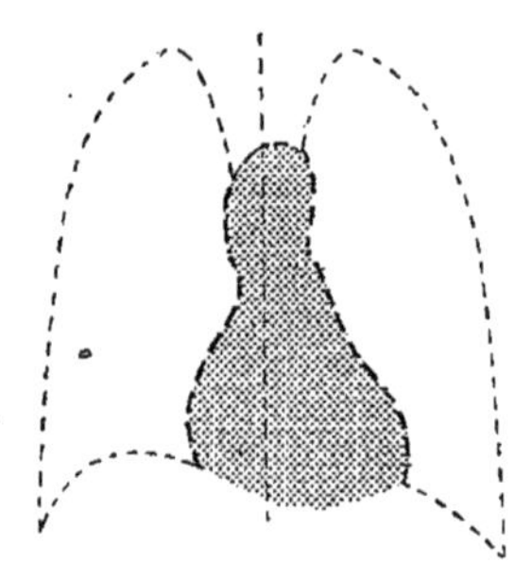

Orthodiagraphie d'un cœur normal.

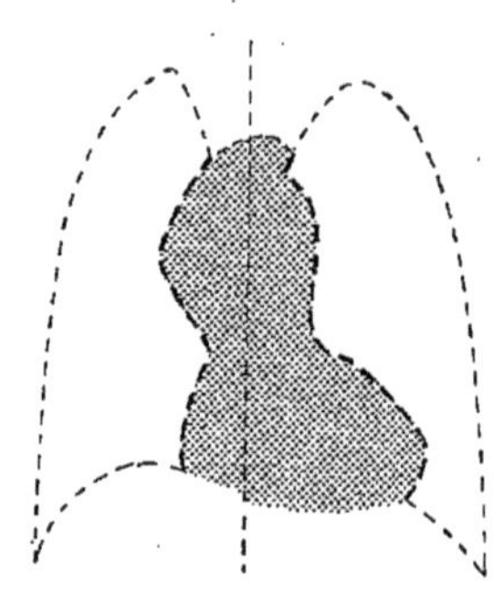

Orthodiagraphie d'un anévrisme de l'aorte ascendante.

Fig. 1.

diagnostic et l'étude des affections de l'aorte et plus particulièrement des dilatations et des anévrismes, des déplacements cardiaques (ectopie, inversion, déplacement par épanchement pleurétique), des épanchements péricardiques, etc. (fig. 1).

Elles seront d'un intérêt médiocre ou nul dans l'étude des arythmies et des hyposystolies.

*
* *

Les *méthodes cinématiques* sont représentées par toutes

les *méthodes graphiques* susceptibles de nous fournir des courbes indicatrices des mouvements d'expansion, de rétraction et de repos dont sont animés les divers segments du système circulatoire. La plus anciennement connue et la plus répandue est la *méthode graphique* de Marey, qui d'abord presque exclusivement appliquée à l'inscription du pouls radial (sphygmographie de Marey), a été l'occasion d'une véritable renaissance depuis une dizaine d'années par la pratique systématique de la *polygraphie* (polygraphes de Marey, de Jacquet, de Mackenzie), c'est-à-dire de l'inscription simultanée des courbes indicatrices des mouvements de plusieurs segments du système circulatoire (pouls radial ou pouls carotidien et pouls veineux, pointe du cœur et pouls veineux, oreillette droite (œsophago-auriculographie) et pouls radial, etc.). L'*électro-cardiographie d'Einthoven*, la *photographie des bruits du cœur* (Einthoven, Weiss, etc.), la *tachographie* de v. Kriess, constituent en dernière analyse des méthodes graphiques plus ou moins perfectionnées qui fournissent, comme les précédentes, des courbes indicatrices chronologiques des divers temps de la révolution cardiaque.

Ce sont, par essence, des *méthodes cinématiques*.

Elles s'appliquent de façon parfaite à l'étude de toutes les variétés d'*arythmie* dans le sens le plus large du mot, et on sait, en effet, que, par leur application à la clinique, cette partie de la cardiologie a été rénovée, les notions de conductibilité et d'excitabilité des tissus cardiaques singulièrement précisées et, introduite presque de toute pièce, cette notion si précieuse de la dissociation auriculo-ventriculaire (fig. 2).

Mais elles sont d'un faible secours dans l'étude des problèmes cardiologiques qui sont sous la dépendance

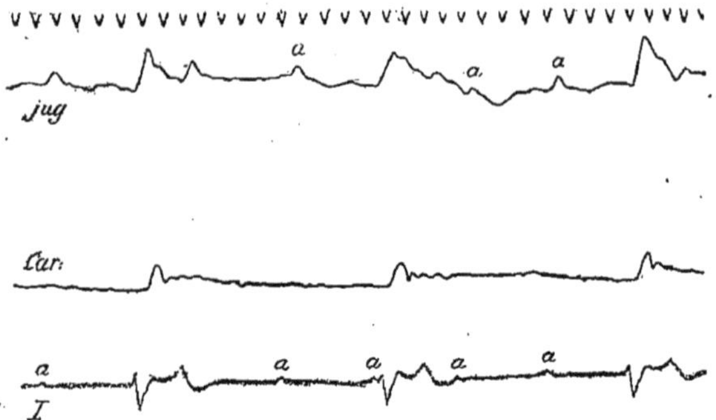

Fig. 2. — Pouls jugulaire; pouls carotidien et électro-cardiogramme dans un cas de dissociation auriculo-ventriculaire avec contractions ventriculaires régulières (d'après A. Hoffmann).

des états d'équilibre et de déséquilibre circulatoire parce qu'elles ne fournissent aucun renseignement direct sur la grandeur des forces en présence.

*
* *

Les *méthodes dynamiques* sont celles qui sont susceptibles de nous fournir des mesures au moins approximatives, relatives aux diverses forces qui entrent en jeu au cours de la révolution circulatoire. Elles étaient, jusqu'à une époque très rapprochée, exclusivement représentées par la *sphygmomanométrie* ; des études toutes récentes y ont adjoint la *viscosimétrie*. Les sphygmomanomètres actuels (Riva-Rocci, Pachon) avec leurs innombrables variétés permettent de mesurer avec une approximation plus ou moins grande les tensions systolique ou maxima, diastolique ou minima, d'un segment artériel (radial ou huméral) et d'obtenir ainsi l'évaluation de deux grandeurs en rapport incontestable, quoique encore imparfaitement précisé, avec la puissance de la contraction cardiaque et les résistances périphériques. Ces mesures combinées d'ailleurs à celle de la fréquence du pouls ont servi de base à de nombreux calculs (sphygmobolométrie) se proposant d'évaluer le travail du cœur ; nous devons dire que jusqu'ici ces calculs nous paraissent beaucoup plus théoriques que pratiques et leur précision très discutable.

Mais il n'en est pas moins vrai que la détermination de ces grandeurs, et l'étude de leurs variations au cours de l'évolution des cardiopathies, nous fournit des renseignements extrêmement précieux, relatifs à la dynamique circulatoire de l'organisme considéré.

L'étude de la *viscosité sanguine,* du coefficient de frottement sanguin, la viscosimétrie, en nous donnant une approximation de la résistance du sang, nous fournit, rapprochée des tensions artérielles, des notions extrêmement fructueuses pour l'étude de la dynamique circulatoire.

Par leur essence même, ces méthodes dynamiques sont donc particulièrement adaptées à l'étude des états d'équilibre et de déséquilibre circulatoire, d'eusystolie, d'hyposystolie, d'hypersystolie qui constituent, et à beaucoup près, les cas les plus fréquents de la pratique cardiologique (fig. 3).

Il convient d'en rapprocher — et souvent d'y associer l'étude de la diurèse spontanée ou provoquée qui constitue, à proprement parler, une méthode dynamique d'exploration cardiorénale.

Mentionnons enfin les méthodes hémodynamiques de

Plesch, basées surtout sur l'étude des échanges respiratoires et des gaz du sang et qui conduisent leur auteur à des déductions intéressantes relatives au débit sanguin, au volume de la systole cardiaque, à la durée de la révolution cardiaque, à la force et au travail du cœur. Ces méthodes sont en tout cas extrêmement compliquées, nécessitent un appareillage coûteux et une technique fort délicate, bref, ne sont certainement pas cliniques.

V	Mx	Normal	Eusystolie hyperhématie compensée	Hypersyst. P. artério-rénale compensée	Hyposysto. relative P. artério-rénale non compensée
8	32				
7	28				
6	24				
5	20				
4	16	Vs			
3	12	Mx			
2	8	Mn			
1	4		Pér. de pléthore	Pér. d'insuff. rénale	Pér. de déséquil. cardio-vascul.
			simple	hydrémie	anoxhemie et hydrémie

FIG. 3. — Courbe évolutive sphygmo-viscosimétrique d'une sclérose cardio-rénale.

*
* *

Employées séparément ou combinées, associées à l'étude clinique classique, dans les affections cardio-vasculaires, ces méthodes nous permettent le plus souvent une précision diagnostique, une approximation pronostique une adéquation thérapeutique extrêmement remarquables.

Mais on voit qu'il convient d'en bien comprendre la nature, l'essence, si l'on peut ainsi dire. Les méthodes statiques s'appliquent plus expressément aux problèmes statiques (modifications de situation, de forme, de grandeur); les méthodes cinématiques, aux problèmes cinématiques (modifications des rythmes circulatoires); les méthodes dynamiques, aux problèmes dynamiques (modifications de l'équilibre circulatoire).

L'erreur la plus couramment répandue et la plus préjudiciable aux progrès de la cardiologie consiste à demander à chacune de ces méthodes ce qu'elle ne peut pas donner — à la méthode graphique, par exemple, la solution des problèmes dynamiques — ou à la méthode sphygmomanométrique la solution de problèmes cinématiques.

Ce volume est exclusivement consacré aux méthodes dynamiques et plus spécialement aux études sphygmomanométriques et viscosimétriques sur lesquelles nous croyons qu'on peut baser un essai de dynamique cardiovasculaire.

PREMIÈRE PARTIE

SPHYGMOMANOMÉTRIE

HISTORIQUE

Il n'entre pas dans notre plan de passer en revue toutes les méthodes et tous les appareils sphygmomanométriques qui ont été ou qui sont encore en usage — un gros volume n'y suffirait pas. Nous nous bornerons à décrire ici avec des détails suffisants le *sphymomanomètre de Pachon,* dont nous nous sommes servis exclusivement pour toutes nos recherches ; toutefois une brève étude historique et critique est nécessaire étant données la multiplicité des appareils sphygmomanométriques et les critiques passionnées dont chacun d'eux a été l'objet.

La première mensuration de la tension artérielle chez l'animal semble avoir été pratiquée en 1744 par le pasteur anglais *Stephen Hals* plus de cent ans après la découverte de la circulation du sang par *Harvey* (1628). Stephen Hals eut l'idée d'adapter à l'artère crurale d'une jument couchée sur le dos une canule de cuivre en communication avec un long tube de verre placé verticalement et vit le sang s'élever à la hauteur de 8 pieds 3 pouces au-dessus du ventricule gauche, soit environ $2^m,50$. Cette méthode de mesure directe plus ou moins perfectionnée par *Ludwig, Chauveau, Marey,* est encore de pratique courante chez les animaux, elle consiste à mettre, par l'intermédiaire de conduits appropriés, une artère en communication avec un manomètre métallique ou à mercure; elle a été tout récemment encore appliquée chez des amputés, par *Ottfried Müller et Blauel* pour le contrôle et la vérification des méthodes sphygmomanométriques indirectes les seules en usage chez l'homme, car il ne peut évidemment être question dans la pratique cardiologique d'adapter à une artère une canule en relation avec un manomètre.

*
* *

Les méthodes employées chez l'homme pour la mesure au moins approximative de la tension artérielle sont donc toutes des méthodes indirectes dérivées en somme de l'idée de *Vierordt qui dès 1855* cherchait « à mesurer indirectement la pression sanguine au moyen de la contre-pression nécessaire pour faire disparaître les pulsations d'une artère ». Mais à la vérité les premiers *sphygmomanomètres cliniques* sont ceux de *von Basch* (de Vienne) 1876 et de *Potain* 1889. Ils sont l'un et l'autre basés sur le principe suivant : en comprimant une artère contre un plan résistant, osseux, par l'intermédiaire d'une pelote à contenu fluide [liquide (von Basch), gazeux (Potain)] il arrive un moment où cette compression dépassant légèrement la pression intravasculaire, le passage du sang est de ce fait interrompu et la pulsation artérielle supprimée; le chiffre de la pression à l'intérieur de la pelote mesuré au moyen d'un manomètre mesure précisément cette contre-pression sensiblement égale à la tension artérielle maxima. Ces appareils sont en somme — correctement maniés — très suffisants pour obtenir une approximation acceptable de la tension maxima dans les artères superficielles reposant sur un plan osseux (radiale, temporale) ; ils présentent même sur les appareils à manchette que nous allons décrire l'avantage appréciable de pouvoir s'appliquer à la plupart des artères superficielles — mais ils présentent deux gros désavantages : le premier c'est que l'artère comprimée peut être déviée par l'application

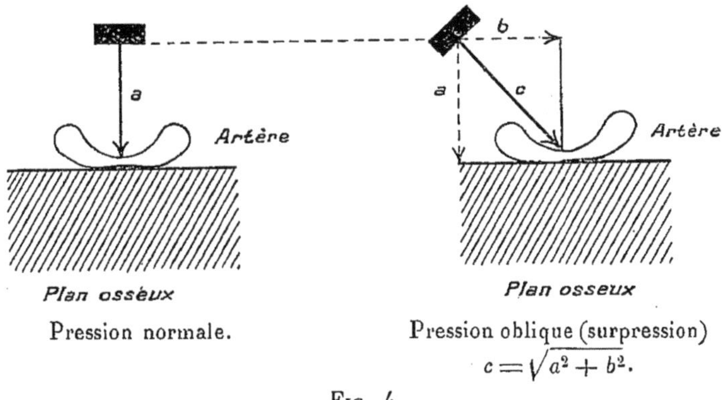

Pression normale. Pression oblique (surpression) $c = \sqrt{a^2 + b^2}$.

Fig. 4.

même de la pelote, qu'elle peut être comprimée obliquement et nécessiter pour être écrasée une contre-pression supérieure à sa pression interne, d'où une surestimation de la pression (fig. 4) ; le second — beaucoup plus important à notre avis que le précédent — c'est que ces appareils ne permettent de mesurer exclusivement que la tension maxima systolique ; or la connaissance de la tension minima diastolique est, comme nous aurons l'occasion de le montrer au cours de ce volume, au moins aussi importante que celle de la maxima — en tous cas la mesure contemporaine de ces deux tensions fournit des renseignements incomparablement supérieurs à ceux que peut fournir la mesure isolée de la maxima. Pour ces deux raisons ces appareils ont été graduellement supplantés par les appareils à brassard qu'il nous reste à décrire.

*
* *

Dans la pratique, deux méthodes sphygmomanométriques, avec d'innombrables variétés, sont actuellement en usage. La première, dite de Riva-Rocci, considère l'extinction du pouls en aval de la région comprimée (en l'espèce, extinction du pouls radial par compression concentrique du bras au moyen d'un brassard pneumatique) comme le critère de la pression artérielle maxima. Dans la deuxième, méthode des oscillations de Marey, l'exploration du pouls se fait, au contraire, au niveau même de la région comprimée.

C'est à *Riva-Rocci* que revient incontestablement l'honneur d'avoir introduit en 1896 (Congrès italien de Médecine interne) les appareils sphygmomanométriques à brassard. L'appareil de Riva-Rocci est essentiellement constitué par un brassard circulaire élastique pneumatique que l'on peut fixer autour du bras et dans lequel on peut injecter de l'air sous pression croissante, grâce à une soufflerie à air. Ce brassard est en communication par l'intermédiaire d'un tube en caoutchouc avec un manomètre qui permet par simple lecture d'évaluer la tension à l'intérieur dudit brassard. La manœuvre est très simple : le brassard étant appliqué autour du bras, on le gonfle progressivement d'air jusqu'à disparition du pouls radial apprécié par palpation digitale (ou au contraire réapparition du pouls en cas de décompression progressive). Il suffit de lire au manomètre la pression correspondant à cette phase, elle indique la contre-pression nécessaire pour faire disparaître le pouls radial, contre-pression qui serait d'après Riva-Rocci équivalente à la pression artérielle systolique humérale.

Cette méthode et cet appareil ont eu un extraordinaire succès et ont fait l'objet d'innombrables modifications portant sur la hauteur du brassard, le choix du manomètre (mercure, métallique), l'appareil injecteur (poire de Richardson, pompe de bicyclette, pompe de Recklinghausen), l'adjonction d'un appareil indicateur des pulsations (Vaquez), etc.

Ils sont encore très généralement employés et fournissent de la tension systolique une approximation pratiquement suffisante.

C'est l'indiscutable mérite de M. Pachon[1] d'avoir démontré de façon péremptoire que, dans l'épreuve sphygmomanométrique type Riva-Rocci, la disparition du pouls *en aval de la région comprimée* n'est pas due, comme on l'avait cru, à un arrêt du cours du sang par oblitération artérielle au niveau comprimé. Cette disparition du pouls est due en fait — ce qui est différent — à l'uniformisation du cours du sang. En effet, au moment même où le pouls radial disparaît, la zone humérale comprimée présente, elle, d'amples battements, le pouls huméral n'est nulle-

1. V. Pachon. — « Sur l'erreur de principe de la méthode de Riva-Rocci pour la détermination de la pression artérielle chez l'homme ». *Comptes rendus de la Société de Biologie*, 12 juin 1909.

ment éteint. M. Pachon a mis très nettement ce fait en évidence.

Il est d'ailleurs loisible à chacun de reproduire, avec la plus grande facilité, la démonstration expérimentale de Pachon. En voici la technique : adapter au poignet un brassard élastique en rapport avec un sphygmo-signal de Vaquez (indicateur mécanique des oscillations radiales) ; adapter au bras un brassard élastique en rapport avec un oscillomètre à sensibilité constante, gonfler le brassard supérieur jusqu'à arrêt du sphygmo-signal (indiquant, d'après Riva-Rocci l'extinction du pouls brachial); à ce moment, l'aiguille de l'oscillomètre oscille largement et avec une grande amplitude, indiquant que le pouls brachial n'est nullement éteint.

Comme il n'y a pas équivalence entre l'exploration du pouls *en aval* et *au niveau* de la zone comprimée, l'exploration du pouls en aval de la zone comprimée est, en définitive, un critère erroné. *L'exploration du pouls au niveau même de la région comprimée doit, seule, être systématiquement pratiquée en sphygmomanométrie clinique.* Les recherches de M. Pachon posent ainsi la loi générale de l'exploration sphygmomanométrique, qui a pour corollaire une conséquence pratique extrêmement importante : *elle impose la méthode des oscillations de Marey comme méthode de choix.*

Les trois cas partout cités d'Ottfried Müller et Blauel, de vérification expérimentale directe chez l'homme de la méthode de Riva-Rocci, pour la détermination de la pression artérielle maxima, par constatation directe de la pression humérale ou radiale, au moyen d'une canule en communication avec un manomètre métallique et par constatation et comparaison avec les chiffres obtenus préalablement par la méthode de Riva-Rocci, prouvent simplement que dans les trois cas considérés, et pour des valeurs voisines de 120 à 130 millimètres, les écarts entre les deux constatations directe et indirecte (Riva-Rocci) ont été de 4 millimètres à 10 millimètres, ce qui, à la vérité, est une très jolie approximation. Mais cet écart est-il identique pour les valeurs inférieures et supérieures aux tensions précitées ? M. Pachon a nettement démontré que non, qu'en d'autres termes l'écart est variable suivant les pressions. D'autre part la technique dite directe est elle-même fort critiquable et ses résultats sûrement erronés du moins en ce qui concerne la tension maxima.

Bref, *la détermination de la tension maxima par la méthode de Riva-Rocci est en général erronée, quoiqu'elle puisse donner des valeurs approximatives acceptables.*

En ce qui concerne la détermination de la tension diastolique, — elle est franchement impossible par la méthode de Riva-Rocci, — de l'aveu même de la plupart de ses partisans et les expériences précitées d'Ottfried Müller, Blauel et Bingel concluent dans le même sens. Il nous paraît inutile d'insister sur ce point. La signification de la tension minima avec cette méthode n'est même pas « douteuse », elle est nulle.

La méthode de Riva-Rocci et celles qui en dérivent, basées sur l'examen de la circulation en aval de la compression, peuvent donner des chiffres approximatifs de la tension maxima; elles sont incapables de déterminer, même approximativement, la tension diastolique.

*
* *

Cette seule considération, impossibilité de la mesure même approximative de la tension minima, suffirait à notre avis à faire opter pour la méthode des oscillations, car cette mesure est, nous ne disons pas utile, mais indispensable.

Nous aurons maintes fois l'occasion dans ces études de montrer que l'étude isolée de la tension maxima est insuffisante à définir, à caractériser un état d'équilibre cardio-vasculaire, notion fondamentale de la cardiologie.

L'étude isolée de la tension minima ne conduirait, de même, qu'à des constatations fragmentaires, incoordonnées, mais, contrairement à une opinion très répandue, la tension minima est une valeur importante, essentielle, aussi importante, aussi essentielle que la tension maxima, plus importante même en bien des cas ; mais c'est seulement de l'étude simultanée de ces deux tensions qu'on peut attendre des résultats coordonnés, utilisables. L'insuccès au moins relatif de la plupart des recherches basées sur l'unique étude d'une des tensions le démontre encore mieux, et nous nous efforcerons de démontrer, dans une série de chapitres ultérieurs, combien l'étude simultanée des tensions maxima et minima correctement recueillies est pratiquement précieuse pour le diagnostic, le pronostic et le traitement des affections cardio-vasculaires.

*
* *

M. Pachon s'est attaché à déterminer les conditions correctes d'utilisation pratique de la méthode des oscillations. Il a montré que deux conditions fondamentales étaient nécessaires : grande sensibilité et surtout sensibilité maxima constante de l'instrument indicateur des pulsations. Grande sensibilité, pour assurer toute la netteté nécessaire dans la différenciation des pulsations et pour permettre de saisir facilement le début et la fin de la phase des oscillations croissantes qui marquent dans la méthode de Marey la pression maxima et la pression minima; sensibilité maxima *constante*, car il est clair que sans constance de sensibilité de l'appareil en fonctionnement dynamique, aux divers régimes de pression auxquels il doit travailler, toute légitimité de comparaison des pulsations à ces divers régimes disparaît du même coup. Or, les manomètres ou les sphygmoscopes ordinairement utilisés ne répondent pas à ces exigences. Ayant ainsi posé les termes du problème, M. Pachon, continuant ses recherches, en donnait une solution élégante et rigoureuse sous la forme de son oscillomètre sphygmométrique, qui représente une invention tout à fait originale, un appareil d'investigation clinique parfaitement différencié et surtout très précis.

Basée sur une méthode rigoureuse, réalisée par une instrumentation clinique adéquate et précise (oscillomètre de Pachon), permettant de mesurer avec une approximation pratiquement suffisante les tensions artérielles maxima et minima, l'oscillométrie fournit des données précieuses et conduit à des constatations fructueuses.

Et, s'il est légitime de juger l'arbre à ses fruits, les résultats dès maintenant acquis par cette dernière méthode, comparés à l'insuffisance des résultats obtenus par la précédente, suffit à les juger.

Toute cette partie historique et critique a été admirablement faite par le Dr Louis Gallavardin et le lecteur, que cette question intéresserait, la trouvera traitée avec toute l'ampleur et la compétence désirables dans le volume de cet auteur « La Tension artérielle en clinique » Steinheil édit., 1910. — Nous ne nous attarderons pas plus longtemps ici à cet exposé intéressant certes, mais d'une importance somme toute secondaire et qui d'ailleurs n'est plus à faire.

TECHNIQUE

Description, principe et technique de l'oscillomètre de Pachon.

DESCRIPTION DE L'OSCILLOMÈTRE (fig. 5 et fig. 6).

Dans une enceinte rigide (boîtier métallique) et parfaitement hermétique E est enfermée une cuvette anéroïde

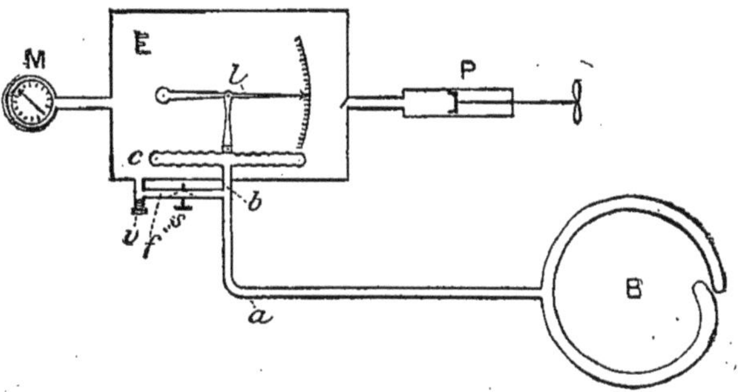

FIG. 5. — Schéma de l'oscillomètre sphygmométrique de Pachon.

C. Boîtier E, capsule manométrique C et brassard B sont normalement en communication par les conduits *f, b, a,* Une pompe P permet d'établir toute pression voulue dans le système constitué par ces organes ; le chiffre de pression est donné par le manomètre M ; une valve d'échappement V permet de diminuer *ad libitum* la valeur du régime de pression préalablement établi.

Étant donné un régime quelconque de pression, veut-on faire une lecture, c'est-à-dire reconnaître l'amplitude des pulsations artérielles à ce régime, il suffit alors d'agir sur un organe *séparateur* S, dont la manœuvre intercepte la communication entre le boîtier E, d'une part, et le système composé du brassard B et de la capsule manométrique *c*, d'autre part. A ce moment, les variations de

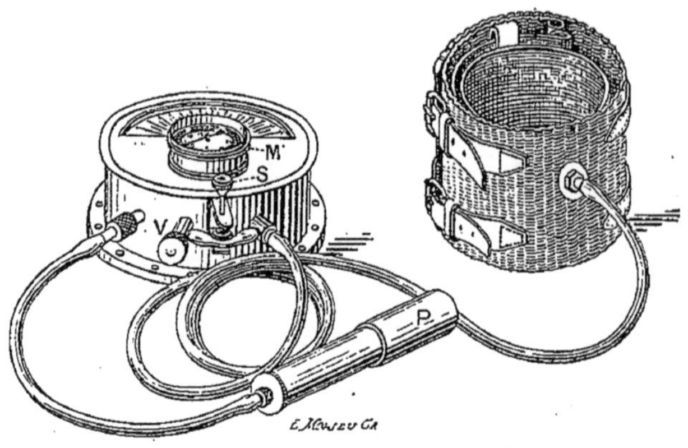

Fig. 6. — Vue d'ensemble de l'oscillomètre sphygmométrique.

pression créées dans le brassard par les variations rythmiques de volume du segment de membre exploré sont transmises exclusivement à la capsule manométrique, qui les traduit nécessairement à tout régime de contre-pression avec une *sensibilité constante et maximale*, puisque ces variations de pression surprennent *toujours* la capsule manométrique dans un état de *tension nulle, ses parois supportant à l'extérieur comme à l'intérieur la pression de régime* à laquelle on fait la lecture, et donnée par le manomètre M.

Mode d'emploi de l'oscillomètre sphygmomanométrique.

Rappel du principe général de la méthode des oscillations. — Si l'on comprime un segment de membre de 0 à 20 centimètres de mercure, par exemple, et qu'on le décomprime ensuite progressivement, on observe le diagramme suivant des pulsations, au fur et à mesure que se produit la chute graduelle de la compression (fig. 7).

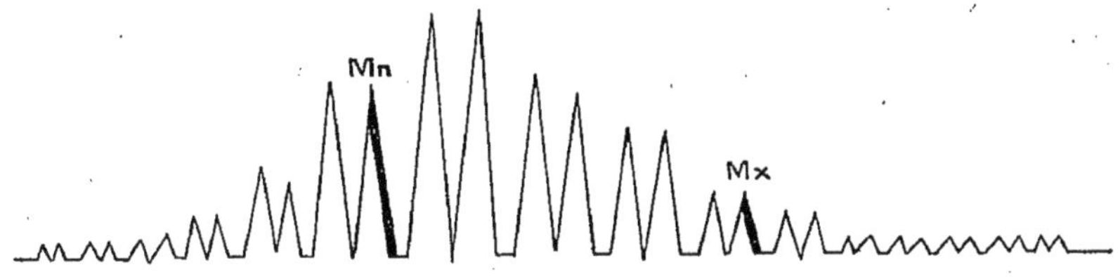

Fig. 7. — Diagramme des pulsations d'un membre sous des compressions graduellement décroissantes de ce membre (lire de droite à gauche).

Ce diagramme présente une zone tout à fait caractéristique d'oscillations graduellement croissantes (de Mx à Mn sur la figure), précédée d'une zone (plus ou moins

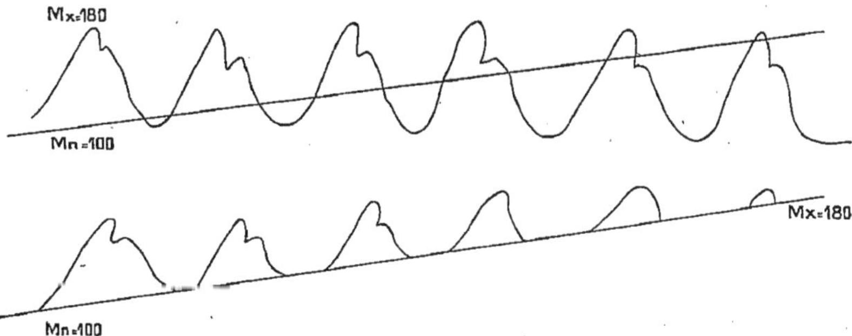

Fig. 8. — Figure schématique destinée à montrer comment l'ondée systolique est graduellement amoindrie puis éteinte par une pression croissante.

étendue suivant les sujets), soit de simples fibrillations, soit de pulsations indifférentes, c'est-à-dire sans différenciation appréciable entre elles. Or, la première pulsation différentiée Mx, qui marque l'entrée dans la zone croissante, correspond à la pression maxima. La première pul-

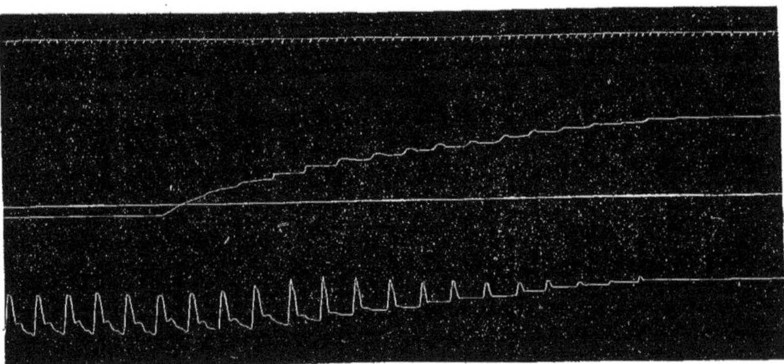

Fig. 9. — *Détermination de la station diastolique à l'aide du sphygmatonographe de Jaquet.* — Le chiffre de cette pression doit être calculé, sur la ligne ascendante tracée par l'aiguille du tonographe, au moment précis où le tracé des pulsations radiales montre la première diminution d'amplitude ou même le premier relèvement du bas-fond diastolique. Chaque millimètre 8 au-dessus de la ligne de niveau horizontale, correspond à une augmentation de pression de 1 centimètre Hg au-dessus de 50 millimètres Hg. D'après Gallavardin (La Tension artérielle en clinique).

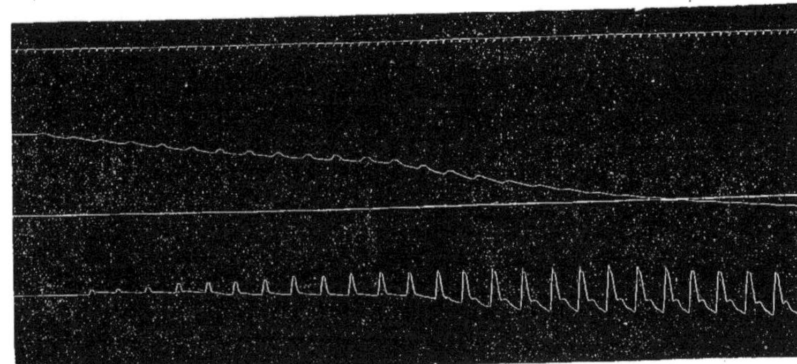

FIG. 10. — *Détermination de la tension diastolique à l'aide du sphygmotonographe de Jaquet.* — Lors d'une pression décroissante dans la manchette brachiale, cette tension doit être calculée au point précis où les pulsations radiales commencent à récupérer toute leur amplitude.

sation moindre Mn, qui marque la sortie de la zone croissante, correspond à la pression minima.

Les figures 8, 9 et 10 font — sans qu'il soit besoin d'autres gloses — sauter aux yeux les raisons d'être de ces zones d'oscillations croissantes et décroissantes.

Manœuvre de l'oscillomètre. — Le brassard radial étant placé sur le poignet du sujet, on met la pompe P en action jusqu'à ce que le manomètre indique une pression franchement supérieure à la pression normale maxima (20 centimètres cubes de Hg, par exemple).

A partir de ce moment la pompe devient inutile. L'opérateur fait alors tomber peu à peu la pression, de centimètre en centimètre environ, en agissant sur la valve V. Entre chacune de ces chutes, il appuie sur le séparateur S pour observer les indications de l'oscillomètre.

A l'apparition de la *pulsation différenciée* Mx, qui marque l'entrée dans la zone des oscillations graduellement croissantes, on lit le manomètre M. La pression lue à ce moment est la *pression maxima*. On continue à faire tomber la pression : on parcourt alors la zone des oscillations graduellement croissantes, au cours de laquelle l'observateur peut remarquablement étudier les caractères du pouls tant au point de vue du rythme que de sa forme et de son amplitude, grâce à la sensibilité exceptionnelle de l'oscillomètre. La première oscillation plus faible Mn, succédant aux plus grandes oscillations, correspond à la *pression minima*.

NOTA. — Ne jamais manœuvrer la valve V en même temps que le séparateur S. Pour éviter cette faute, il est recommandé de manœuvrer ces organes d'une seule main.

La détermination des pressions maxima et minima doit être faite en moins d'une minute.

Pour des raisons que nous expliquerons ultérieurement et d'accord en cela avec Gallavardin nous conseillons — surtout lors d'un premier examen — de pratiquer deux mensurations à cinq minutes d'intervalle. On constatera le plus souvent lors de la deuxième mensuration pour la pression systolique un chiffre inférieur à la première de o à 3 centimètres. C'est cette seconde mesure qui sera estimée la bonne. D'ailleurs *dans la notation du chiffre de la tension,* il serait désirable, selon le conseil de Gallavardin, que l'on fasse *précéder* la fraction indiquant en millimètres Hg la pression systolique résiduelle et la pression diastolique du chiffre systolique initial, ce qui aurait le double avantage de montrer que l'on a bien recherché le chiffre résiduel et de fixer sur la valeur de l'hypertension initiale pour le cas où elle acquerrait quelque valeur séméiologique ; et aussi que l'on fasse *suivre* cette fraction du chiffre marquant la rapidité du pouls.

Critiques.

L'oscillomètre de Pachon est à peu près unanimement reconnu comme l'appareil sphygmomanométrique réalisant à l'heure actuelle les conditions pratiquement les meilleures pour l'application à l'homme de la méthode des oscillations. Ses caractéristiques essentielles sont la dissociation du manomètre et de l'oscillomètre, la sensibilité très grande et constante de ce dernier, quelle que soit la tension.

La méthode elle-même a été l'objet d'un certain nombre de critiques plus ou moins justifiées et que nous rappellerons brièvement.

Disons de suite que tous les auteurs, même les adversaires — à peu près sans exception — s'accordent à reconnaître que seule ladite méthode et ledit appareil permettent de mesurer au moins approximativement la tension minimum — et nous n'insisterons pas une fois de plus sur la valeur de cette constatation.

Les critiques essentielles sont les suivantes :

1° *Il est parfois difficile de différencier au cours de la décompression le début de la période d'oscillations décroissantes caractéristique de la tension minima (dite diastolique)* (fig. 11).

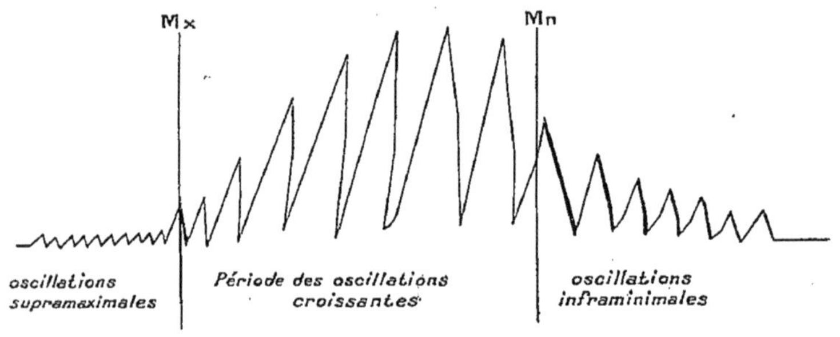

Fig. 11.

Cela est exceptionnellement vrai. Notre expérience personnelle nous conduit à affirmer que 19 fois sur 20 cette phase est des plus nettes et ne prête à aucune ambiguïté.

Cela est vrai surtout avec les tensions anormalement basses. — Mais cette hypotension même est souvent telle, qu'elle constitue par elle-même une indication suffisante. Souvent d'ailleurs dans ces cas, en particulier chez les enfants — et cette remarque s'applique de même à la mesure de la maxima — souvent dans ces cas on obtiendra un résultat beaucoup plus franc en appliquant le brassard à l'humérale.

Au surplus nous le répétons, tous les auteurs estiment que c'est en tous cas cette méthode qui permet d'obtenir l'approximation la plus grande.

2° *Il est parfois difficile de différencier au cours de la décompression le début de la période d'oscillations croissantes caractéristique de la tension maxima.*

Il faut lire dans Gallavardin (*loco citato*) toute la partie critique (p. 78 à 125) si précise, si minutieuse, consacrée à cette étude des phases oscillatoires et des modalités diverses des courbes oscillatoires réelles.

Nous nous plaisons à reproduire encore ici son texte de tous points conforme à notre observation.

L. Gallavardin (*loco citato*), peu suspect en la matière, écrit ces lignes auxquelles nous souscrivons : « La démarcation de la limite inférieure des grandes oscillations qui doit fixer la valeur de la pression diastolique, paraît au début peut-être plus difficile à fixer que celle de leur limite supérieure. Il n'est pas douteux cependant qu'avec un peu d'habitude, son appréciation ne devienne plus aisée, et s'il est est assez commun de ne pouvoir fixer avec précision la pression systolique oscillatoire, le fait est certainement plus exceptionnel pour la pression diastolique.

« Lorsqu'il n'y a pas d'oscillations supra-maximales, comme le fait se présente *parfois, la détermination de la pression systolique est particulièrement facile,* car l'aiguille qui descendait progressivement présente d'emblée, après un arrêt court et subit, une pulsation qui est une grande oscillation et qui marque la pénétration du sang sous le manchon. Lorsqu'il existe des oscillations supra-maximales et *c'est le cas de beaucoup le plus commun, la détermination de la démarcation, supérieure des grandes oscillations reste souvent d'une extrême netteté* : l'aiguille du tonomètre (oscillomètre) qui n'était animée que de vibrations très minimes, décrit en s'abaissant une oscillation qui offre à la fois une amplitude, nettement plus grande et un rythme plus soudain, plus brusque et les oscillations suivantes conservent et accusent encore ces caractères, *D'autres fois la transition est bien moins nette,* il faut s'y reprendre à plusieurs fois, examiner avec attention, pour surprendre la variation subite d'amplitude ou la modification du rythme qui est certainement aussi caractéristique. *Parfois enfin il faut bien l'avouer, la démarcation entre les petites oscillations supra-maximales et les grandes oscillations est vraiment impossible* à surprendre ou du moins à fixer avec certitude. Les petites oscillations dues au choc du pouls huméral sur le rebord supérieur de la manchette, à mesure que la pression tombe, augmentent progressivement d'amplitude jusqu'à devenir assez grandes puis très grandes et donner l'impression nette que l'on est dans les grandes oscillations comme en témoigne du reste la réapparition du pouls radial perçu à la palpation. Mais, même en recommençant l'épreuve plusieurs fois et avec soin, il est impossible de surprendre la saute brusque d'amplitude et la détente vive qui marquent d'ordinaire la limite supérieure des grandes oscillations » (L. Gallavardin, *loco citato,* p. 92).

Ces derniers cas sont en somme très exceptionnels, ils n'atteignent pas à notre avis 4 pour 100 de la moyenne des cas courants de la pratique cardiologique et correspondent à peu près exclusivement à des cas à tension très élevée supérieure à 26-28 ou au contraire très basse inférieure à

11 avec très faible pression différentielle. Dans le premier cas il suffira le plus souvent en clinique de reconnaître sans pouvoir autrement préciser que la maxima est très élevée et d'en indiquer les limites probables (28-31) en se contentant d'une approximation très large; dans le 2e cas on essaiera de mesurer la pression à l'humérale où elle est souvent alors plus facilement appréciable par suite du calibre plus grand de l'artère et si l'on n'y parvenait pas on serait autorisé, en se servant du brassard huméral et sans autre appareil, à employer la méthode palpatoire de Riva-Rocci.

Il est au surplus des causes de variations quasi-physiologiques de la tension systolique, ce sont les oscillations d'origine respiratoire ; très marquées chez les animaux ainsi qu'on peut le vérifier sur tous les graphiques sphygmomanométriques expérimentaux, en particulier chez le chien, elles sont encore très accentuées chez l'homme et peuvent atteindre 3 centimètres au cours des mesures sphygmomanométriques directes, c'est-à-dire que la valeur de la pression systolique peut osciller de 3 centimètres de l'inspiration à l'expiration. C'est ainsi que dans une observation d'O. Müller et Blauel, tracé obtenu chez un homme de 45 ans, à l'aide d'un manomètre à Hg mis en communication directe avec la radiale, et montrant très nettement les oscillations cardiaques et respiratoires on voit noté comme pression systolique inspiratoire 124, comme pression systolique expiratoire 94 (fig. 12). A l'ordinaire chez l'homme avec nos méthodes sphygmomanométriques indirectes, ces variations sont pratiquement inappréciables ; toutefois chez les enfants et chez certains sujets surtout chez les emphysémateux ces oscillations quasi-normales peuvent atteindre 1 voire 2 centimètres ; il sera correct dans ces cas de noter ces 2 tensions et d'écrire par exemple Mx (14-16).

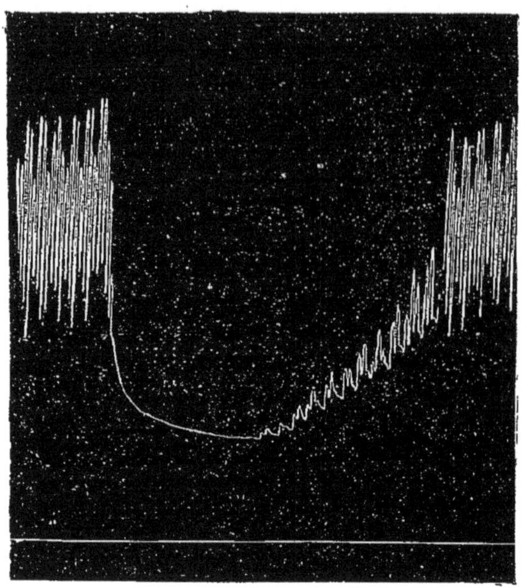

Fig. 12. — *Mise en évidence des oscillations sphygmographiques respiratoires.* — Tracé obtenu, chez un homme de 45 ans, à l'aide d'un manomètre à Hg mis en communication directe avec la radiale, et montrant très nettement les oscillations cardiaques et respiratoires : pression systolique 124-94 millimètres Hg, pression diastolique 80-64. Le tracé montre la chute de pression dans la radiale et la cessation de toute oscillation au moment où la pression atteint dans la manchette brachiale 129 à 130 millimètres Hg ; les pulsations réapparaissent quand la pression redescend dans la manchette au même chiffre de 130 millimètres Hg (d'après O. Müller et Blauel).

3° *La méthode des oscillations donne des chiffres trop élevés pour la tension maxima.*

Il est exact, qu'en général, les tensions maxima évaluées au Pachon sont plus élevées que celles prises comparativement avec le Potain ou le Riva-Rocci. Tenons-nous-en à ce dernier, le Potain étant vraiment passible de trop d'erreurs et le coefficient individuel intervenant pour une trop large part.

Les tensions maxima donc sont plus élevées au Pachon qu'au Riva-Rocci. D'après l'expérience cruciale de Pachon (grandes oscillations persistantes de l'humérale coexistant avec la suppression du pouls radial) le fait n'a rien qui doive nous surprendre car cette expérience peut se traduire précisément comme suit : la pression nécessaire pour éteindre *in situ* le pouls huméral (Mx de la méthode oscillatoire) est supérieure à la pression nécessaire pour éteindre en aval le pouls radial (Mx de la méthode palpatoire).

Sur quoi donc peut-on se baser pour admettre que l'approximation du Riva-Rocci est plus précise que celle du Pachon. Sur l'observation directe qui se réduit jusqu'ici à notre connaissance aux 3 cas partout cités d'Ottfried Müller et Blauel, or que démontrent ces 3 cas :

Simplement que dans 3 cas où la pression était précisément moyenne (ni très basse, ni très élevée) l'écart entre la mesure supposée directe et la mesure indirecte par la méthode palpatoire a été minime. Ces cas de tension moyenne sont ceux qui, à l'ordinaire, ne présentent aucune difficulté de lecture et qui se prêtent à l'approximation la plus grande.

D'autre part 3 remarques s'imposent :

1° Dans les 3 cas considérés les chiffres de la pression mesurée directement dans l'artère — et indirectement au moyen du Riva-Rocci — ont été en effet assez voisins différant seulement de 4 à 10 millimètres, tel est le coefficient d'erreur approximatif. — Est-on en droit de conclure qu'il en est ainsi dans tous les cas — certainement non. Et nous n'en donnons pour preuve que le fait suivant :

Recklinghausen étudiant comparativement la méthode oscillatoire et la méthode palpatoire note un écart moyen en faveur de la méthode oscillatoire de 3 à 7 millimètres de Hg, exceptionnellement de 0 à 1 cent. 1/2 Hg ; Hœpfner un écart ordinaire de 2 à 4 et extrême de 7 à 12 millimètres. Il en résulte donc que ces 2 méthodes qui doivent *a priori* donner des valeurs différentes peuvent en quelques cas heureux donner des valeurs très voisines. De ces quelques cas on ne peut conclure à tous.

2° Il est bien évident que du fait de l'existence de la membrane élastique du brassard, de la peau, du tissu cellulaire, des muscles mêmes par l'intermédiaire desquels s'exerce la contre-pression et qui en absorbent, en amortissent une partie, il faut s'attendre à ce que cette contre-pression soit légèrement supérieure à celle qui serait nécessaire si elle s'exerçait directement à la surface de l'artère dénudée. Le fait avait déjà frappé Von Basch et Potain, il a été reconnu exact par Rilliet, Gumprecht, Sahli, Reklinghausen sans qu'il ait été possible d'ailleurs d'évaluer de façon précise cette « résistance propre des parties interposées entre le milieu sanguin artériel et le milieu aérien de la manchette, membrane de caoutchouc, parties molles, paroi artérielle » (Gallavardin).

3° Et enfin, *considération fort importante, la méthode dite directe est à la vérité indirecte.* La transmission de la pression sanguine artérielle au manomètre se fait par l'intermédiaire d'un tube de caoutchouc rempli d'une solution d'oxalate de soude. L'inertie des liquides et notamment du mercure, les frottements, l'élasticité des parois du tube de transmission s'opposent à une évaluation exacte des oscillations de la pression artérielle.

Et ainsi que nous avons pu nous en assurer au cours d'observations directes pratiquées chez un amputé avec

MM. les Drs Hallion et Desfosses, l'élasticité du tube de transmission tend à transformer la tension artérielle oscillante en pression continue, amortissant l'amplitude des variations manométriques. En outre la réduction d'amplitude des oscillations observées par rapport aux valeurs réelles que les oscillations atteignent dans les vaisseaux est surtout marquée pour les maxima. Ceux-ci étant plus brusques et moins soutenus que les minima, subissent au plus haut degré les déperditions imposées par l'inertie, le frottement et l'élasticité.

En sorte qu'en définitive comme nous l'écrit M. Hallion au sujet des observations précitées « si nous appelons « maxima et minima vrais les maxima et minima réalisés « dans l'artère explorée, le dispositif employé dans ces « expériences doit nécessairement montrer dans le mano- « mètre des maxima très inférieurs aux maxima vrais et « des minima supérieurs aux minima vrais et l'écart entre « les pressions vraies et les pressions observées doit « être relativement grand au moment des maxima et re- « lativement faible au moment des minima. »

C'est en effet ce que nous avons constaté au cours de ces observations.

On voit ce qu'il faut penser de ces vérifications « expérimentales directes » à l'occasion desquelles ont fait tant de bruit des critiques qui n'ont omis qu'un point, celui « d'éclairer leur lanterne », nous voulons dire de soumettre précisément à une critique attentive la méthode expérimentale qui servait de base à leur critique.

En fait ces vérifications expérimentales prétendues directes sont indirectes — les données numériques qu'elles fournissent sont, surtout en ce qui concerne la maxima, franchement erronés pour les raisons que nous avons exposées ci-dessus — elles sont sûrement inférieures aux maxima vrais et ne peuvent donc aucunement servir de critère pour l'appréciation d'une méthode clinique sphygmomanométrique.

Y a-t-il réellement surestimation avec la méthode oscillométrique, c'est en effet probable; *mais il y a sûrement sous estimation avec la méthode prétendue directe, cette dernière ne peut donc aucunement tenir lieu de critère à la précédente.*

Telles sont les causes essentielles des surestimations constatées avec tous les sphygmomanomètres indirects (Potain, Riva-Rocci, Pachon). Avec le Potain se surajoute souvent à cette surestimation due aux résistances extra-artérielles celle due, comme nous l'avons montré, à l'obliquité possible de la contre-pression et la déviation de l'artère; avec le Riva-Rocci au contraire la contre-pression nécessaire pour supprimer le pouls en aval de la pression étant inférieure à la contre-pression nécessaire pour l'éteindre *in situ* cette surpression sera plus ou moins contre-balancée par cette différence de pression; avec le Pachon cette surpression est très vraisemblablement égale à ladite résistance des parties molles, et cette surpression qui peut, qui doit être variable en diverses régions du corps et suivant que l'individu est gras ou maigre, musclé ou non, bref variable d'un individu à l'autre, doit être au contraire sensiblement constante chez le même individu.

En somme si nous voulions schématiser les causes essentielles d'erreur dans les diverses mesures sphygmomanométriques nous dirions :

Toutes les méthodes sphygmomanométriques indirectes

donnent *nécessairement* des chiffres différents de ceux que donneraient les *méthodes directes* réelles cliniquement impraticables. Si nous désignons par $Mx.v$ la tension maxima vraie par MxR, la tension maxima mesurée au Riva-Rocci, $MxPa$ la tension maxima mesurée au Pachon, $Mx\ Po$ la tension maxima mesurée au Potain on peut écrire :

$$MxPa = Mxv + R$$

R = (résistance opposée par les tissus interposés entre le milieu sanguin et la poche à air), variable d'un individu à l'autre, d'une région à l'autre, — elle doit être sensiblement constante dans la même région chez le même individu.

$$MxR = Mxv + R - x,$$

x représentant l'écart certain mais de grandeur inconnue qui existe entre la pression nécessaire pour éteindre le pouls radial en aval ou le pouls huméral *in situ* (Expérience de Pachon).

$$MxPo = Mxv + R - x + y,$$

y représentant la surpression de grandeur inconnue qui peut résulter du glissement de la déviation de l'artère, de l'application de la pelote.

Avec la méthode des oscillations (Pachon) le chiffre de tension systolique sera donc toujours plus élevé que la tension systolique vraie d'une grandeur variable d'un individu à l'autre, mais sensiblement la même chez le même individu et dans la même région. Des expériences faites à ce sujet par Von Basch, Potain, Rilliet, Sahli, Von Recklinghausen etc. il ne semble pas toutefois que chez un individu de corpulence moyenne cette surestimation doive dépasser 1 centimètre à 1 centimètre 1/2.

Avec la méthode Riva-Rocci à cette cause d'erreur commune à toutes les méthodes indirectes se surajoute comme nous venons de le dire celle due au principe même de la méthode démontré erroné par Pachon. Cette deuxième cause d'erreur se manifeste à la vérité en sens inverse de la première, d'où des chiffres plus faibles — mais moins comparables entre eux, car dans la méthode des oscillations le coefficient d'erreur est sensiblement toujours le même chez le même individu, dans la méthode palpatoire le second coefficient d'erreur (car il y en a deux au lieu d'un seul) peut varier suivant la pression. Et nous faisons abstraction du coefficient personnel d'appréciation, d'apparition ou de disparition des pulsations radiales.

Avec la méthode de Von Basch-Potain aux deux causes d'erreurs précédentes s'en surajoute une troisième due à l'application plus ou moins défectueuse de la pelote.

*
* *

Il ne faut pas d'ailleurs s'exager ces critiques. Plus ou moins bonnes, plus ou moins défectueuses ces trois méthodes n'en permettent pas moins pour la tension systolique une approximation cliniquement utilisable.

La modification technique proposée par Enriquez et Cottet à l'appareil de Pachon (*Presse médicale,* 20 mars 1912), et consistant dans l'adjonction d'un brassard supérieur conformément aux indications antérieures de Wybaum et Amblard et ayant pour but de supprimer les oscillations supra-maximales et de faciliter ainsi l'appréciation de la première oscillation maximale, introduit pour supprimer une cause d'erreur somme toute exceptionnelle et habituellement négligeable pour un observateur attentif, une cause d'erreur permanente et considérable. Il suffit pour le démontrer de changer simplement la hauteur du brassard supérieur supplémentaire ; suivant que sa hauteur est égale, supérieure ou inférieure à celle du brassard primitif, les chiffres obtenus sont tout à fait différents, la correction ainsi obtenue est donc purement arbitraire.

* * *

En somme toute la question critique se réduit à ceci — et cette remarque s'applique à toutes les techniques en usage en biologie : *Le coefficient d'erreur technique est-il inférieur, égal ou supérieur au coefficient de variation pathologique* — s'il est supérieur ou égal la mesure est à priori sans valeur, s'il est inférieur la mesure est utilisable. Qu'il s'agisse du dosage de l'urée, de la numération des globules, du taux auquel s'opère la réaction d'agglutination, bref d'une mensuration biologique quantitative quelconque, c'est toujours cette question préalable qui doit être solutionnée.

Or quel peut être approximativement le coefficient d'erreur de la sphygmomanométrie pratiquée avec l'oscillomètre Pachon. Il convient de distinguer le coefficient d'erreur dû à la difficulté de la lecture; le coefficient d'erreur dû à la surestimation de la pression.

Dans la plupart des cas, 75 pour 100 environ les tensions tant maxima que minima peuvent être appréciées, quant à la lecture à un demi centimètre près ; dans 20 pour 100 environ des cas les tensions peuvent être appréciées à 1 centimètre près ; dans 5 pour 100 environ des cas, l'approximation est difficile, du moins pour la maxima à plus de 1 centimètre et demi, très exceptionnellement 2 centimètres et ce seulement pour de très hautes pressions supérieures à 28.

Nous ne tiendrons donc pour valables séméiologiquement que les variations sphygmomanométriques supérieures à 1 centimètre pour les pressions inférieures à 28 et à 2 centimètres pour les pressions supérieures à 28. Dans les observations que nous produisons, ces coefficients d'erreur sont toujours très largement dépassés.

En ce qui concerne le coefficient d'erreur dû à la surestimation inhérente à toutes les méthodes indirectes, nous avons vu qu'il est sensiblement constant dans la même région et chez le même individu — en conséquence cette erreur étant constante et de même sens, dans les différentes mensurations pratiquées chez le même individu, la courbe des variations n'en est pas moins parallèle à celle des variations réelles et pratiquement utilisable.

*
* *

Ces critiques, somme toute stériles de la sphygmomanométrie, rappellent de tous points celles qui se sont produites lors de l'introduction du thermomètre en clinique. L'on objecta de même que la température variait suivant le thermomètre employé, suivant le lieu d'application du réservoir thermométrique (aisselle, aine, bouche, rectum), suivant l'état de la peau (sèche, humide, etc.), suivant le mode d'application, etc.; bref, on objecta que les variations expérimentales étaient telles qu'il fallait être dépourvu de tout esprit scientifique pour attendre quelque constatation utile d'un mode d'investigation aussi fallacieux — et qu'au surplus seule importait la température du sang et que cette température était en un rapport impossible à préciser avec les différentes températures dites périphériques ou prétendues centrales enregistrées par le thermomètre. Que reste-t-il de ces critiques néophobiques ? et qui voudrait assumer à l'heure actuelle la responsabilité de plaider l'inutilité ou la fallaciosité de la thermométrie clinique ?

Il en sera de même sous peu de la sphygmomanométrie. Il n'est pas douteux que l'avenir nous dotera d'appareils sphygmomanométriques ou pléthysmographiques encore plus précis et perfectionnés que ceux dont nous disposons à l'heure actuelle. Nul doute cependant que ces derniers ne nous permettent dès maintenant des mensurations approximatives suffisamment précises pour conduire à des inductions cliniques extrêmement utiles.

En tous cas — et si l'on peut admettre que les mesures sphygmomanométriques dépendent de l'appareil employé et de l'observateur — nous devons dire que toutes les observations rapportées dans ce volume ont été prises par nous personnellement et exclusivement avec l'oscillomètre de Pachon et le viscosimètre de Walter Hess. Au point de vue opérateur et coefficient d'erreur individuel, au point de vue technique, ces observations sont donc homogènes.

RÉSULTATS

Représentation graphique des tensions artérielles.

L'introduction de la thermométrie dans la technique clinique a constitué un incontestable progrès, elle a substitué à l'évaluation approximative de la fièvre une évaluation numérique absolue, elle a permis de ce fait un contrôle purement objectif de l'évolution du symptôme hyperthermie, elle a donné aux observations relatives aux états pyrétiques, une rigueur très grande ; le diagnostic, le pronostic, la thérapeutique en ont été comme chacun sait singulièrement précisés

La sphygmomanométrie est appelée à rendre des services identiques dans l'étude des phénomènes circulatoires. Elle fournit, en effet, des données numériques qui, correctement interprétées, préciseront, précisent déjà singulièrement le diagnostic, le pronostic, la thérapeutique de maints accidents cardio-vasculaires.

Toutes les gloses que l'on peut faire de l'utilité de la thermométrie clinique ne valent pas un simple coup d'œil jeté sur une courbe de pneumonie ou de fièvre typhoïde ; toutes les gloses qu'on pourrait faire de l'utilité de la sphygmomanométrie clinique ne valent pas un simple coup d'œil jeté sur quelques graphiques construits d'après des données numériques sphygmomanométriques.

Jusqu'à une époque relativement récente, les sphygmomanomètres donnaient — et approximativement — la seule valeur de la tension artérielle maximum ou systolique Mx. On sait que c'est en partie, grâce à elle, que la notion clinique si fructueuse et si suggestive de l'hypertension a été affirmée et dans une certaine mesure précisée. Malheureusement, elle ne renseigne nullement sur un facteur capital de l'équilibre cardio-vasculaire, sur la puissance cardiaque. Aussi, comme nous aurons maintes fois l'occasion de le montrer, la considération exclusive des seules courbes de variations de ladite tension est toujours incomplète et le plus souvent fallacieuse.

Voici, par exemple, une courbe d'hypertension recueillie par nous (sphygmomanomètre de Pachon) (fig. 13).

Dates	23 Juin 1910	8 Sept.	19 Sept.	22 Sept.	30 Sept.	6 Oct.	21 Oct.	4 Nov.	23 Nov.	5 Déc.
Tension maxima (Mx)	26	22			20	20	20	21	19	22

Fig. 13.

En fait, contrairement à ce qu'on pourrait penser, le fléchissement de la tension artérielle de 26 à 20 a coïncidé avec une période de crise grave de la maladie, le relèvement de 20 à 21 avec une amélioration progressive, l'abaissement de 21 à 19 avec une nouvelle période de crise, le relèvement de 19 à 22 avec une nouvelle amélioration. Nous dirons plus loin pourquoi. Mais ce simple exemple montre qu'on ne peut pas beaucoup compter sur cette unique courbe pour introduire une réelle précision dans la clinique courante.

*
* *

Nous avons vu précédemment que l'oscillomètre de Pachon permet d'évaluer numériquement, en centimètres de mercure, la tension artérielle maximum correspondant au point culminant de la systole, que l'on désigne habituellement par le signe conventionnel M*x*, la tension artérielle minimum correspondant à la diastole, que l'on désigne communément par le signe M*n*, et par conséquent la différence PD (Pulsdruck) entre les tensions : M*x*—M*n*. Ces trois données numériques M*x*, M*n*, PD (M*x*—M*n*) sont également intéressantes à considérer.

Si, sur une feuille graduée, on porte sur une même ordonnée les tensions maxima M*x* et minima M*n* prises à un même moment, et qu'on réunisse par un trait continu les points de tension maxima d'une part, et, d'autre part, les points de tension minima ainsi repérés, on obtient une courbe supérieure correspondant aux variations de M*x*, une courbe inférieure correspondant aux variations de M*n*, et l'écartement variable des deux courbes correspond aux variations PD (M*x*—M*n*). Voici, par exemple, les courbes synchrones ainsi obtenues correspondant à l'observation dont la courbe (13) ci-dessus ne donnait que la courbe supérieure (fig. 14).

On voit de suite que les phases de rétrécissement de la surface ombrée (variations de PD) ont nettement correspondu avec des périodes d'asystolie, de déséquilibre vasculaire, de fléchissement myocardique; les phases d'élargissement, avec une tendance au retour vers l'équilibre cardio-vasculaire. A noter dans ce cas le parallélisme des variations de PD et du taux des urines.

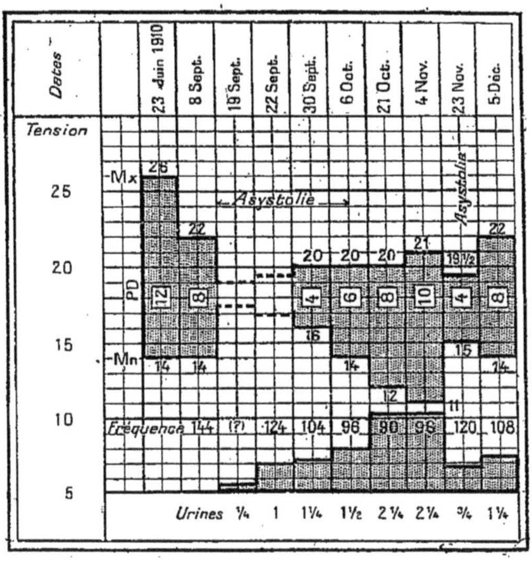

Fig. 14.

Voici un deuxième exemple de courbe sphygmomanométrique.

On voit qu'ici encore la considération de la seule courbe supérieure eût été insuffisante à juger l'évolution pathologique, et qu'ici encore la phase d'étranglement de la surface (Mx—Mn) a coïncidé avec une phase de décompensation (fig. 15).

En voici enfin un troisième où des phases d'étranglement ont encore coïncidé avec l'hyposystolie, la rupture compensatrice, les phases de dilatation et d'élévation supérieure marquée avec des périodes angineuses, les phases moyennes intermédiaires avec un état d'équilibre parfait, sans angor comme sans asystolie (fig. 16).

Nous aurons à entrer ultérieurement dans le détail de ces faits ; nous voulons simplement faire pressentir dès maintenant le parti diagnostique et pronostique que l'on

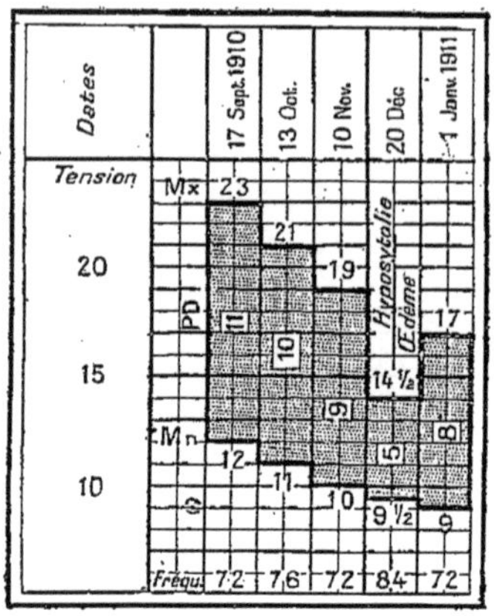

FIG. 15.

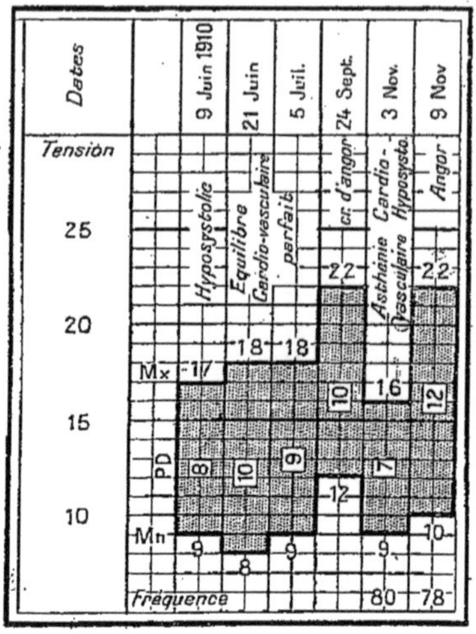

FIG. 16.

peut tirer de la construction de ces courbes. Disons dès maintenant que l'on est ainsi amené à considérer le terme PD ($Mx - Mn$) comme proportionnel en une certaine mesure à la puissance cardiaque, à la force de la systole, à la grandeur de l'ondée sanguine. Autant et peut-être plus que le terme exprimant la tension supérieure systolique, il est appelé à préciser l'évolution, le pronostic d'une affection cardio-vasculaire.

*
* *

La sphygmographie simple bien délaissée depuis une

dizaine d'années, — et à laquelle nous n'avions personnellement que bien rarement recours, — nous paraît, lorsqu'elle est complétée et contrôlée par la sphygmomanométrie, susceptible d'objectiver parfois la courbe de pression artérielle actuelle de façon fort suggestive. La sphygmomanométrie, grâce à sa précision mathématique, permet, en effet, de contrôler et de corriger les tracés sphygmographiques auxquels on a reproché, et avec raison, d'être souvent inexacts, la hauteur du tracé « dépendant, en réalité, de conditions aussi multiples que contingentes (dureté de ressort, mode d'application de l'instrument, état de la paroi artérielle et des parties interposées, etc.) » (Gallavardin). Cela est vrai, en général, mais la sphygmomanométrie permet précisément de reconnaître sans hésiter les tracés incorrects et de compléter, de « certifier » les tracés corrects. Sphygmographie et sphygmomanométrie combinées permettent de suivre l'évolution cardio-vasculaire chez un même malade, et de classer les types cardio-vasculaires individuels avec une grande rigueur.

Voici, comme exemples, deux types recueillis par nous : le chiffre placé à gauche de la courbe indique la fréquence du pouls, le chiffre inférieur à la courbe, la tension minimum M*n*, le chiffre supérieur, la tension maximum M*x* (fig. 17).

Est-il possible avec nos techniques actuelles de mieux objectiver les deux types circulatoires : le premier, celui d'une femme de 87 ans, pléthorique, goutteuse, à cœur de bœuf, à aorte dilatée, à artères sclérosées, à ondée systolique énorme, « colossale », à circulation violente, brutale, prédisposant aux congestions actives et aux ruptures vasculaires ; le deuxième, celui d'une femme de 24 ans, prétuberculeuse, anémique, à cœur d'enfant, à aorte exiguë, à artères non développées, à ondée systolique minime, à circulation paresseuse, torpide, prédisposant aux congestions passives et aux stases veineuses ?

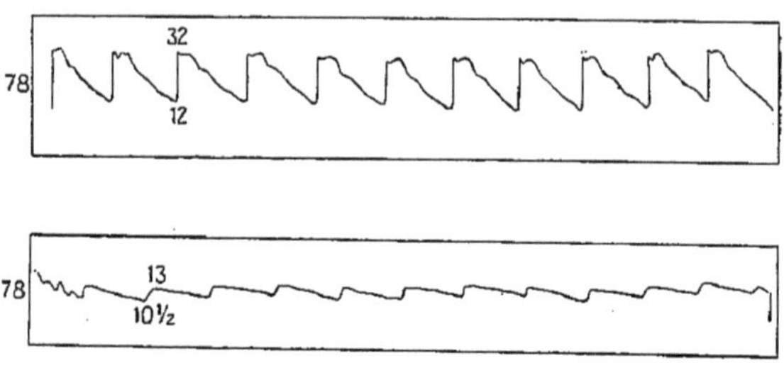

Fig. 17.

Nous montrerons d'autre part à l'occasion de l'étude de la *viscosité* l'influence considérable de ce facteur sur la forme des tracés.

Ces données peuvent d'ailleurs permettre de préciser encore la représentation schématique de l'impulsion sanguine et d'établir ce que Sahli appelle le sphygmogramme absolu. Pour cela, on portera sur du papier quadrillé les temps des pulsations en abscisses en adoptant, par exemple, le 1/10 de seconde pour unité correspondant à une unité du quadrillage ; les tensions seront portées en ordonnées en adoptant, par exemple, 1 centimètre de mercure pour unité correspondant à une unité du quadrillage. La tension maximum portée en ordonnée constituera le sommet d'un triangle qu'on situera en abscisse, en tenant compte approximativement de la situation du point culminant, de la courbe sphygmographique par rapport au début de la systole. Les côtés du triangle correspondant aux lignes d'ascension et aux lignes de descente s'obtiendront en unissant ce sommet aux pointes extrêmes de la base du triangle établie à la hauteur de la tension maximum.

Pour fixer les idées, établissons les sphygmogrammes absolus correspondant aux deux tracés précédents, on obtiendra les schémas ci-dessous (fig. 18 et fig. 19).

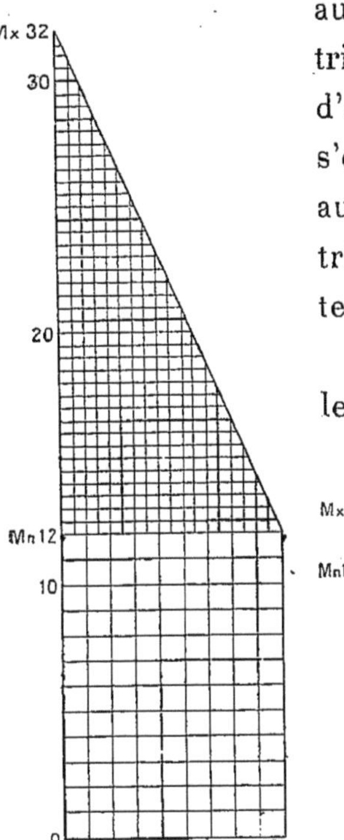

Fig. 18.

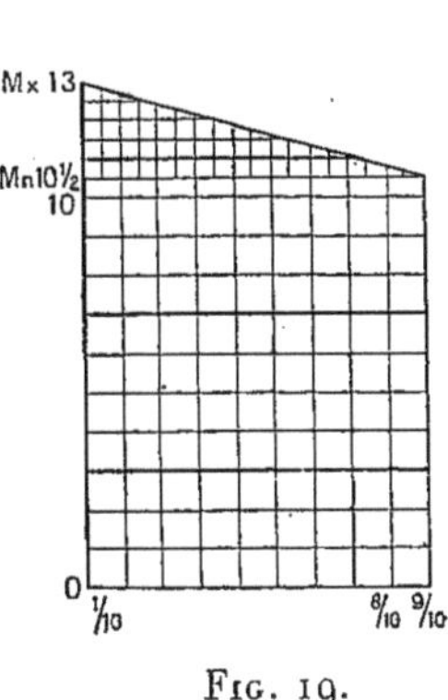

Fig. 19.

Le rectangle qui sert de piédestal représente le travail passif du cœur équilibrant la tension vasculaire diastolique, le triangle, le travail actif córrespondant à chaque systole cardiaque.

Jusqu'ici, l'utilité la plus nette de ces schémas consiste dans l'établissement de types vasculaires vraiment bien caractérisés, dont les sphygmographes chiffrés ci-dessus fournissent des exemples fort nets.

*
* *

C'est en collationnant patiemment et méthodiquement

de tels graphiques, que l'on arrivera à classer les types circulatoires individuels, à reconnaître, pour un individu déterminé, les conditions numériques d'équilibre et de déséquilibre circulatoire, à préciser le degré et le sens de l'action pharmacodynamique des médications cardio-vasculaires. Nous pouvons dès maintenant affirmer que la clinique en tirera grand profit et que la moisson sera fructueuse.

Étude isolée de la tension maxima.

ÉTUDE CLINIQUE STATISTIQUE DE LA TENSION MAXIMA.

L'étude isolée de la tension maxima a été déjà trop bien et trop souvent faite pour que nous éprouvions le besoin de la refaire ici. Nous nous bornerons donc à relever l'ensemble de nos observations, à formuler les quelques enseignements que ce relevé comporte et à signaler quelques points relatifs à l'étude de cette tension et qui nous ont parus insuffisamment développés dans les classiques (Potain, Gallavardin).

* * *

Nous publions tout d'abord le relevé général de 379 observations de tensions systoliques recueillies chez 379 sujets différents au moyen de l'oscillomètre de Pachon. Remarquons préalablement que chez la plupart de ces sujets que nous avons eu l'occasion de suivre personnellement, l'évolution de la maladie a amené des modifications de la tension systolique; si nous ne donnons dans les tableaux statistiques ci-après qu'une de ces tensions, la première que nous ayons observée, c'est que l'étude de ces variations fera précisément l'objet des chapitres ultérieurs de cet ouvrage.

Nous n'avons pas évalué avec rigueur le nombre des cas dans lesquels il nous a été impossible d'apprécier à moins d'un demi-centimètre d'erreur la tension systolique. Mais ils se rapportent à peu près exclusivement à des cas, de nombre assez restreint, où la tension était supérieure à 26. On peut admettre que pour quelques-uns de ces cas, l'approximation peut atteindre 2, voire 3 centimètres et que pour quelques-uns il serait plus conforme à l'observation de noter (27-30) (28-30) (29-32) (34- ?) pour indiquer que la tension systolique n'a pu être déterminée qu'entre 2 limites. Pratiquement le fait est d'une très minime importance, étant donné qu'ici la seule constatation d'une tension supérieure à 27 est en fait suffisante.

*
* *

Dans le tableau récapitulatif général que nous publions ci-après (fig. 20), on voit que :

Les tensions maxima supérieures a 26 sont exceptionnelles :

27 cas sur 379 : 1/14 environ.

Les tensions maxima comprises entre 18 et 26 (inclus) d'une fréquence moyenne :

118 cas sur 379 : 1/3 environ.

Les tensions maxima comprises entre 12 et 17 (inclus) de la plus grande fréquence :

219 cas sur 379 : 3/5 environ.

Les tensions inférieures a 12 sont exceptionnelles :

15 cas sur 379 : 1/25 environ.

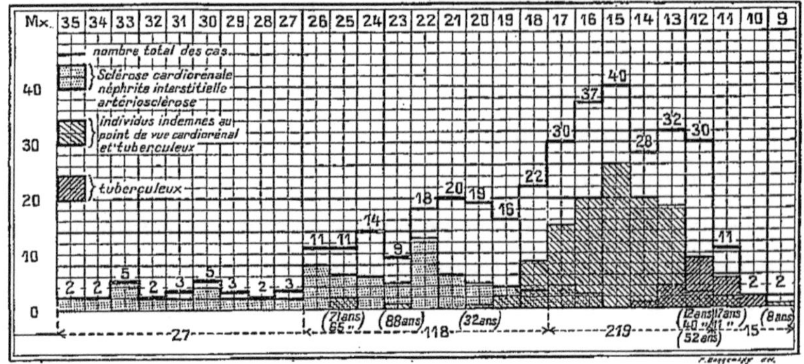

Fig. 20. — Tableau général de 379 tensions systoliques relevées à l'oscillomètre de Pachon chez 379 individus différents.

Nous n'attachons pas d'ailleurs à ces pourcentages une importance considérable — car il n'est pas douteux que cette répartition varierait sensiblement si — au lieu d'avoir été recueillie en clientèle citadine et à l'exclusion, ou presque, de toute affection aiguë — cette statistique avait été prise par exemple en milieu hospitalier avec prédominance d'affections aiguës ou simplement proportion plus élevée de bacillaires ou d'enfants.

Elle n'en comporte pas moins quelques constatations pratiques intéressantes.

1° Presque tous les sujets réputés normaux, indemnes du moins au point de vue cardio-rénal, et exempts de diabète et de tuberculose sont groupés dans les colonnes respectives, 13, 14, 15, 16, 17. Les chiffres de 12 et au-dessous recueillis chez des sujets réputés normaux, l'ont été à peu près exclusivement chez des enfants. Les chiffres 25 et 23 chez des vieillards (65, 71, 88 ans). A noter cependant quelques cas à tension 18, 3 cas à tension 19, 1 cas à tension 20, où l'examen clinique n'a décelé aucun trouble anatomique ou fonctionnel appréciable. On peut donc admettre que la tension systolique peut varier normalement d'un individu adulte à l'autre de 13 à 17 (exceptionnellement 18).

2° Les sujets chez lesquels la tension systolique était supérieure à 26 étaient à peu près exclusivement des scléreux cardio-rénaux (23 sur 27), les 4 autres étant diabétiques ou pléthoriques angiospasmodiques. Une remarque s'impose d'ailleurs ici; bien des critiques peuvent être faites aux statistiques et une des plus topiques est celle qui consiste à discuter la terminologie nosologique employée par le statisticien, terminologie parfois un peu vague et surtout élastique qui lui permet de faire entrer de force les espèces cliniques considérées dans les cadres statistiques qu'il a tracés à priori, souvent même à son insu. Pour éviter toute tendance de ce genre, nous n'avons catalogué sclérose cardio-rénale, néphrite interstitielle, artério-sclérose, que les cas présentant plusieurs symptômes cliniques avérés de ces affections (bruit de galop, hypertrophie du ventricule gauche, albuminurie, polyurie nocturne, dégénérescence évidente d'artères accessibles à l'exploration, etc.). Nous n'avons aucunement sollicité la statistique — et comme on le remarquera, nous tenant aux faits cliniques rigoureusement constatables, nous avons même banni de notre classification nosologique le terme présclérose, qui repose sur une interprétation hypothétique, que nous avons quant à nous une grande tendance à accepter, mais qui n'en est pas moins hypothétique.

Tout sujet donc dont la tension systolique est supérieure à 26 peut être tenu comme à peu près sûrement atteint de sclérose cardio-artério-rénale.

3° La proportion de scléroses cardio-artério-rénales est encore considérable pour les tensions systoliques comprises entre 26 et 18 (inclus) ; on voit cependant que cette proportion qui est encore de 4/5 à 26, n'est plus que de 1/8 environ à 18.

En sorte que l'on peut dire que si pour les tensions très élevées (supérieures à 26) l'artériosclérose est la règle ; elle devient l'exception pour les tensions simplement élevées (comprises entre 18 et 26) et surtout pour celles comprises entre (18 et 21). Si donc l'hypertension très forte (supérieure à 26) peut être considérée comme synonyme d'artériosclérose ; il n'en est pas de même de l'hypertension forte (de 18 à 26) dont les causes peuvent être très variées (diabète, emphysème, pléthore, angiospasme, etc.).

Remarquons d'autre part que quelques cas d'ailleurs exceptionnels de sclérose cardio-rénale peuvent être observés avec une tension moyenne 16, 17. Nous verrons d'ailleurs ultérieurement qu'au cours de son évolution la sclérose cardio-rénale peut passer par des phases de tensions systoliques fort différentes et d'une très grande importance pronostique.

4° En ce qui concerne la tuberculose, notre observation est trop restreinte (21 cas) pour nous permettre des conclusions formelles toutefois on voit que par opposition à la sclérose cardio-artério-rénale — et ce fait avait été formellement signalé par maints auteurs dont Potain et Marfan — la tuberculose se manifeste par une hypotension presque toujours considérable. On peut dire que chez un adulte une tension systolique *permanente* inférieure à 12 constitue une présomption très grande en faveur de la tuberculose. Nous l'avons pourtant parfois observé, mais alors temporairement au cours de certaines cardiopathies (mitrales) et de quelques états neurasthéniformes.

Dans 2 cas, des hémoptysies à répétition accompagnées de fièvre et d'hypotension ont marqué l'évolution d'une phtisie galopante.

Le relèvement de la tension artérielle paraît constituer un élément pronostique favorable.

Cette question d'ailleurs, comme nous le disions plus haut, a fait (*Revue de Médecine,* novembre 1906) l'objet d'une étude fort importante de M. Marfan, aux conclusions de laquelle nous ne pouvons que souscrire et que nous nous faisons un plaisir de reproduire ici.

M. Marfan les a énoncées de la manière suivante :

1° Dans la tuberculose pulmonaire chronique, une pression artérielle normale ou supérieure à la normale, présente une signification favorable, quant au pronostic de la tuberculose elle-même.

2° Dans la tuberculose pulmonaire, si la pression artérielle d'abord faible s'élève et reste à la normale ou au-dessus de la normale, le pronostic est favorable ; mais les malades de cette catégorie sont beaucoup moins nombreux que ceux de la précédente, 3 pour 100.

3° Dans la tuberculose pulmonaire si la pression artérielle, d'abord normale, s'abaisse au cours de la maladie et reste basse par la suite, le pronostic devient défavorable : la tuberculose progresse et se termine par la mort.

4° Dans la tuberculose pulmonaire chronique, une

pression habituellement basse est, en général, d'un mauvais augure, elle indique que la maladie suit une marche progressive qui achemine le malade vers la mort. Toutefois cette règle comporte quelques exceptions.

En ce qui concerne les hémoptysies des premiers stades M. MARFAN pense qu'il faut les diviser en deux catégories :

1° Celles qui s'accompagnent habituellement d'une pression normale ou supérieure à la normale indiquent une évolution favorable.

2° Celles qui s'accompagnent d'une tension basse sont d'un pronostic grave et correspondent le plus souvent (mais non toujours) à la phtisie galopante hémoptoïque, forme qui se termine rapidement par la mort.

Les tuberculeux *arthritiques* sclérosent facilement leurs foyers bacillaires ; aussi ont-ils, tant qu'ils sont jeunes, une tension normale, plus tard, une tension élevée, liée à l'artériosclérose dont ils sont atteints ; chez les sujets, où l'on constate que la pression, d'abord élevée, tend à tomber au-dessous de la normale, il y a lieu de craindre une reprise fatale du processus tuberculeux ; au contraire, tant que la pression demeure élevée, il est à peu près certain que la tuberculose reste au repos.

Dans la *phtisie diabétique,* la tension artérielle possède la même valeur pronostique, s'abaisse-t-elle, c'est que la phtisie poursuit sa marche inexorable ; se relève-t-elle, c'est que la tuberculose est entrée au repos, fait d'ailleurs très rare.

L'examen de la tension artérielle fournit des indications précieuses au pronostic, indications dont la valeur égale au moins celle que donne l'examen de la température et du pouls. Par exemple la température, est-elle élevée, ou le pouls rapide, le pronostic ne doit pas être considéré comme trop mauvais, si la tension artérielle reste normale, ou supérieure à la normale.

En résumé, dit M. Marfan, dans la tuberculose pulmonaire, la pression artérielle est généralement abaissée. Est-elle normale ou supérieure à la normale, on peut prévoir une évolution favorable. L'abaissement de la pression artérielle comporte le plus souvent une signification fâcheuse, mais cette loi est moins générale que la précédente : une tension artérielle faible n'exclut pas la possibilité d'une amélioration persistante et même d'une guérison clinique.

5° Mentionnons encore l'influence considérable des tensions élevées sur les hémorragies par rupture capillaire ou artérielle. La plupart de celles que nous avons observées (hémorragies pituitaires, hémorragies rétiniennes, hémorragies cérébrales) s'accompagnaient de tensions fort élevées supérieures à 24. Le fait était d'ailleurs sinon évalué, mesuré, du moins reconnu cliniquement depuis longtemps.

Balavoine qui a consacré sa thèse à des recherches sur la tension artérielle dans quelques affections oculaires (Paris, 1911), a pu constater que :

1° Les fortes tensions se rencontrent dans toutes les affections hémorragiques profondes de l'œil en écartant les affections inflammatoires et les hémorragies dites « essentielles des jeunes sujets ».

2° Dans le glaucome, sauf les formes hémorragiques, la tension artérielle est habituellement normale.

3° Chez les cataractés, l'hypertension est l'exception et

la tension artérielle est égale à celle d'individus de même âge non cataractés.

4° Enfin, dans les cas de rétinite néphrétique, la tension est toujours élevée; et la baisse de cette tension, dans des cas d'ailleurs rares, indique que le pronostic vital, sinon visuel, s'améliore.

Tableau récapitulatif des tensions systoliques de 379 sujets

TENSIONS MAXIMA SYSTOLIQUES
PRISES AVEC L'OSCILLOMÈTRE DE PACHON.

35.	2 cas.	1 néphrite interstitielle et diabète.
		1 néphrite interstitielle.
34.	2 —	2 néphrites interstitielles.
33.	5 —	5 néphrites interstitielles.
32.	2 —	1 goutte avec artériosclérose.
		1 néphrite interstitielle.
31.	3 —	2 néphrites interstitielles (hémorragie cérébrale).
		1 pléthorique diabétique.
30.	5 —	3 obèses (1 albuminurique, 1 polyurique, 1 emphysémateux).
		1 néphrite interstitielle (ovariotomie).
		1 pléthorique polyurique.
29.	3 —	3 albuminuriques (1 urémique, 1 diabétique, 1 pléthorique).
28.	2 —	2 artérioscléreux (albuminurie).
27.	3 —	1 diabétique scléreux.
		1 néphrite interstitielle.
		1 pléthorique angiospasmodique (ménopause).
26.	11 —	2 pléthoriques diabétiques.
		1 pléthorique.
		1 goutte avec néphrite (albuminurie).
		5 artérioscléreux.
		2 diabétiques albuminuriques.

25. 11 cas. 5 artérioscléroses.
2 diabétiques albuminuriques.
2 obèses lithiasiques polyuriques.
2 (?) (71 et 65 ans).

24. 14 — 6 artérioscléroses avec ou sans albuminurie.
2 diabétiques.
1 albuminurie de cause indéterminée.
1 tuberculose rénale (néphrectomie).
1 paludéen.
2 pléthoriques sanguins polyuriques.
1 angiospasme.

23. 9 — 4 scléroses artériorénales.
3 pléthoriques (1 avec emphysème).
1 diabète avec artériosclérose.
1 (?) 88 ans.

22. 18 — 6 artérioscléreux.
3 pléthoriques albuminuriques.
4 néphrites interstitielles.
1 obèse polyurique.
1 hydronéphrose.
1 emphysème.
2 pléthoriques.

21. 20 — 4 scléroses cardiorénales.
2 insuffisances aortiques.
2 diabétiques.
2 scléroses pulmonaires.
7 pléthoriques polyuriques.
1 ovariotomie.
1 mal de Pott (guéri).
1 spondylose rhizomélique

20. 19 — 4 scléroses cardiorénales.
2 diabétiques.
3 angiospasmiques.
4 emphysémateux.
2 pléthoriques.
1 ataxique.
1 néphrite légère.
1 ménopause.
1 (?) 32 ans.

19. 16 cas. 2 aortites.
2 scléroses cardiorénales.
2 emphysémateux.
3 obèses pléthoriques.
2 angiospasmodiques.
1 rétention chlorurée.
1 goutteuse hyposystolique.
3 (?) (35 ans, 18 ans, 45 ans).

18. 22 — 2 scléroses cardiorénales à la période d'hyposystolie.
1 néphrite interstitielle avec purpura.
5 pléthoriques.
2 goutteux.
1 obèse emphysémateux.
1 obèse.
1 ménopause précoce (ovariotomie).
9 normaux.

17. 30 — 1 artérioscléreux.
3 angiospasmodiques.
2 pléthoriques.
2 obèses.
1 diabétique.
3 scléroses cardiorénales à la période d'hyposystolie.
2 rhumatismes déformants.
1 bradisphygmique.
15 normaux.

16. 37 — 3 scléroses cardiorénales à la période d'hyposystolie et d'hémiplégie.
3 maladies mitrales.
2 hyposystoliques.
2 ménopauses récentes.
1 pyonéphrose.
2 angiospasmiques.
1 glycosurique intermittent.
1 obèse.
1 pléthorique.
1 emphysémateux.
20 normaux.

15. 40 — 2 hypo-ovaries (ménopause, hystérectomie totale).
2 emphysémateux.

2 insuffisances mitrales.
1 ectasie aortique.
1 asthmatique.
1 glycosurie alimentaire.
1 obèse anémique.
1 pyélonéphrite.
1 cholémique.
1 neurasthénique.
1 pléthorique avec hypertension veineuse.
26 normaux.

14. 28 cas. 2 neurasthéniques.
1 tuberculeux pyrétique.
1 fièvre typhoïde.
1 asthme.
1 endocardite rhumatismale.
1 rhumatisme chronique.
1 hyposystolie.
20 normaux.

13. 32 — 4 tuberculeux.
2 mitraux (dilat. et rétrécissement).
1 hyposystolique.
2 ptoses considérables avec dénutrition.
3 anémies simples.
1 neurasthénique.
19 normaux.

12. 30 — 9 tuberculoses pulmonaires.
5 maladies mitrales.
3 anémies simples.
3 neurasthénies.
1 diphtérie.
1 artérite de la sous-clavière.
1 ptose abdominale avec dénutrition.
1 cyphotique (ancien mal de Pott).
1 gastrite chronique avec grande dénutrition.
1 dénutrition profonde d'origine gastro-intestinale avec crises anginiformes.
1 asthénie cardiovasculaire avec stase veineuse.
3 normaux (12, 40, 52 ans).

11. 11 — 5 tuberculoses pulmonaires.

2 neurasthénies.
1 asthénie neurovasculaire avec stase veineuse.
1 ptose considérable avec grande dénutrition.
2 enfants (11 ans et 7 ans).

10. 2 cas. 2 tuberculoses (1 aiguë, 1 torpide).
9. 2 — 1 asystolique (73 ans).
1 enfant (8 ans).

Etude clinique des variations de la tension maxima.

Au surplus il faut bien savoir que cette tension maxima est soumise même à l'état normal — comme la température ou la fréquence du pouls d'ailleurs et la plupart des coefficients biologiques — à de multiples oscillations d'ampleur plus ou moins grande mais qu'il faut cependant bien connaître pour en apprécier approximativement la grandeur et savoir qu'on n'est en droit de conclure à la valeur séméiologique ou pronostique d'une variation de la tension systolique, qu'en ayant bien présentes à l'esprit ces causes de variation.

Nous avons déjà fait mention des *oscillations physiologiques d'origine respiratoire*. Elles sont bien connues et très faciles à apprécier à l'oscillomètre. Il peut y avoir nous l'avons dit, une différence de 2 centimètres Hg entre la tension systolique inspiratoire et expiratoire ; cette différence est inappréciable et négligeable chez la plupart des individus ; elle nous a paru surtout marquée chez les enfants, les emphysémateux, et dans les affections diverses pouvant s'accompagner d'adhérences sphygmo-pulmonaires (anévrismes, péricardites, etc.). Cette dénivellation est alors nettement appréciable même sur les tracés sphygmographiques.

Il convient de tenir compte aussi *des variations horaires normales* :

Nous reproduisons ci-dessous (fig. 21) 2 courbes horaires quotidiennes des tensions systoliques recueillies à 2 jours d'intervalle, chez le même individu adulte de 42 ans sensiblement normal quoique angiospasmodique. On y constate nettement l'influence hypertensive marquée, et accélératrice des mouvements du cœur des repas et de la fatigue, l'influence hypotensive et modératrice des mouvements du cœur du sommeil et du repos.

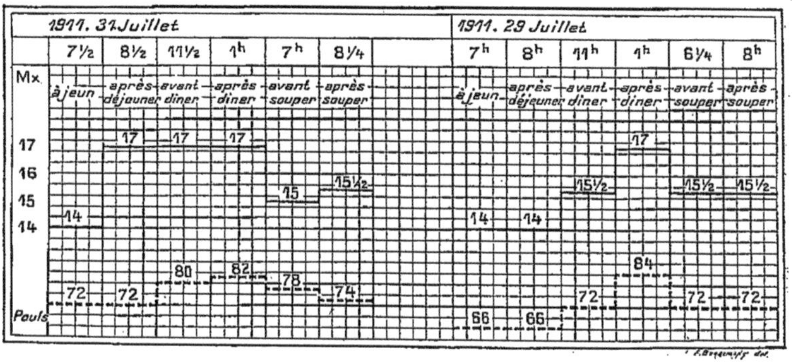

FIG. 21. — Variations horaires de la pression systolique chez un sujet adulte sensiblement normal angiospasmodique.

On trouvera très longuement et très copieusement traitée dans l'ouvrage de G. Oliver (Blood and Blood pressure, 1901. Lewis, London) cette question des variations possibles de la pression systolique sous l'influence des conditions les plus variées (position, exercice musculaire, exercice mental, excitation émotionnelle, fatigue, repos, sommeil, respiration, efforts, digestion, boissons, température, etc.).

Cette question a été reprise et traitée par le Pr Potain dans son ouvrage classique « La pression artérielle de l'homme à l'état normal et pathologique » ; l'action de la pesanteur, de la compression de l'artère, des mouvements respiratoires, de la digestion, du mouvement et de la fatigue, de la température ambiante, de la pression atmosphérique y a été étudiée avec la précision et la conscience qui caractérisent toutes les œuvres de ce grand clinicien.

Tout cela a été fait et bien fait et nous n'éprouvons nul désir de le refaire.

Retenons seulement ceci : hors le cas où les variations susdites font l'objet de l'étude qu'on se propose de faire, il faudra autant que possible observer les malades au même moment de la journée, dans la même attitude et les mêmes conditions physiologiques. Encore toutes ces variations physiologiques, normales possibles, nous indiquent-elles nettement que seules des variations d'une réelle amplitude, atteignant 2 centimètres au moins sont réellement valables et significatives.

*
* *

Quoi qu'il en soit, et précisément à l'occasion de ces oscillations sphygmomanométriques, quand on a pris beaucoup d'observations et suivi beaucoup de malades on voit que *grosso-modo* ils peuvent se ranger en deux catégories ceux chez lesquels cette tension systolique est relativement stable et ceux au contraire chez lesquels cette tension est très instable et varie dans des proportions parfois énormes sous les influences les plus variées. Nous appellerons les premiers des *sphygmostats* pour exprimer la stabilité de leur tension artérielle ; nous désignerons les seconds sous le nom de *sphygmolabiles* pour désigner la labilité, l'instabilité de leur tension.

Les sphygmostats peuvent être atteints ou non d'affections circulatoires, la caractéristique de cet état circulatoire est en tout cas la stabilité au moins relative. Ils peuvent le cas échéant subir ces fléchissements progressifs et à longue échéance, caractéristiques de la déchéance cardio-vasculaire — mais ils sont peu sujets à ces brusques à-coups caractéristiques au contraire de l'état que nous allons essayer de décrire.

Les sphygmolabiles peuvent être de même indemmes ou non d'affections circulatoires, la caractéristique de leur état circulatoire est une instabilité extrême et souvent considérable de leurs tensions artérielles. Ce sont pour la plupart des nerveux, émotifs, impressionnables ; et cette émotivité paraît jouer à l'ordinaire le rôle prédominant dans cette instabilité sphygmomanométrique. La plupart des angineux que nous avons eu l'occasion d'observer nous ont paru rentrer dans cette catégorie et leurs crises d'angine coïncider précisément avec ces variations sphygmomanométriques brusques et violentes. Il est probable que rentrent dans ce groupe la plupart des cas dénommés à l'ordinaire *angiospasmodiques*.

Quelques graphiques recueillis dans nos observations feront sauter aux yeux les caractéristiques sphygmomanométriques de ces deux catégories.

M. A..., 50 ans (fig. 22). Grand, maigre, extrêmement irritable, grand fumeur.

Sclérose artérielle à prédominance aortique.

Double souffle aortique. Traces d'albumine.

Crises nocturnes d'angor avec œdème aigu du poumon. Pas de syphilis.

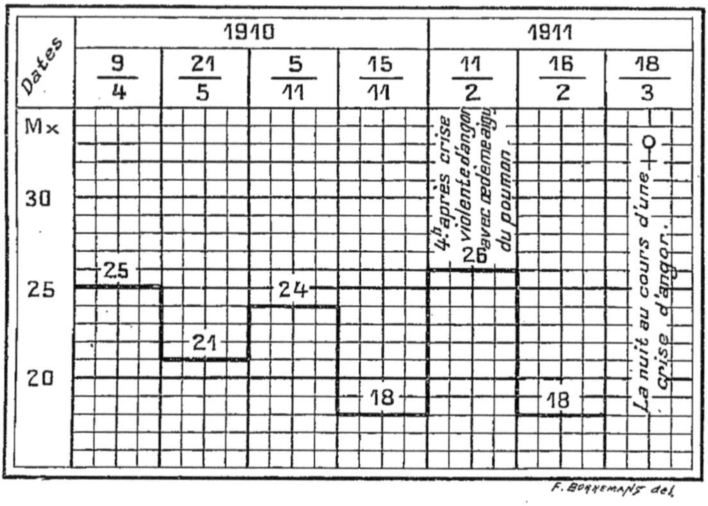

F. Bornemans del.

Fig. 22. — M. A..., 50 ans. Sclérose artérielle à prédominance aortique.

Lors du premier examen, le 9 avril 1910, le foie est gros et sensible, la dyspnée marquée, un peu d'œdème aux bases. Le malade dit être dans l'impossibilité absolue d'interrompre ses occupations. Nous prescrivons en conséquence : un jour par semaine : repos absolu, un litre de lait, un demi-milligramme de digitaline ; les autres jours : régime lacto-végétarien, des cachets digestifs et des doses très faibles de teinture d'iode.

Le 21 mai le malade est revu. Les crises d'angor ont complètement cessé depuis le 9 avril, le foie est normal, le malade accuse un mieux-être considérable qui persiste et s'accentue.

Le 5 et le 15 novembre en dépit de la saute énorme de tension qu'accuse la courbe le malade manifeste une euphorie absolue.

Le 11 février 1911 dans la nuit, après tabac, fatigue, émotion, écarts de régime, crise formidable d'angor avec œdème aigu du poumon ; grands enveloppements sinapisés et huile camphrée, nitrite d'amyle jugulent l'accès. Au matin, 4 heures après la cessation apparente de tout accident la tension est encore de 26. Il nous avait été impossible de la prendre au moment même de la crise.

Le 16 février sous l'influence du repos, du régime lacté, d'enveloppements sinapisés quotidiens le malade allait tout à fait bien avec une tension maxima de 18.

Le 18 du mois suivant il était foudroyé dans la nuit par une crise de tous points identique à celle à laquelle nous avions assisté le 11 février.

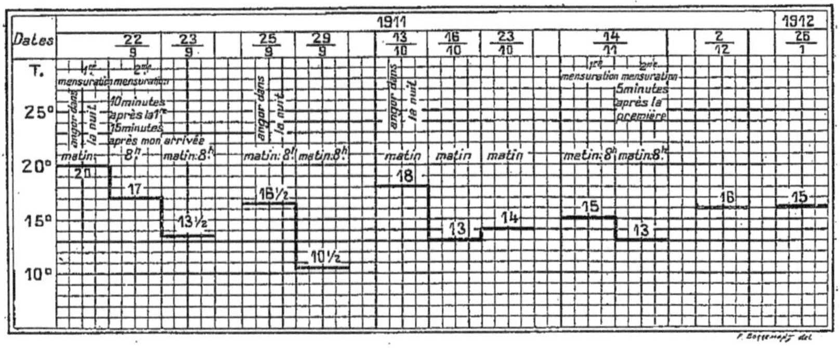

Fig. 23. — Mme H..., 58 ans (rhumatisme chronique). Toutes ces observations ont été prises le matin au lit.

La seconde observation (fig. 23) est beaucoup plus démonstrative encore que la précédente. Nous la résumerons en quelques lignes. Le sujet est une femme de 58 ans d'apparence débile, très impressionnable atteinte de rhumatisme chronique déformant, sans lésions cliniquement appréciables du cœur ou des vaisseaux. Le 20 septembre au matin son mari meurt subitement. Le 21 dans l'après-midi, vers 1 heure et demie crise cardiaque anginiforme à laquelle nous n'assistons pas et qui cède à des enveloppements sinapisés et à une potion à l'acétate d'ammoniaque que nous avions prescrits préventivement. Le 22 au réveil vers 4 heures du matin, la constatation du lit vide, le rappel brutal à la réalité détermine une nouvelle crise violente avec dyspnée, pâleur, refroidissement général, pouls insaisissable, sensation de mort prochaine, qui cède comme la précédente aux enveloppements chauds sinapisés et à l'acétate d'ammoniaque ; la fin en est marquée par une émission d'urines abondantes. Nous revoyons la malade vers 8 heures, 3 heures et demie après la cessation apparente de l'accès, le pouls est régulier et bien frappé, la face colorée, la peau moite ; la première mensuration nous donne 20, comme tension systolique, la deuxième pratiquée 10 minutes après la première et 15 minutes après notre arrivée alors que la malade très confiante est très rassurée, ne donne déjà plus que 17. Le lendemain matin à la même heure, au lit, la malade étant tout à fait détendue et ayant bien dormi la tension systolique n'est plus que de 13 et demi.

2 jours plus tard, le 25 septembre, nouvelle crise à 5 heures du matin, provoquée encore par l'émotion du réveil et le rappel à la réalité. A 8 heures tension systolique 16 et demi ; le 29 à la même heure 10 et demi.

Le 13 octobre nouvelle crise nocturne provoquée par la terreur folle d'une femme de chambre qui a entendu marcher quelqu'un dans la nuit ; le matin 18 comme tension systolique ; 2 jours après à la même heure 13, etc.

Depuis cette époque la malade a repris graduellement son équilibre psychique et sa stabilité sphygmomanométrique ; la tension est restée voisine de 15, aucune crise nouvelle ne s'est produite.

Notons en particulier chez cette malade, pendant la période d'hyperexcitabilité émotionnelle, l'écart trouvé entre 2 examens pratiqués à 5 ou 10 minutes d'intervalle, écart qu'il nous est difficile d'interpréter autrement que par l'action rassurante, sédative, résolutive exercée par notre seule présence. Cette labilité quasi-immédiate est déjà par elle-même bien caractéristique et peut être tenue comme symptomatique d'une *hyperexcitabilité angiospasmodique*. Elle doit nous inciter, comme nous l'avons conseillé d'autre part, à pratiquer si possible 2 mensurations à 5 minutes d'intervalle ; cette règle à notre avis est formelle lors d'un premier examen, car la première mensuration s'accompagne toujours, surtout chez la femme, d'un certain degré de peur, d'inquiétude, d'émotion, de crainte, qui se traduit par une réaction angiospasmodique avec élévation temporaire de la tension ; déjà au bout de quelques minutes et la crainte n'existant plus lors du deuxième examen cet élément angiospasmodique a en grande partie disparu et la tension enregistrée est beaucoup plus proche de la normale.

Nous en donnons un troisième exemple où une période angineuse a encore coïncidé avec une saute considérable de la tension systolique.

M. H..., 55 ans (fig. 24), — élévation de l'aorte et des sous-clavières, — claquement en marteau à la base, — dédoublement intermittent du deuxième bruit. Alternances de périodes d'angor et d'hyposystolie.

Par opposition et comme type *sphygmostat,* nous reproduisons entre beaucoup d'autres les courbes suivantes :

Mme D., 55 ans (fig. 25), ménopause en 1909.

La malade présente une élévation considérable des

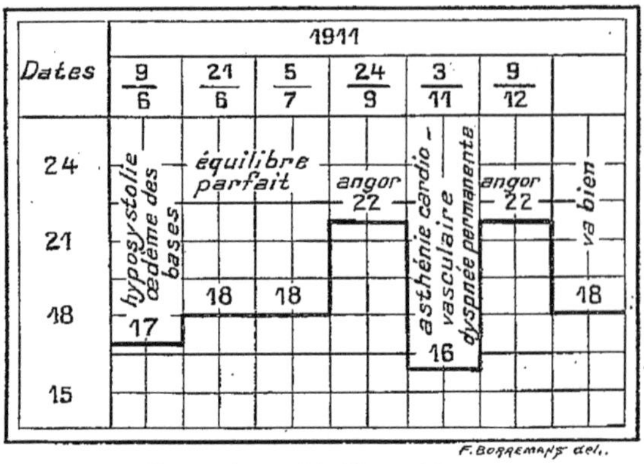

F. Borremans del.

Fig. 24. — M. H..., 55 ans.

sous-clavières et de la crosse aortique, une énorne dilatation aortique, se traduisant par les signes habituels de l'insuffisance aortique : double souffle aortique, cœur de bœuf, pouls capillaire, etc.

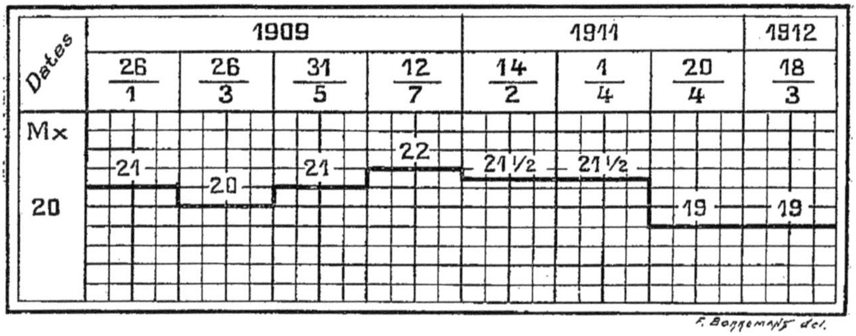

F. Borremans del.

Fig. 25. — Mme D..., 55 ans. Grosse lésion aortique.

On voit que malgré cette lésion cardiovasculaire très importante, la tension est restée depuis 3 ans remarquablement stable.

Voici un 3e exemple.

Mme M., 25 ans (fig. 26), affection mitrale ancienne,

d'origine rhumatismale avec foie cardiaque, ascite et œdème des membres inférieurs.

On voit que la *sphygmolabilité,* en partie au moins angiospasmodique, n'est pas nécessairement liée à une affection organique du cœur et des vaisseaux et qu'inversement la *sphygmostabilité* peut coïncider avec des adultérations profondes du système circulatoire.

Dates	1911						
	11/4	22/4	28/4	8/5	16/5	22/5	2/6
Mx (15)	15½	15	16	15	15	14	16
Pouls	92	96	102	110	108	110	104

Fig. 26. — Mme M..., 25 ans. Lésions mitrales.

C'est un élément dont il y a lieu de tenir le plus grand compte au point de vue pronostic, car ces sautes brusques paraissent constituer un des éléments pathogéniques de l'angor et d'autre part quand la tension est déjà élevée ces crises brutales de surtension peuvent provoquer des ruptures vasculaires ou une inhibition cardiaque dont on connaît la gravité.

Étude isolée de la tension minima.

Étude clinique statistique de la tension minima.

Jusqu'à une date toute récente les appareils de mesure sphygmomanométriques permettaient la mesure approximative exclusive de la tension systolique. De l'aveu même de ses partisans les plus décidés, la méthode palpatoire (Riva-Rocci) ne permet guère qu'une approximation très grossière de la tension minima — et ceci explique peut-être pourquoi la plupart des auteurs avaient jusqu'ici tenu cette tension minima comme d'une valeur incertaine et de signification clinique douteuse ou nulle. Sur ce point du moins les auteurs par ailleurs les plus opposés sont d'accord, seule la méthode oscillatoire (Marey, Pachon) permet une mesure relativement facile et précise de cette tension minima — du coup, l'oscillométrie démontre l'importance capitale de cette tension.

Cette importance, méconnue par quelques cliniciens, n'avait pourtant pas échappé dès longtemps aux physiologistes. La pression minima, c'est l'élément que Marey appelait pression constante pour bien marquer que c'était là une charge constamment supportée par les artères et comme l'exprime si justement Pachon (*Paris médical*, 1911) : La pression *minima* représentant pour celles-ci une *charge constante*, il est clair que, déjà au point de vue artériel, cette valeur doit être avant toute autre prise en considération, la pression *maxima* représentant, elle, seulement une *surcharge intermittente*. Mais, c'est au point de vue cardiaque surtout qu'il y a lieu d'accorder une attention plus particulière encore à la connaissance de la pression *minima*. La pression *minima* est celle qui s'exerce contre les valvules sigmoïdes pendant la diastole ventriculaire, d'où encore son appellation de pression *diastolique*. Une conséquence directe et nécessaire découle, dès lors, de ce fait. C'est que la *pression minima* ou *diastolique règle l'effort initial du cœur, au moment de l'évacua-*

tion ventriculaire : le ventricule, pour ouvrir les sigmoïdes et faire passer son ondée systolique dans le système artériel, doit nécessairement, pour le moins, proportionner son effort à la résistance qui tient fermées les valvules sigmoïdes, c'est-à-dire à la valeur de la pression minima. Une pression *minima faible* (7, 8 centimètres Hg.) commandera un *effort cardiaque faible* ; si le cœur dépasse cet effort, du moins il en reste maître et l'accomplit avec plus d'énergie pour des raisons indépendantes de nécessités imposées par la résistance artérielle. Une pression *minima forte* (13, 14 centimètres Hg.) commandera, au contraire, nécessairement un *effort cardiaque pénible* pour assurer l'évacuation ventriculaire : le cœur sera en souffrance. Et ainsi, *tandis qu'une pression maxima élevée ne traduit pas nécessairement un état pathologique* et peut être, dans des conditions parfaitement normales, seulement l'expression simple de systoles vigoureuses d'un cœur énergique ou peu ménager de son travail, *une pression minima élevée traduit toujours,* au contraire, *un état d'hypertension réelle,* imposant au cœur un effort extra-physiologique pour accomplir sa fonction évacuatrice, c'est-à-dire assurer l'efficacité de sa systole.

La clinique confirme pleinement ces données physiologiques.

* * *

Dans notre relevé statistique nous nous sommes bornés à mentionner seulement les tensions minima élevées supérieures à 11 (fig. 27).

On voit que les tensions minima très élevées supérieures à 15 sont exclusivement représentées par des cas d'asystolie ou d'urémie chez des cardiorénaux.

Les tensions minima élevées de 13 à 15 inclus ont été recueillies par moitié comme les précédentes chez des cardiorénaux asystoliques ou hyposystoliques, par tiers chez des pléthoriques hyposystoliques ou glycosuriques, le sixième restant est représenté encore par des cardiorénaux angiospasmodiques.

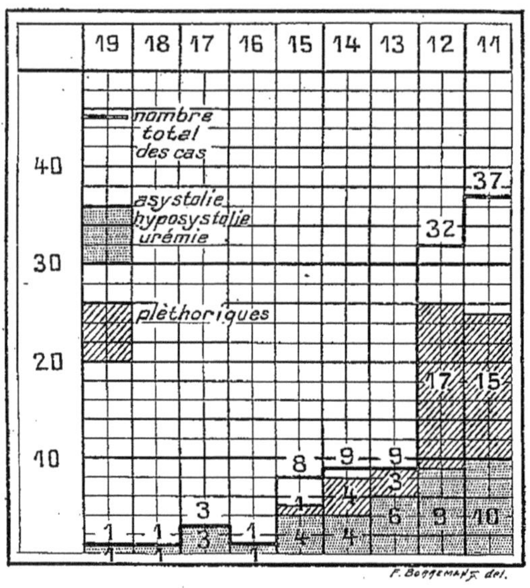

Fig. 27. — Tableau récapitulatif des tensions minima supérieures à 11 centimètres Hg recueillies dans 379 cas au moyen de l'oscillomètre de Pachon (101 cas un peu moins de 1/4).

Les tensions minima fortes (11 et 12) ont été rencontrées dans environ moitié des cas chez des pléthoriques (glycosuriques, obèses, goutteux, angiospasmodiques, etc.), dans le quart des cas chez des asystoliques et des hyposystoliques, le reste des cas est représenté par des affections cardiopulmonaires diverses. Dans 2 cas il s'agissait de vieillards (88 et 65 ans) ne présentant pas de tares circulatoires spéciales; dans 2 cas d'adultes en apparence indemnes de lésions cardiopulmonaires.

En résumé on voit que les causes cliniques les plus fréquentes de l'hypertension diastolique sont la *rupture de l'équilibre circulatoire (asystolie et hyposystolie), la pléthore et l'angiospasme.*

A ce point de vue définissons une fois pour toutes ce terme clinique de *pléthore* qu'on rencontrera assez fréquemment au cours de ces études. C'est un terme un peu vague et qui désigne pourtant un état pathologique que les cliniciens connaissent fort bien. Le pléthorique est un individu, d'apparence robuste, de teint coloré, quelquefois couperosé, de poids presque toujours supérieur à la normale; de ventre plus ou moins développé, mais en tous cas, toujours proéminent et prédominant par rapport aux autres segments du corps; le foie est volumineux, congestionné, il existe parfois des hémorrhoïdes, de la pléthore abdominale; les veines cutanées sont très saillantes, il existe souvent des varices, il y a de la pléthore veineuse générale. Dans l'incapacité où nous sommes d'évaluer avec quelque précision le volume du sang, nous ne pouvons donner aucune mesure, mais le système circulatoire est manifestement distendu, par une quantité de sang supérieure à la normale, d'où le terme de pléthore.

Tantôt la pléthore est simple, c'est-à-dire ne s'accompagne d'aucune manifestation pathologique, tantôt et de beaucoup le plus souvent elle s'accompagne de glycosurie, d'obésité, de lithiase, d'emphysème, de manifestations cardiopulmonaires, d'angiospasme. Le cas échéant nous avons accolé au terme générique, pléthorique, l'épithète pathologique spécifique complémentaire (glycosurique, obèse, angiospasmodique, hyposystolique, etc.). Nous prenons donc le terme pléthore au sens tout à la fois vulgaire, clinique et étymologique du mot. En ce qui concerne la composition même du sang, les études sphygmo-viscosimétriques, qui font précisément l'objet des chapitres ultérieurs, montreront que le plus souvent la viscosité marchant de pair avec la tension est élevée et les quelques numérations globulaires que nous avons pratiquées dans ces cas nous ont révélé une polyglobulie évidente (6 à 8 000 000). C'est un terme nosologique qui nous paraît devoir être réhabilité. Au cours de ces études nous verrons au contraire des cas de pléthore avec hypoglobulie et hydrémie que nous apprendrons précisément à distinger et dont nous établirons la signification diagnostique.

Mais si nous constatons qu'en somme asystolie, hyposystolie et pléthore ont ce point commun d'une pléthore, d'une surtension veineuse, on est conduit à penser que, sans qu'il soit possible de préciser numériquement les rapports qui peuvent exister entre la tension minima diastolique et la pléthore, la surtension veineuse, l'une n'en est pas moins fonction de l'autre.

M. Gallavardin qui a fait de l'hyper et de l'hypotension diastoliques une étude très pénétrante (L. Gallavardin. Chute et pente diastoliques de la tension artérielle. Hypotension et hypertension diastoliques. *Lyon médical,* 25 juin 1911) est arrivé en ce qui concerne l'hypertension diastolique à des conclusions très voisines des précédentes. Il l'a surtout rencontrée dans la « période troublée » de certaines néphrites chroniques, dans les cardiopathies valvulaires avec gêne accusée de la circulation droite et dans la néphrite subaiguë grave avec dilatation cardiaque précoce où elle trouverait son expression la plus typique. « La première idée qui se présente à l'esprit pour expliquer la réduction de la chute diastolique dans ces cas est évidemment d'invoquer, puisque la tachycardie n'est sûrement pas seule en cause, la dilatation des cavités droites et la gêne de la circulation veineuse. Le niveau de la tension diastolique resterait élevée du fait de la pénétration difficile du sang dans le système capillaire et veineux déjà gorgé de liquide. Il s'agirait donc surtout d'une hypertension diastolique par obstacle veineux, le courant sanguin qui vide les artères venant buter en quelque sorte contre un plan résistant qui empêche la tension de s'abaisser. »

En pratique, en tout cas, la valeur séméiologique de la tension minima est considérable et comme nous M. Gallavardin estime que c'est l'appréciation du niveau de la tension diastolique, plus que la simple estimation de la pression systolique qui règle le pronostic des affections sus-mentionnées et en particulier des néphrites subaiguës.

L'hypotension diastolique n'a pas pour nous grande signification pronostique — ou plutôt elle nous a semblé à l'ordinaire des plus favorables. Signalons-en simplement la fréquence très grande dans l'insuffisance aortique où elle explique bien la plupart des signes périphériques (pouls de Corrigan, pouls capillaire, danse des artères, etc.).

Gallavardin, qui l'a plus spécialement étudiée (*loco citato*), distingue la vraie et la fausse hypotension diastolique, cette dernière due simplement au ralentissement du pouls, dans laquelle la chute diastolique augmente de profondeur sans que la pente diastolique soit sensiblement modifiée.

Tableau récapitulatif des tensions minima égales ou supérieures à 11 recueillies chez 379 sujets.

19. 1 cas. Urémie et hyposystolie.
18. 1 — Urémie avec angiospasme et pléthore.
17. 3 — 2 asystolies (chez cardiorénaux).
16. 1 — hyposystolie (chez cardiorénal, hémiparètique).
15. 8 — 4 hyposystolies (chez cardiorénaux dont 1 diabétique).
1 angor (chez cardiorénal).
1 néphrite interstitielle avec angiospasme.
1 paludéen angiospasmodique.
1 pléthore générale.
14. 9 — 3 hyposystolies (chez cardiorénaux).
1 sclérose cardiorénale.
1 asystolo-urémie.
2 pléthoriques glycosuriques.
1 pléthorique hyposystolique.
1 pléthorique, angiospasmodique.
13. 9 — 2 asystolies (chez cardiorénaux).
4 hyposystolies (chez goutteux, pléthoriques, albuminuriques).
3 scléroses cardiorénales avec pléthore.
12. 32 — 5 hyposystolies (chez cardiorénaux).
16 pléthoriques (dont 4 diabétiques, 2 goutteux, 2 emphysémateux).
1 sclérose cardiorénale avec hémiparésie.
1 présclérose avec angiospasme.
1 sclérose cardio-rénale chez un éthylique âgé pléthorique (74 ans).
1 tuberculose rénale.
1 obèse, anémique, polyurique.

1 hydronéphrose.
1 neurasthénique, hyposystolique.
2 asthmatique hyposystolique, angiospasmodique.
2 (?).

11. 37 — 8 hyposystolies (chez cardiorénaux dont 2 diabétiques.
14 pléthoriques.
5 emphysémateux.
5 scléroses cardiorénales bien compensées.
1 sclérose cardiorénale avec angor.
1 éthylique avec congestion hépatique.
1 anémique, angiospasmodique.
1 mal de Pott.
1 cholémique, hyposystolique.
1 asystolique mitral.
2 vieillards normaux (88 ans et 65 ans).

Étude clinique des variations de la tension minima.

Nous n'insisterons pas sur les variations de la tension diastolique chez un même individu, car ce serait faire le plus souvent double emploi avec les développements du chapitre suivant où seront étudiées les variations simultanées des tensions maxima et minima.

Disons simplement dès maintenant :

1° *Que la pression diastolique est beaucoup plus stable que la pression systolique* et qu'elle ne présente à un égal degré ni les variations respiratoires, ni les variations horaires, ni les variations physiologiques diverses que nous avons mentionnées à l'occasion de la tension systolique. Nous en donnerons des exemples multiples dans le chapitre suivant.

2° *Qu'il existe cependant, comme pour la tension systolique, à côté des types sphygmostables incomparablement les plus nombreux, des types sphygmolabiles* et que ces sautes brusques de la tension minima paraissent plus particulièrement redoutables pour le myocarde, et que si les surpressions systoliques semblent exposer surtout aux ruptures artérielles, les surpressions diastoliques paraissent exposer surtout à la syncope et peut-être un grand nombre des cas mortels d'angor relèvent-ils de ce mécanisme.

Étude simultanée des tensions maxima et minima.

Les lois syphgmomanométriques de l'équilibre cardiovasculaire.

L'expérience clinique la plus brève de la sphygmomanométrie démontre avec évidence que *l'étude isolée de la tension artérielle maxima systolique est tout à fait insuffisante à définir un état cardiovasculaire.*

La dynamique cardiovasculaire et toutes les questions s'y rattachant : notions d'équilibre circulatoire, de compensation cardiovasculaire, d'eusystolie, d'hyposystolie et d'asystolie ne peuvent être abordées, en effet, que si les données sphygmomanométriques recueillies permettent d'évaluer avec quelque précision les deux termes dynamiques : résistance vasculaire et puissance cardiaque. La tension artérielle maxima ne renseigne qu'incomplètement sur une phase très courte de la résistance périphérique (point maximum) et ne fournit aucun élément susceptible d'apprécier la puissance cardiaque. Vouloir tirer de cette unique donnée des conclusions relatives à l'équilibre circulatoire, c'est vouloir juger de l'état d'équilibre d'une balance en connaissant imparfaitement le contenu d'un des plateaux et en ignorant totalement le contenu de l'autre.

L'oscillomètre de Pachon, en permettant de mesurer, outre la tension artérielle maxima systolique, la tension artérielle minima diastolique, autorise à aborder résolument le problème dynamique susénoncé. L'expérience clinique semble en effet démontrer que la résistance vasculaire est dans une certaine mesure définie par les deux termes extrêmes de ladite résistance (tension maxima Mx, tension minima Mn), et que la puissance cardiaque est pratiquement proportionnelle à la différence entre lesdites tensions

$$PD = Mx - Mn.$$

Cette conclusion ne résulte pas d'un raisonnement dogmatique *a priori*, mais d'une observation clinique prolongée et précise.

*
* *

Si l'on prend en effet systématiquement les tensions maxima et minima chez un grand nombre d'individus bien portants ou atteints d'affections diverses, mais présentant ce caractère commun d'être en état d'équilibre cardiovasculaire, c'est-à-dire n'ayant cliniquement aucun signe d'hyposystolie (œdèmes, oligurie, congestion pulmonaire des bases, congestion hépatique d'origine cardiaque, dyspnée permanente, etc., etc.), on constate que leur régime circulatoire est tout à fait différent.

Les uns, avec une tension maxima Mx faible (inférieure à 13), ont aussi une différence de tension PD (Mx-Mn) faible (inférieure à 5).

Les autres, avec une tension maxima Mx moyenne (13 à 18), ont une différence de tension PD (Mx-Mn) moyenne (5 à 8).

Les derniers, avec une tension maxima Mx élevée (18 à 30 et plus), ont une différence de tension PD (Mx-Mn) élevée (8 à 20 et plus).

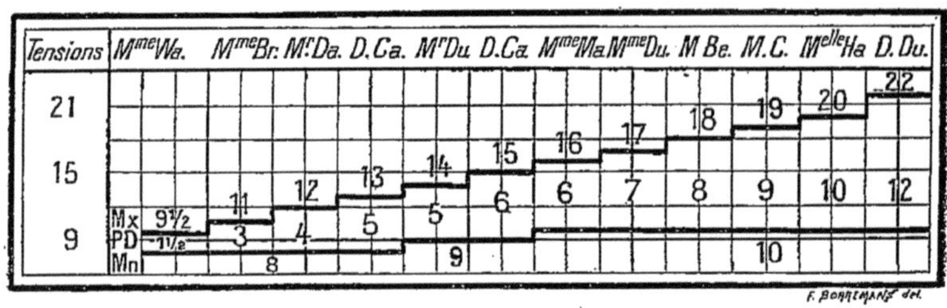

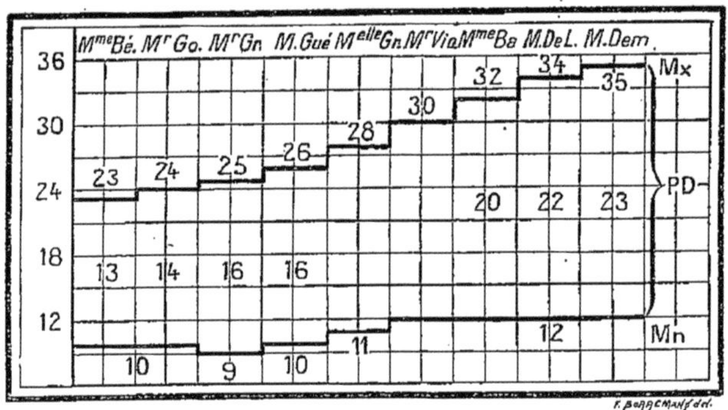

Fig. 28.

Tous sont cependant en état d'équilibre circulatoire, d'eusystolie, chacun avec son régime particulier ; l'adéquation est parfaite entre la tension maxima Mx faible moyenne ou forte et la puissance cardiaque faible ou moyenne ou forte ; les constatations précédentes amènent nécessairement à considérer PD comme proportionnel en une certaine mesure à ladite puissance.

Nous avons relevé dans le graphique ci-dessus (fig. 28) un certain nombre d'observations de tensions maxima et minima prises chez des individus en parfait état d'équilibre circulatoire, en état d'eusystolie, et nous les avons disposées en ordre de tension maxima croissante. On voit que pour ce groupe d'eusystoliques la différence PD croît rigoureusement dans le même sens et sensiblement de la même quantité, la tension minima étant relativement fixe par rapport à la tension maxima.

D'où cette première *loi de dynamique cardiovasculaire : Chez les individus en état d'eusystolie, d'équilibre circulatoire, il existe un rapport normal quasi-constant entre la tension maxima* Mx *(résistance périphérique maxima) et la différence* PD *entre les tensions maxima et minima* (Mx — Mn), *qu'on est ainsi amené à considérer comme représentant en une certaine mesure la puissance cardiaque*. En général Mx — PD (ou Mn) est égal à 9, 10 ; ce rapport peut s'abaisser à 6, 8 pour les tensions faibles (inférieures à 13) et s'élever à 12 pour les tensions fortes (supérieures à 25).

*
* *

La loi ci-dessus énoncée est très générale et, à notre avis, suffisamment établie par un grand nombre d'observations numériques prises chez un grand nombre de sujets, mais le rapport normal d'eusystolie Mx — PD ou Mn = 8 à 12 sus-indiqué peut, pour une tension maxima donnée, n'être pas la même chez deux individus en état d'équilibre circulatoire mais atteints d'affections différentes.

Il est bien évident par exemple que de deux individus ayant même tension maxima et en état d'équilibre circulatoire, mais dont l'un serait atteint d'insuffisance aortique et l'autre pas, pour atteindre un même niveau potentiel maximum, le moteur cardiaque fonctionnant dans des conditions différentes devra fournir un travail différent ; le rendement ne sera pas le même.

C'est en effet ce que démontre la confrontation des observations sphygmomanométriques. Voici, par exemple (fig. 29), deux systèmes circulatoires en état d'équilibre, ayant tous deux 21 comme tension maxima appartenant l'un à un individu de 36 ans, sans lésion cardiaque appréciable, l'autre à une femme de 55 ans avec grosse insuffisance aortique. Chez le premier avec $Mx = 21$ on a $PD = 11$; chez le deuxième, avec $Mx = 21$ on a $PD = 13$ (fig. 29 et 30). Le coefficient de rendement du moteur cardiaque est, comme il était facile de le prévoir, différent dans les 2 cas. Loin d'ébranler la loi précédente, cette constatation la renforce et conduit à deux conclusions de haute pratique.

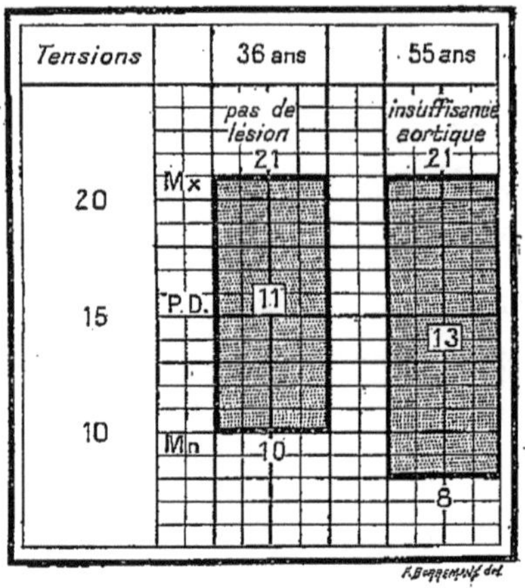

Fig. 29. — Schémas d'équilibre circulatoire avec un cœur normal (1) et un cœur atteint d'insuffisance aortique (2).

2e loi : 1° *Il existe un rapport normal* INDIVIDUEL *d'eusystolie entre la tension maximum et la différence de tension* PD et c'est précisément, — comme nous le verrons dans le paragraphe suivant, — c'est précisément l'étude continue des variations de ce rapport individuel chez un sujet donné qui conduit à définir, chez ce sujet, l'asystolie de façon précise. *A l'état d'eusystolie parfaite, il est pour un individu donné, pour une tension maxima donnée, rigoureusement constant.*

Voici, par exemple (fig. 31), un graphique relatif aux tensions maxima et minima prises chez une dame atteinte de dilatation aortique et se maintenant en état d'équilibre circulatoire quasi-parfait. On voit que les écarts ne dépassent pas les limites du coefficient d'erreur possible imputable à la techniqne.

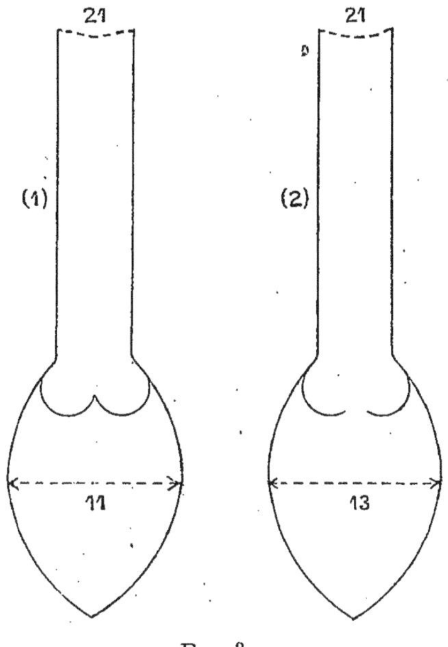

Fig. 30.

2° Les variations de ce rapport normal d'eusystolie d'un sujet à un autre introduisent dans le problème dynamique circulatoire la *notion extrêmement fructueuse,* tant au point de vue diagnostique qu'au point de vue pronostique, *du coefficient de rendement cardiaque,* — capital dans la différenciation des cardiopathies valvulaires et congénitales.

Un des cas les plus typiques que nous ayons observé dans cet ordre d'idée est celui d'une petite fille de 13 ans atteinte d'une maladie congénitale du cœur (maladie de Roger par communication interventriculaire) caractérisée par l'existence à la partie interne du 3e espace intercostal gauche d'un souffle systolique râpeux intense naissant et mourant sur place et s'accompagnant d'un frémissement cataire très marqué. La matité cardiaque était énorme, tant en hauteur qu'en largeur, s'étendant jusque dans l'aisselle gauche à 4 travers de doigt au-dessous et en dehors du mamelon gauche. Les battements cardiaques étaient très violents. L'aspect général était chétif; les poumons peu développés, la cage thoracique étranglée à sa base. La dyspnée était minime; la cyanose à peu près nulle.

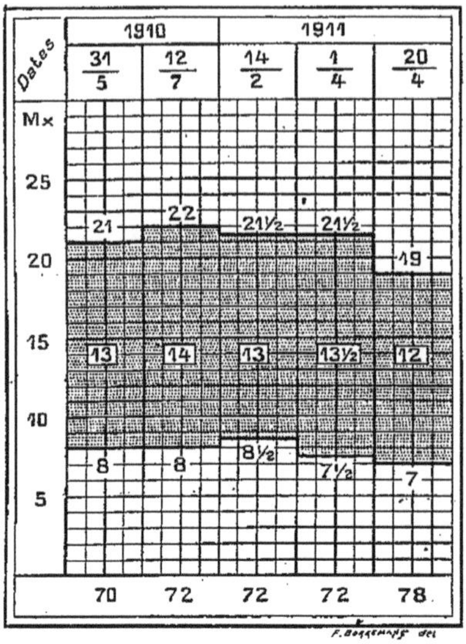

Fig. 31. — Mme D..., 55 ans. Insuffisance aortique. Equilibre circulatoire permanent.

En dépit de cette hypertrophie cardiaque énorme avec hyperfonctionnement manifeste, les tensions humérales maxima et minima étaient très faibles 9 et 5 en disproportion évidente avec le volume de l'organe central. C'est que par suite de la communication interventriculaire, le coefficient de rendement du cœur gauche était très faible, la majeure partie du contenu ventriculaire gauche passant dans le ventricule droit et une faible partie seulement dans l'aorte.

Nous avons vu d'autre part, à l'occasion de l'étude de la tension diastolique, la fréquence et l'importance de l'hypotension diastolique dans l'insuffisance aortique.

*
* *

Plus démonstratifs peut-être encore sont les graphiques représentant les courbes synchrones des tensions maxima et minima, et la surface PD chez un même individu en état d'équilibre cardiovasculaire parfait, mais dont — par suite de circonstances physiologiques ou pathologiques diverses — la tension maxima oscille entre d'assez larges limites.

Telle la courbe ci-dessous (fig. 32) sur laquelle on peut

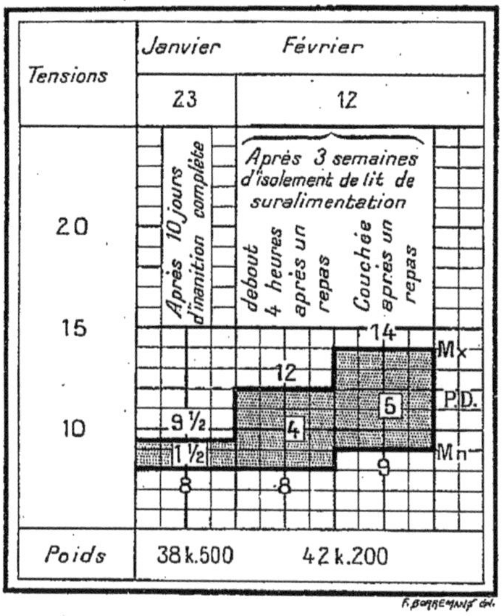

Fig. 32.

suivre l'accroissement progressif de PD (puissance cardiaque) s'adaptant à une résistance progressive Mx pour maintenir l'état d'équilibre. Il s'agit ici d'un organisme très touché par ailleurs (anémie, neurasthénie, ptoses viscérales diverses, etc.), mais chez lequel nous n'avons constaté, à aucun moment de cette observation, le moindre signe de déséquilibre cardiovasculaire.

En voici un autre exemple (fig. 33) : il s'agit d'un homme de 50 ans, pléthorique, obèse, emphysémateux, dyspnéique que nous vîmes le 2 février 1911, il pesait 120 kilogrammes, avec 30 comme tension maxima, 12 comme minima, 1 litre 1/4 comme capacité respiratoire ; la courbe ci-dessous montrera comment en 2 mois, le poids ayant fléchi de 12 kilogrammes, la tension systolique était tombée à 20 1/2, la diastolique à 10, en même temps que la capacité respiratoire remontait à 2 litres 1/2. On constatera encore la variation quasi-parallèle de Mx et de PD.

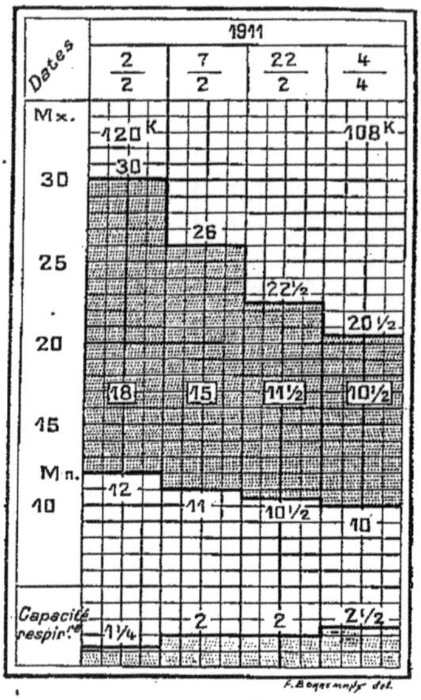

Fig. 33. — M. M..., 50 ans. Pléthorique, éthylique emphysémateux.

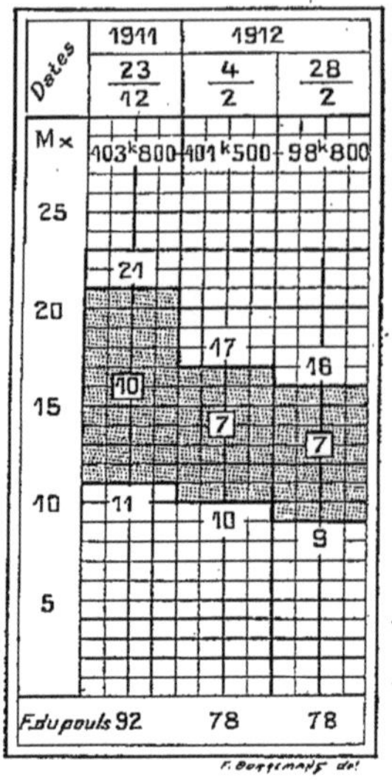

Fig. 34. — M. B..., 40 ans, 1 m. 72. Pléthorique, obèse.

Nous en donnons encore 2 exemples entre beaucoup d'autres (fig. 34 et 35).

D'où la 3e loi : *Chez un individu donné se maintenant en état d'équilibre cardiovasculaire, mais dont la pression maxima s'élève ou s'abaisse, la différence* PD *entre les deux pressions maxima et minima varie dans le même sens et d'une quantité assez voisine, la tension minima restant relativement fixe.*

Si on établit les mêmes courbes synchrones chez des individus *sphygmolabiles, angiospasmodiques* sujets à des crises de déséquilibre cardiovasculaire, on obtient, comme le montrent les figures suivantes, des graphiques tout à fait différents (fig. 36 et 37).

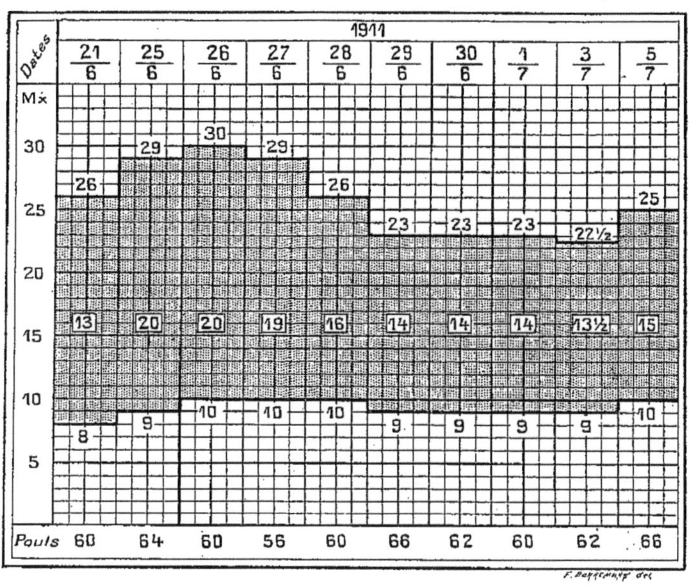

FIG. 35. — M. H..., 60 ans. Diabétique, albuminurique, artério-scléreux.

Ces 2 observations très caractéristiques — et que nous avons déjà signalées à l'occasion de la sphygmolabilité de la tension systolique — mettent bien en évidence les variations brusques tant de la pression systolique que de la pression diastolique et partant de la pression différentielle (PD) au cours de l'angor. Il faut évidemment que le cœur ait une puissance de réserve énorme pour résister à de telles surpressions, surtout quand la surpression constante, diastolique est très marquée. C'est là probablement qu'il faut chercher en grande partie la cause de la défaillance cardiaque brusque, de la syncope mortelle.

La figure 38 se rapporte à un aortique artério-scléreux et met de même en évidence la perturbation du rapport

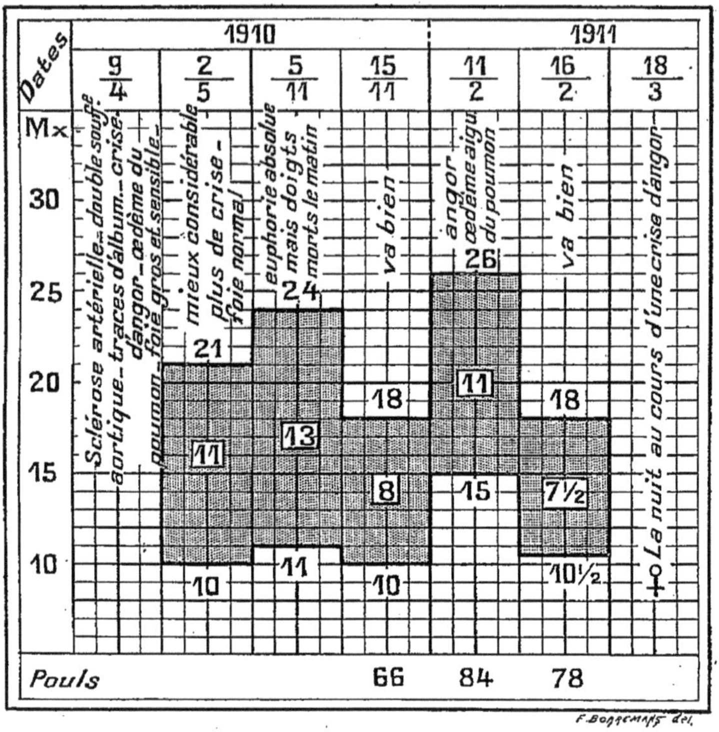

Fig. 36. — M. A..., 50 ans.

normal d'équilibre cardiovasculaire pendant les *périodes d'asystolie*.

Les observations de ce genre que nous pourrions multiplier peuvent en bloc se résumer dans la loi suivante :

4e loi : *Chez un individu donné évoluant vers le déséquilibre cardiovasculaire (hyposystolie ou asystolie), les variations respectives de Mx (tension maxima, résistance vasculaire) et de PD (différence des tensions, puissance cardiaque) ne sont plus parallèles, la puissance* PD *décroissant beaucoup plus rapidement ou croissant beaucoup plus lentement que la résistance vasculaire* M*x*.

Plus simplement, on pourrait dire que l'asystolie correspond le plus souvent à une élévation plus ou moins

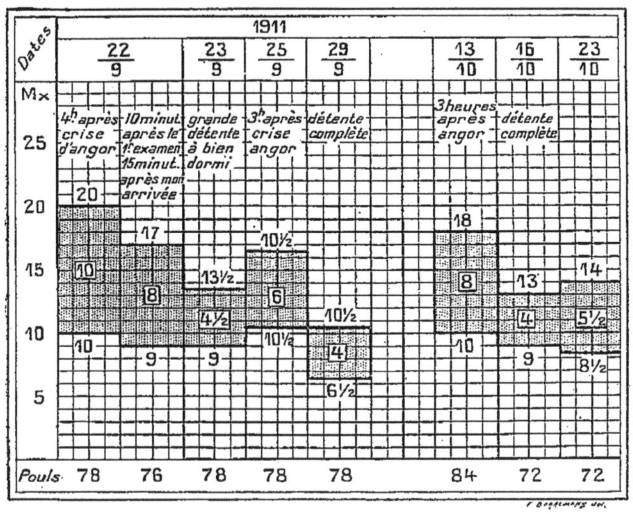

Fig. 37. — Mme H..., 50 ans.

brusque de la tension minima ; maiscette formule plus simple, et qui tend à donner comme on voit aux variations de la tension minima une signification physiopathologique qu'on lui a peut-être trop déniée, est certainement beaucoup moins générale que la précédente, plus compréhensive. Il est des cas, en effet, où l'hyposystolie ou l'asystolie peuvent s'accompagner d'abaissement de la tension minima ; la loi précédente nous semble donc devoir être conservée.

Inversement chez l'individu évoluant de l'asystolie vers l'eusystolie, — la pression différentielle PD *croît beaucoup*

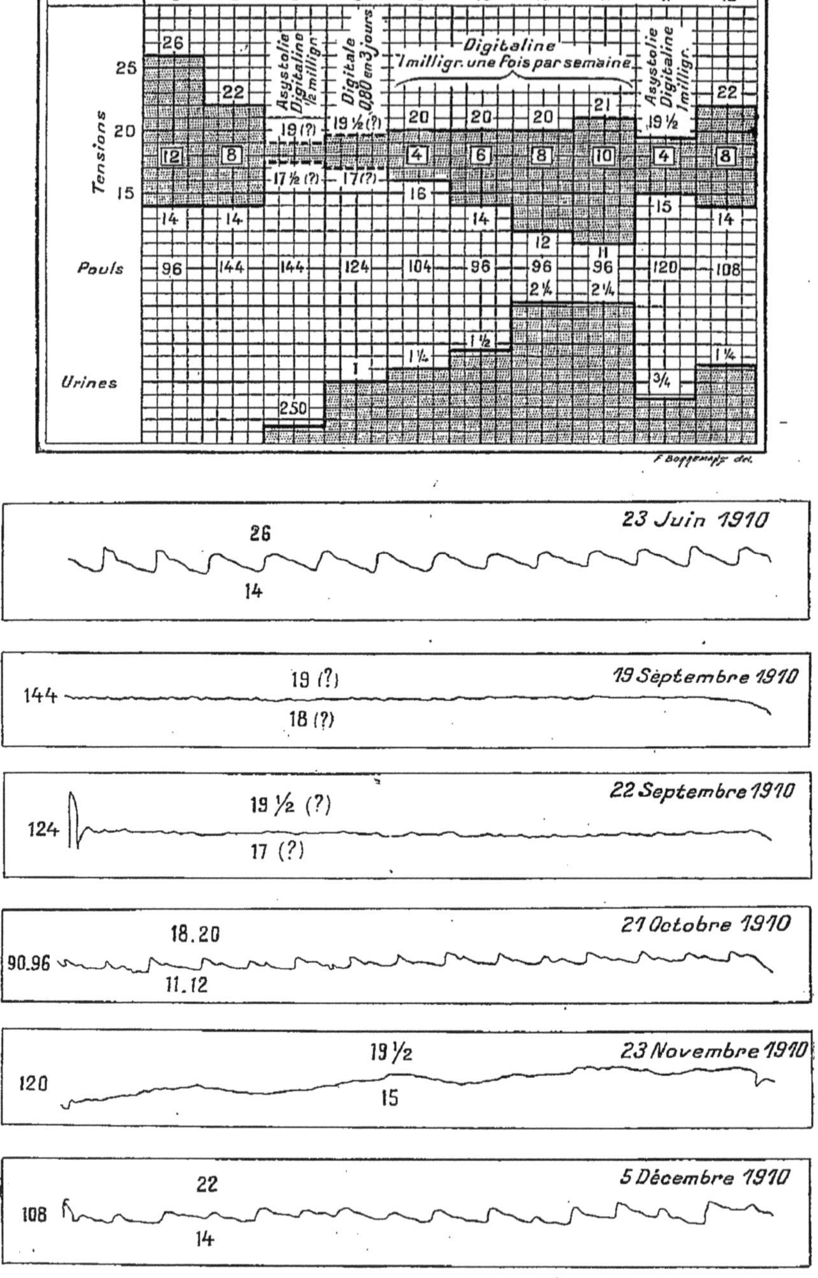

Fig. 49. — M. G..., 56 ans. Sclérose cardio-rénale.

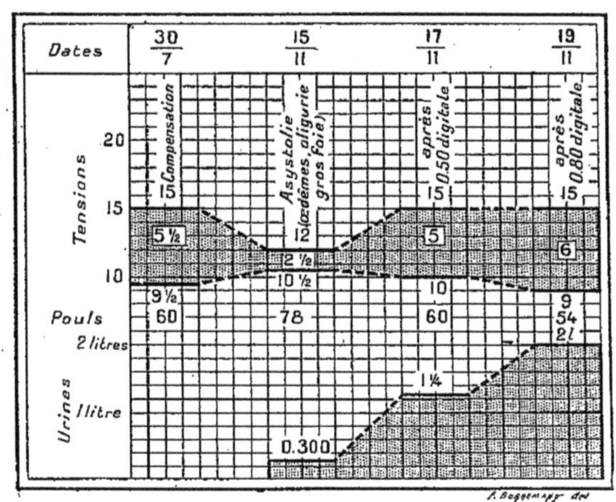

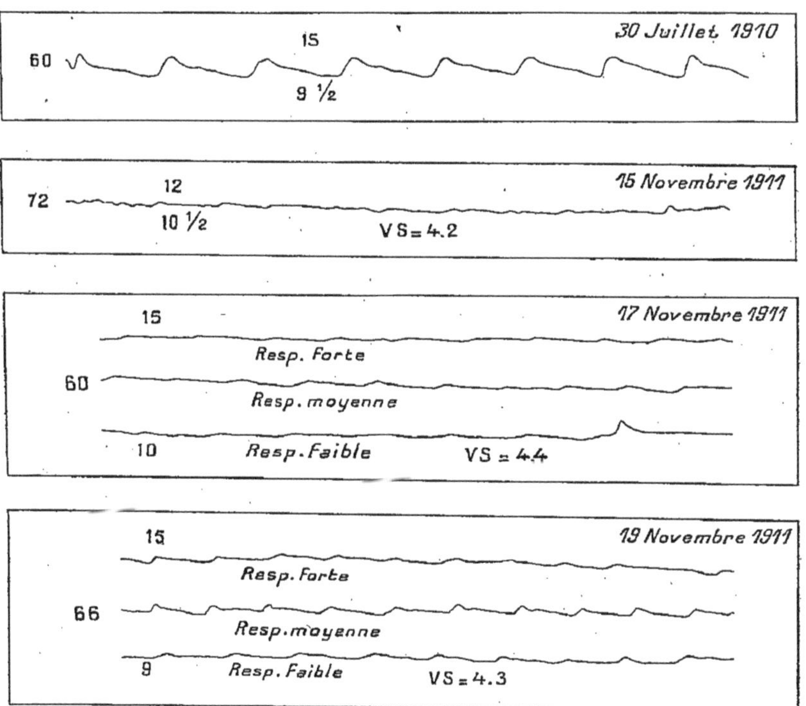

Fig. 46. — M. F..., 40 ans. Maladie mitrale.

plus rapidement que la tension maxima Mx. Cet accroissement de la pression différentielle coïncidant surtout à l'ordinaire avec un abaissement de la tension minima, — ainsi qu'en témoignent les exemples suivants (fig. 39 et 40) :

Fig. 40. — M. D..., 40 ans. Congestion pleuro-pulmonaire grippale avec insuffisance cardiaque (gros foie, oligurie, etc.), asystolie.

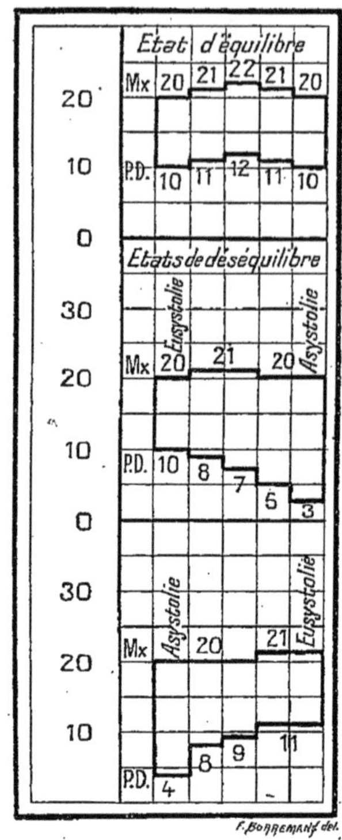

Fig. 41.

Nous aurons d'ailleurs l'occasion de revenir sur ces faits à l'occasion de l'action de la digitale sur les tensions artérielles.

*
* *

Les lois précédentes qui nous paraissent fondamentales de la dynamique cardiovasculaire peuvent se résumer dans les schémas graphiques précédents obtenus en établissant les courbes synchrones de la tension maxima M*x* et des différences de tension PD = M*x* — M*n* (fig. 41).

On peut les résumer comme suit :

1° *En cas d'équilibre cardiovasculaire persistant chez un individu donné, les courbes des tensions maxima* M*x* *et des différences* PD *des tensions maxima et minima sont sensiblement parallèles* ;

2° *En cas de tendance au déséquilibre cardiovasculaire et à l'asystolie, lesdites courbes sont divergentes* ;

3° *En cas de tendance au retour à l'équilibre et à l'eusystolie, lesdites courbes sont convergentes.*

Ces faits ont été confirmés par les observations recueillies à Vittel par MM. Henri Dausset et Paul Durand et qui ont fait l'objet de leur communication « Bains de Lumière et tension artérielle » (*Société de médecine de Paris,* 28 octobre 1911).

Mentionnons en passant à titre documentaire que lors de 179 bains de lumière donnés par MM. Dausset et Durand les tensions artérielles prises avec l'oscillomètre de Pachon avant et après le bain ont conduit aux constatations suivantes :

La pression maxima a augmenté	93	fois sur 179
— a diminué	70	—
— n'a pas varié	15	—
La pression minima a augmenté	9	—
— a diminué	160	—
— n'a pas varié	10	—
La pression différentielle PD a augmenté	140	fois sur 179
— a baissé	20	—
— n'a pas varié	19	—

APPLICATIONS PRATIQUES

Les notions précédentes sont comme on voit intéressantes et suggestives — et nous croyons inutile d'insister sur leur valeur diagnostique et pronostique et sur la précision qu'elles sont susceptibles de donner à la clinique thérapeutique cardiovasculaire. En tirer toutes les conséquences d'ordre pratique, diagnostique, pronostique et thérapeutique sera l'œuvre de longues et fructueuses années. Nous nous bornerons ici à montrer par quelques exemples concrets et vécus quel genre de précisions on est en droit d'attendre de ces méthodes.

Faut-il toujours chercher à combattre l'hypertension artérielle ?

L'hypertension artérielle est un symptôme d'une rare banalité ; elle constitue souvent un symptôme menaçant et qu'il convient de combattre, autant du moins que la chose est en notre pouvoir ; il faudrait toutefois se garder de croire qu'il est toujours indiqué de le faire. La médication hypotensive peut constituer une erreur et un danger même en ces cas. La méthode d'exploration sphygmomanométrique permet de serrer de près ce problème thérapeutique et de le résoudre souvent avec une très grande rigueur.

*
* *

Il convient tout d'abord de préciser cette notion clinique de l'hypertension artérielle et d'essayer de la définir numériquement. Une première constatation s'impose — *la tension maxima normale physiologique,* c'est-à-dire ne s'accompagnant d'aucun trouble morbide, d'aucune tare viscérale généralement quelconque et ce, pendant une très longue période, peut *varier dans des limites assez étendues d'un individu à l'autre,* de 12 à 18 d'après notre expérience personnelle. Il y a des individus normaux et même des familles, à petit cœur, petite aorte, petite tension ; il y a des individus normaux, et même des familles à gros cœur, grosse aorte, tension relativement élevée ; comme il y a des individus, et même des familles, grands ou petits, bruns ou blonds, à faible capacité respiratoire, etc., et ces qualités organiques congénitales peuvent être accentuées, ou au contraire atténuées par le genre de vie de l'individu considéré (alimentation, sports, profession, etc., etc.).

Pour les uns et les autres, l'hypertension pathologique sera donc numériquement très variable. L'individu à tension normale 12, aura déjà, avec une tension 20, une hypertension pathologique relativement considérable souvent grave ; cette même tension, décèlera une hypertension très minime, quasi-négligeable, chez un individu à tension normale 18. *L'hypertension pathologique révélatrice d'une tare fonctionnelle ou organique réelle débute à un chiffre variable d'un individu à l'autre.* Il ne serait pas logique de dire qu'il existe des hypertensions physiologiques, puisque le terme « hyper » implique déjà l'idée d'écart de la normale, mais il faut bien savoir qu'*un chiffre d'hypertension maxima ne vaut que relativement à l'individu considéré. Bref, ici encore il existe un coefficient* INDIVIDUEL *d'hypertension pathologique.*

Enfin, l'hypertension artérielle traduit, en général, la réaction de défense de l'organisme luttant contre un obstacle quelconque à la circulation périphérique artérielle ou capillaire, parenchymateuse (scléroses viscérales diverses, sclérose rénale et pulmonaire en particulier, pléthore, etc., etc.). Le cœur s'adapte à une résistance exagérée en s'hypertrophiant, la tension s'élève, l'obstacle est franchi, la nutrition des parenchymes est assurée, un nouvel état d'équilibre cardiovasculaire s'établit et persiste, il y a compensation exacte entre la résistance vasculaire augmentée et la puissance cardiaque accrue proportionnellement. C'est donc bien une réaction salutaire d'adaptation, et nous avons formulé précédemment les lois sphygmomanométriques de cet équilibre.

Autant il est rationnel de lutter, si faire se peut, contre la maladie causale, d'abaisser de ce fait l'obstacle périphérique et, par voie de conséquence, de diminuer l'hypertension artérielle et le travail du cœur, autant il est irrationnel et dangereux de lutter toujours et aveuglément — sauf indications que nous allons essayer de préciser — contre le symptôme hypertension considéré en soi.

*
* *

En fait, l'observation sphygmomanométrique prolongée

de nombreux hypertendus, démontre nettement qu'il existe pour chacun d'eux une *zone de tolérance de la tension maxima,* pour laquelle l'état circulatoire est optimum ;

M

Mᵉᵘʳ H.										
Tensions	1910 9/6	21/6	5/7	24/9	3/11	9/11	1911 11/1	8/3	23/3	15/4
	Asthénie C.V. Hyposys. (intermit.)	Equilibre parfait	id.	Angor (s. artériels)	Asthén. cardiovascul. Hyposys. (œdèmes)	Battements artér. Epistaxis. Angor	Equilibre parfait	Battements artér. Epistaxis	Dédoublement du 2ᵉ bruit à la pointe	Equilibre parfait pas de dédoublem.
Mx	17	18	18	22	16	22	18	22	21	20
	8	10	9	10	7	12½	9	12	11	10
Mn	9	8	9	12	9	9½	9	10	10	10
Fréquence					80	78		84	84	78

Zone de tolérance

F. BONNEMANS del.

Fig. 42.

si la tension systolique s'élève au-dessus, les phénomènes artériels apparaissent : dyspnée d'effort, céphalalgie, vertiges, bouffées de chaleur, bourdonnements, sensation subjective de souffles et de battements artériels, épistaxis, hémorragies conjonctivales voire cérébrales, angor, insomnie, etc., etc. ; si la tension systolique s'affaisse au-dessous, on constate des phénomènes d'asthénie cardio-vasculaire, d'hyposytolie (dyspnée permanente paroxystique, œdèmes des membres inférieurs, œdème hypostatique des bases pulmonaires, oligurie, intermittences, etc., etc.).

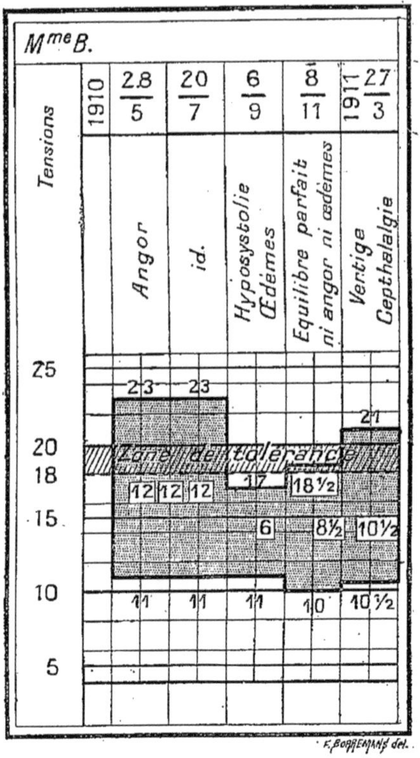

Les deux courbes ci-contre sont bien caractéristiques à ce point de vue (fig. 42 et 43).

Fig. 43.

Quand la tension maxima se maintient entre ces limites (zone de tolérance), — que la clinique, que l'observation méthodique et prolongée individuelle précisent, — la tension minima restant basse, la médication hypotensive n'est pas indiquée. Aucun accident, ni artériel, ni cardiaque n'est à craindre.

Quand la tension maxima s'élève au-dessus — les symptômes artériels apparaissent — la médication hypotensive s'imposera ; encore allons-nous voir à quelles règles sphygmomanométriques elle doit s'astreindre pour n'être pas nuisible.

Quand la tension maxima s'abaisse au-dessous, les signes d'insuffisance cardiaque apparaissent ; c'est que, au-dessous d'une certaine limite, il semble qu'un abaissement de la tension maxima ne peut être obtenu qu'au détriment de la puissance cardiaque ; la résistance vasculaire, l'obstacle périphérique restant intacts, la puissance cardiaque étant abaissée, il y a déséquilibre, rupture de la compensation, le cœur n'est plus adapté à sa tâche, il y a hyposystolie ou asystolie, le symptôme hypertension paraît en effet modifié, mais la maladie est aggravée, c'est une victoire à la Pyrrhus.

Ce point nous paraît d'une importance capitale et sur lequel on ne saurait assez insister. *Dans les hypertensions pathologiques, il existe une limite inférieure d'hypertension* IRRÉDUCTIBLE, *au-dessous de laquelle on ne parvient à abaisser la tension maxima qu'en rompant l'équilibre cardiovasculaire au détriment du myocarde, en transformant l'hypertendu compensé en un asystolique.*

*
* *

Au surplus, l'observation sphygmomanométrique systématique au cours des médications hypotensives permet de reconnaître avec une réelle précision ce qui, dans la chute de la tension supérieure, appartient réellement au relâchement périphérique, à l'abaissement primitif favorable, désirable de la tension artérielle (médication hypotensive utile) et ce qui appartient au fléchissement du myocarde, à l'abaissement secondaire funeste de la tension artérielle (médication hypotensive néfaste).

Les quelques exemples graphiques ci-dessous seront plus démonstratifs que tous les développements (fig. 44).

Ces cas, que nous pourrions multiplier, sont graphiquement caractérisés par les trois faits suivants : abaissement progressif de la tension maxima, avec abaissement moindre mais évident de la tension minima, diminution de la puissance cardiaque (Mx-Mn) moindre que la diminution de la tension maxima.

Cliniquement, tous ces cas ont été caractérisés par l'amendement ou la disparition des phénomènes artériels : épistaxis, céphalalgie, bourdonnements, vertiges, etc., avec conservation absolue de l'équilibre cardiovasculaire.

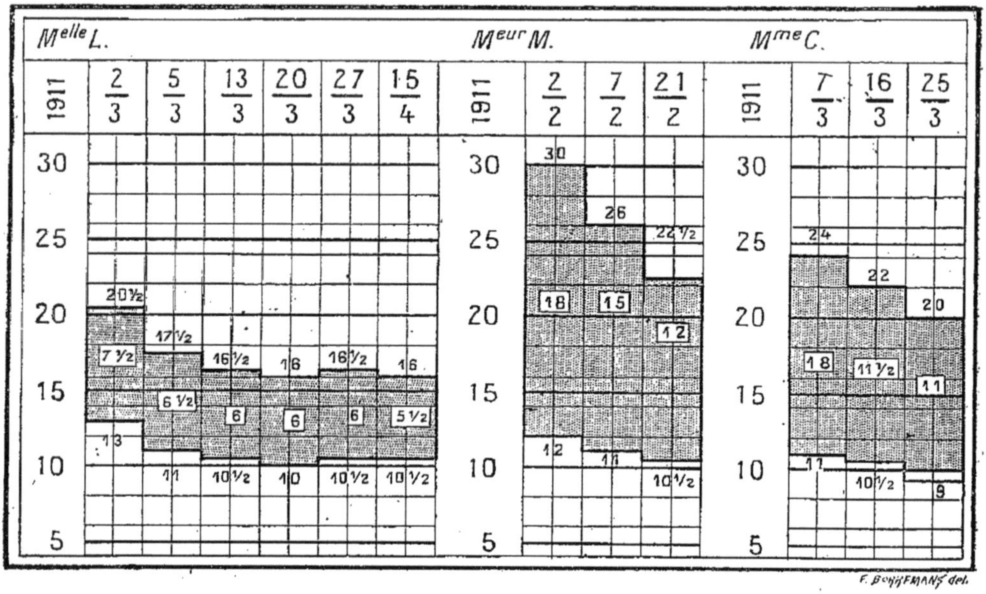

Fig. 44.

La médication hypotensive, principalement diététique et physique, a été franchement utile ; nous sommes en droit de conclure avec une grande vraisemblance que l'hypotension recherchée a été obtenue primitivement par action artérielle et sanguine périphérique et que le cœur en a été secondairement soulagé.

* * *

Les exemples graphiques suivants sont non moins démonstratifs (fig. 45).

Ils sont caractérisés graphiquement par ces trois faits: diminution de la tension maxima, augmentation ou stagnation de la tension minima, diminution de la puissance cardiaque (PD) égale ou supérieure à celle de la tension maxima.

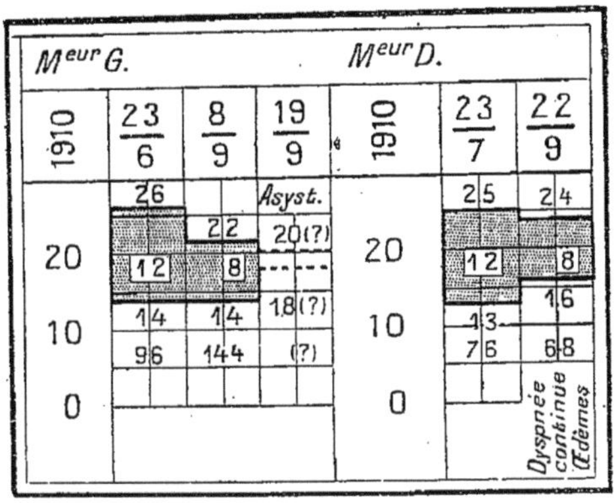

Fig. 45.

Cliniquement, ils ont été caractérisés par une aggravation manifeste de la maladie avec rupture de l'équilibre cardiovasculaire (dyspnée permanente, œdème des bases, oligurie, intermittences, etc., etc.).

La médication hypotensive a été franchement nuisible; nous sommes en droit de conclure avec une grande vraisemblance que l'hypotension recherchée n'a été obtenue que secondairement par action primitive dépressive neuro-cardiaque.

*
* *

Pratiquement, on peut conclure : *Tout abaissement de la tension maxima qui s'accompagne d'élévation de la tension minima est l'indice d'un fléchissement du myocarde : il est funeste.*

Tout abaissement progressif de la tension maxima qui s'accompagne d'un abaissement appréciable de la tension minima est l'indice d'une hypotension artérielle véritable primitive : il est à l'ordinaire favorable.

L'observation clinique enseigne toutefois que *pour un hypertendu donné, il est une limite inférieure d'hypertension irréductible, qui ne peut être franchie qu'au détriment du myocarde.*

Action de la digitale sur les tensions artérielles.

S'il est une notion pharmacodynamique qui semble fortement et définitivement établie, c'est bien celle — partout répétée — que la digitale élève la tension artérielle. Les expériences de Traube[1] sont, en effet, tout à fait démonstratives et ont été confirmées par la plupart des physiologistes, dont les conclusions à ce sujet sont à peu près unanimes; une fois n'est pas coutume. Au point de vue physiologique, elle paraît donc inattaquable. Il convient, toutefois, de remarquer que lesdites expériences se rapportent à des injections intra-veineuses de solutions de digitaline chez des chiens normaux.

Nous pouvons affirmer que l'observation clinique ne confirme nullement cette proposition, qui paraît fort dis-

1. TRAUBE. — *a.* « Versuche über die Wirkung des Digitalins » ; *b)* « Uber die Veranderung, welche die Spannung des Aortensystems unter dem Einfluss der Digitalis erleidet » ; *c)* « Zur Theorie der Digitalis Wirkung ». *Gesammelte Beitr. z. Path. u. Phys.*, I, p. 190, 252, 276.

cutable en pharmacodynamie pathologique, et qu'une fois de plus s'affirme le danger de conclure du chien normal à l'homme malade.

L'action de la digitale sur la tension artérielle chez l'homme malade, et plus particulièrement chez l'asystolique, est toute différente de celle exprimée par la loi précédente.

* * *

Si l'on envisage seulement l'action de la digitale sur la tension artérielle maxima, — à ne considérer que les asystoliques, — on constate que la digitale tantôt l'élève, tantôt l'abaisse, tantôt n'exerce sur elle aucune action. Le fait, au surplus, n'avait pas échappé à quelques cliniciens. Christeller (cité par Potain) a pu affirmer que l'influence de la digitale sur la tension artérielle n'est soumise à aucune règle, Potain[1], dans ses études sur la pression artérielle, en avait été frappé, et, relatant un certain nombre d'observations, remarquait : « Voilà donc que la digitale, au lieu d'augmenter la pression, l'abaisse au contraire de 1, 2, 3 et même 4 centimètres » ; et cette constatation évidemment le troublait, car comme cet abaissement de tension pouvait coïncider avec une diurèse très marquée, il en résultait que « l'augmentation de la diurèse produite par la digitale n'est pas nécessairement et exclusivement le résultat de l'augmentation de pression », comme on le croyait et comme on le croit

1. POTAIN. — « La pression artérielle de l'homme à l'état normal et pathologique », p. 177.

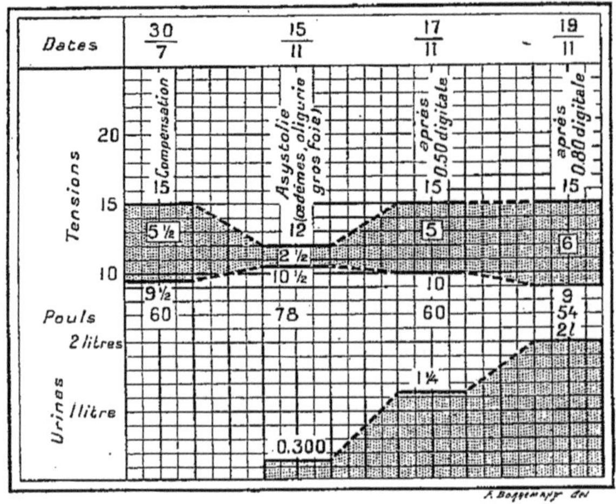

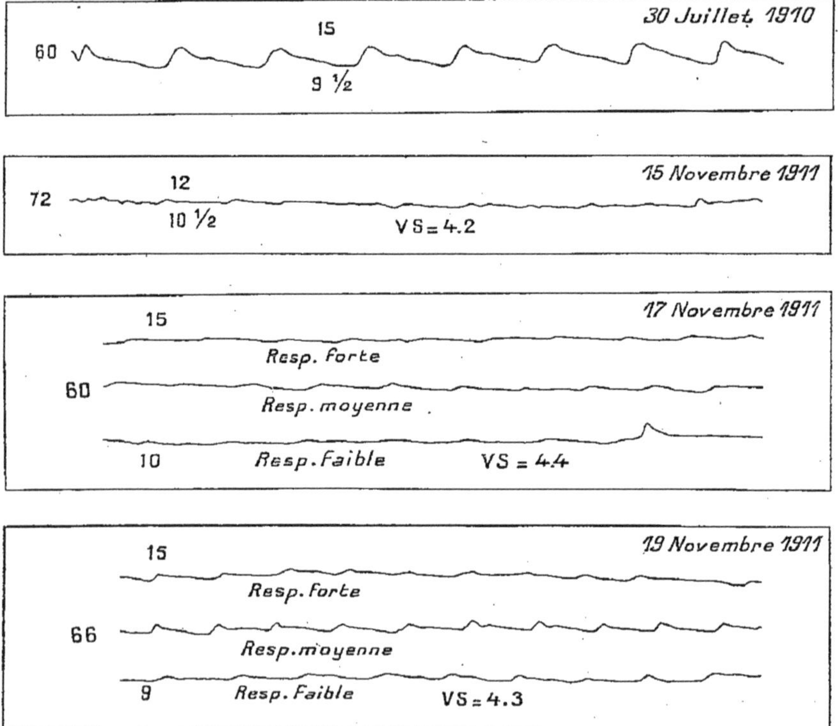

FIG. 46. — M. F..., 40 ans. Maladie mitrale.

encore. Il faut convenir que ces constatations contradictoires rendaient, en partie au moins, bien mystérieuse l'action de la digitale sur le cœur malade et le mécanisme de la diurèse digitalique.

*
* *

L'étude simultanée des tensions maxima et minima après administration de la digitale est tout à fait démonstrative, et, si elle confirme entièrement les constatations cliniques antérieures de Christeller et de Potain, elle apporte des éléments nouveaux qui permettent de mieux comprendre l'action toni-cardiaque et l'action diurétique.

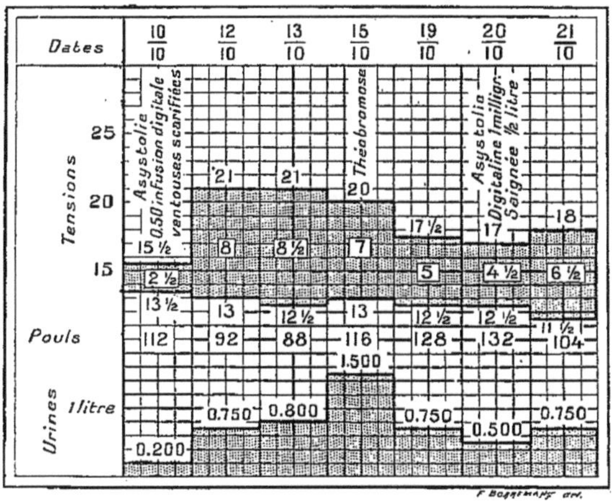

Fig. 47. — (1911). M. M..., 47 ans. Sclérose cardio-rénale chez un éthylique. Accidents asystolo-urémiques.

Les constatations cliniques peuvent se résumer dans la proposition suivante :

Administrée correctement à un asystolique ou à un hyposystolique, la digitale tantôt élève, tantôt abaisse, tantôt ne modifie aucunement la tension maxima ; elle abaisse toujours la tension minima; elle augmente à l'ordinaire la différence (Pulsdruck) entre les tensions maxima et minima. Elle ralentit le pouls et augmente la diurèse.

Voici quelques exemples cliniques pris entre beaucoup d'autres de cette action digitalique :

Les observations I et II (fig. 46 et fig. 47) sont conformes à la règle classique. L'administration de la digitale a nettement déterminé l'élévation de la tension maxima, le ralentissement du pouls et l'augmentation de la diurèse. L'observation I en particulier (fig. 46), asystolie typique, simple, sans complication rénale, est quasi-schématique, tant elle réalise de façon parfaite l'action digitalique classique. A noter l'action dépressive exercée sur la tension minima.

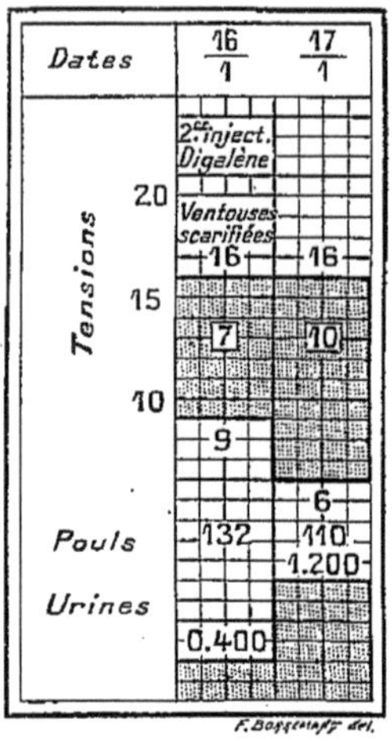

Fig. 48. — Dr D..., 40 ans, Congestion pleuro-pulmonaire grippale avec insuffisance cardiaque (gros foie, oligurie, etc.), asystolie.

Les observations III et IV (fig. 48 et 49), en revanche, montrent une action digitalique nulle ou minime sur la tension maxima, au contraire une action dépressive marquée sur la tension minima, et, comme dans les observations précédentes, le ralentissement du pouls et l'augmentation de la diurèse.

L'observation V (fig. 50) montre, coïncidant avec le ralentissement du pouls et la stimulation diurétique, une action dépressive marquée portant tout à la fois sur la tension maxima et sur la tension minima.

L'observation VI (fig. 51), enfin, synthétisant en quelque sorte les précédentes, nous montre chez un même sujet la digitale tantôt élevant la tension maxima, tantôt

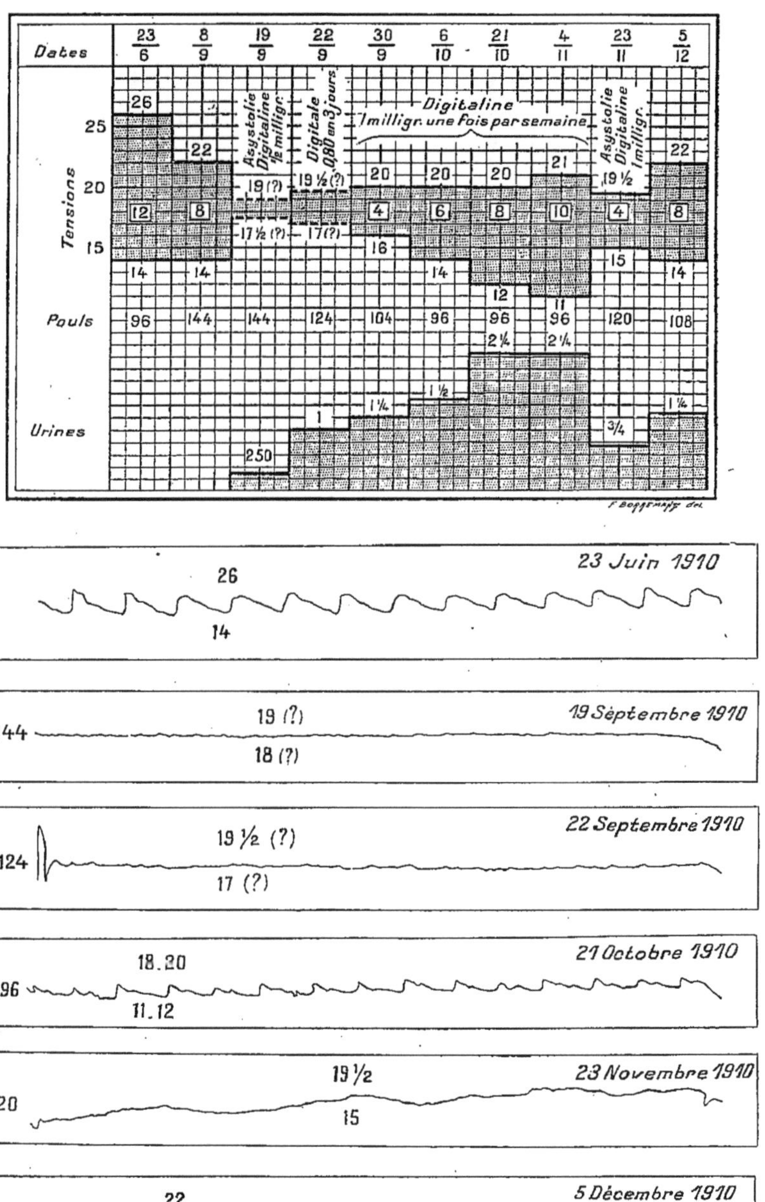

FIG. 49. — M. G..., 56 ans. Sclérose cardio-rénale.

exerçant sur cette tension une action minime ou nulle, tantôt même l'abaissant; mais toujours on note l'abaissement de la tension minima, le ralentissement du pouls et l'augmentation de la diurèse.

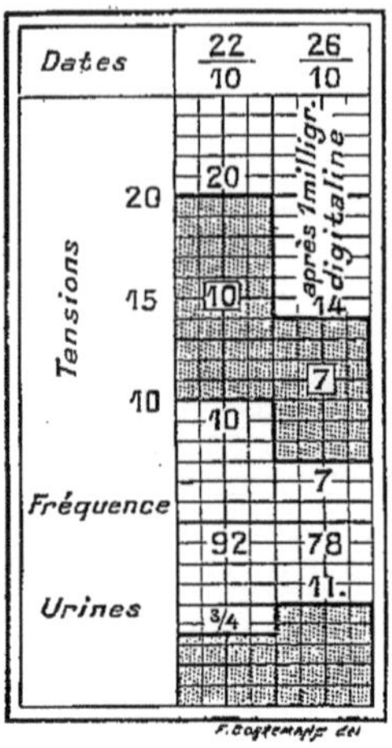

Fig. 50. — (1911). M. F..., Congestion pulmonaire grippale avec insuffisance cardiaque (oligurie, foie sensible, arythmie).

*
* *

Ces constatations démontrent — une fois de plus si cela est nécessaire — l'importance peut-être prépondérante de l'étude de la tension minima dans les états d'équilibre cardio-vasculaire. Signalons en passant que *les cas les plus favorables sont précisément ceux dans lesquels l'action dépressive de la tension minima est le plus marquée ; il y a là un facteur pronostique de tout premier ordre*. Quand, comme dans l'observation II, une élévation considérable de la tension maxima coïncide avec une dépression minime de la tension minima, c'est que le muscle cardiaque a répondu violemment à la stimulation digitalique, sans parvenir à abaisser notablement les résistances périphériques, le pronostic doit être réservé. Quand, au contraire, comme dans les observations I, III, IV, VI, une élévation minime ou nulle de la tension maxima coïncide avec un abaissement notable et parfois considérable de la tension minima, c'est que la stimulation myocardique s'est accompagnée d'un abaissement net des résistances périphériques, le pronostic est des plus favorables.

Par là se vérifient, d'autre part, les lois sphygmomanométriques de l'équilibre cardiovasculaire exposées précédemment.

G. Lang et Sophie Manswetona (cités par Gallavardin, *loco citato*) ont étudié l'évolution de la pression systolique

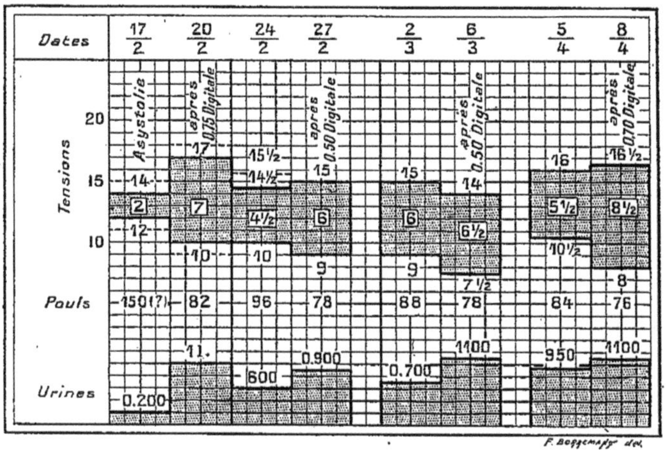

FIG. 51. — (1911). Mme D..., 65 ans. Goutte. Accidents cardio-rénaux.

chez 35 malades : 18 mitraux, 7 emphysémateux avec cœur droit, 10 aortiques ou artérioscléreux. Dans tous ces cas, la pression fut prise au moment où les troubles de compensation étaient très accusés et lors de l'amélioration de ces troubles. La chute de pression fut la règle presque absolue chez les emphysémateux (7 cas sur 7) et chez les mitraux (17 sur 18), mais se montra bien moins constante chez les aortiques ou les artérioscléreux (5 sur 10).

La céphalalgie des hypotendus.

La céphalalgie est un symptôme d'une telle banalité que sa valeur séméiologique en est souvent bien réduite ; parfois cependant, elle revêt une modalité telle, ses caractères cliniques sont si bien définis qu'on peut, au contraire, presque d'emblée, remonter à la cause.

Tel est le type de céphalalgie que nous allons décrire et que nous avons eu l'occasion d'observer avec une certaine fréquence chez les *hypotendus*.

*
* *

Ces malades — presque exclusivement des femmes — se plaignent d'une céphalalgie rebelle, tenace, obsédante, caractérisée surtout :

1° Par SON SIÈGE : c'est une *céphalalgie franchement occipitale* ; elle est ordinairement assez étroitement localisée à ladite région ; si elle se propage aux régions pariétales latérales, ce n'est que secondairement ; le début est toujours occipital et c'est toujours dans cette région que prédomine la douleur que les patients comparent à une « tension continue », à un poids de plomb, à une constriction violente, parfois intolérable ;

2° Par SON MOMENT : elle est continue, mais avec *paroxysmes très nets dans la position horizontale* ; elle s'atténue ou disparaît dans la position verticale ; elle s'exaspère dans la position couchée ; c'est souvent le matin au réveil qu'elle est le plus marquée ; c'est une « céphalalgie d'oreiller, une céphalalgie horizontale, comme disait une de nos malades. Certaines, pour lesquelles cette » céphalalgie clinique » au sens étymologique du mot (*kliné*, lit) est intolérable et provoque une insomnie épuisante, éprouvent quelque soulagement en se couchant sur le ventre, le front sur le traversin ; d'aucuns ne peuvent dormir que presque assis.

Ces deux caractères : *céphalalgie occipitale, hypercéphalalgie horizontale,* sont les plus constants, ceux sur lesquels les patients insistent le plus et à eux seuls suffisamment caractéristiques.

Les suivants sont importants :

1° La céphalalgie ne semble pas exaspérée par la digestion ; quelquefois même, elle est moins marquée après les repas.

2° La céphalalgie ne semble pas sensiblement influencée par les saisons : les patients souffrent autant l'été que l'hiver ;

3° La céphalalgie est tenace, rebelle, elle dure des mois, voire des années ; pour certains patients, elle constitue une manière d'être ; ils ne se sont jamais sentis complètement libres, ils ont toujours eu la sensation plus ou moins violente, plus ou moins précise, de lourdeur occipitale ;

4° Elle ne s'accompagne à l'ordinaire ni de fièvre, ni de vomissements, ni de troubles digestifs particuliers ;

5° Rebelle à tous les traitements anticéphalalgiques usuels, cette céphalalgie ne paraît influencée ni par les analgésiques (antipyrine, pyramidon, aspirine, etc.), ni par le régime lacté ou végétarien qui, au contraire, l'exaspère souvent.

Tels sont les caractères cliniques de cette céphalalgie.

*
* *

Les patients qui en sont atteints sont presque exclusivement des femmes, et chez tous l'examen systématique du système cardiovasculaire décèle une hypotension vasculaire marquée et une hypo-impulsion cardiaque correspondante. Ce sont des débiles cardiovasculaires à petits cœurs, petites aortes, petites artères ; la tension artérielle maximum, M*x*, prise au Pachon, est de 12, 11, 10 ; nous l'avons vue tomber à 8 1/2 dans un cas ; la tension minimum, M*n*, est de 9, 8, 7 ; et surtout la différence entre les deux tensions PD, qui mesure, comme on sait, jusqu'à un certain point, la puissance et le volume de la systole cardiaque, est très faible, 3, 2 1/2 (la normale moyenne nous ayant paru de 5 à 8) : ce sont des hyposystoliques. Une fois seulement nous l'avons constatée chez une patiente extrêmement nerveuse, à tension très variable, oscillant entre l'hypertension modérée (18) et l'hypotension modérée (12 à 13 suivant les conditions d'impressionnabilité neurocardiaque.

Souvent on constate chez ces patients — outre les signes habituels de la débilité cardiovasculaire sur lesquels nous insisterons bientôt — de la stase veineuse, voire de l'œdème des membres inférieurs dans la position verticale.

On est amené, nécessairement, à penser qu'il s'agit là d'une céphalalgie par stase veineuse, méningo-encéphalique, au niveau des sinus droit et latéral et de leurs affluents. Le siège occipital de la céphalalgie, son exaspération dans la position horizontale, la coexistence d'une débilité cardiovasculaire marquée, plaident en faveur de cette interprétation et posent les indications thérapeutiques.

*
* *

Dériver la masse sanguine vers les membres inférieurs et stimuler la circulation encéphalique par des pratiques hydrothérapiques et, au besoin, électrothérapiques appropriées.

Entraîner — autant que faire se peut — l'appareil cardiovasculaire à un travail méthodique progressif, en particulier par une kinésithérapie rationnelle.

Instituer enfin de temps à autre une médication tonicardiovasculaire générale, principalement par la strychnine, accessoirement par la digitaline, la spartéine et leurs succédanés.

Telles sont les indications dominantes.

En fait nous avons vu céder, plus ou moins rapidement, cette céphalalgie sous l'influence des agents suivants :

1° Tub ou douche matinale vertébrale — avec une éponge exprimée sur la nuque — imbibée d'eau tiède ou fraîche 32° à 24°, les pieds plongeant dans un bain de pied chaud, 40° à 42° — suivie d'une friction générale alcoolique additionnée de teinture de noix vomique ;

2° Massage, mouvements avec opposition (gymnastique suédoise), au besoin même, mécanothérapie progressive des membres inférieurs ; marche progressive méthodiquement réglée ;

3° Emploi systématique continu pendant trois à quatre semaines de la strychnine à la dose de 2 à 4 milligrammes par jour avec, au besoin et accessoirement, un demi-milligramme de digitaline par semaine pendant la même période ;

4° Dans les cas rebelles, séances de galvanisation avec pôle négatif sur la région occipitale, pôle positif aux pieds (bains de pied) ; intensité, 20 à 30 milliampères ; durée, vingt-cinq à trente minutes.

Sous ces influences concordantes, on voit la tension maximum, *Mx*, s'élever, l'impulsion cardiaque PD augmenter proportionnellement, la céphalée s'amender et disparaître.

Sphygmolabilité et angiospasme.

Syncope. — Angor. — Œdème aigu du poumon.

Nous avons trop insisté déjà sur la sphygmolabilité pour y revenir ici très longuement.

Cette sphygmolabilité est probablement à l'ordinaire la constatation sphygmomanométrique objective de l'hyperexcitabilité angiospasmodique.

Il est probable qu'on la rencontrera quand on la recherchera systématiquement dans les manifestations considérées à l'heure actuelle comme de nature angiospasmodique (céphalées, amblyopies passagères, migraine ophtalmique, érytromélalgies, certaines manifestations hystériques et neurasthéniques, angine de poitrine, etc.). Nous l'avons quant à nous constatée dans les cas d'angine de poitrine, qu'il nous a été possible d'observer.

On sait combien est difficile, délicat, redoutable, le pronostic de l'angine de poitrine — et combien sont subtiles les distinctions symptomatiques proposées entre les angines dites vraies et dites fausses. Il convient en conséquence d'essayer de baser ce pronostic sur des constatations franchement objectives. Voici quant à nous jusqu'ici les éléments que nous avons rassemblés à ce sujet : *quand on constate chez un sujet une sphymolabilité très marquée, avec tension déjà habituellement élevée, si de plus il existe des lésions aortiques, le pronostic doit être extrêmement réservé.*

Dans 2 cas de ce genre nous avons pu, à plusieurs mois d'intervalle, prévoir un dénouement fatal et y préparer les intéressés.

Dans le 1er cas, il s'agissait de ce cardioscléreux de 48 ans avec insuffisance aortique dont nous avons résumé déjà l'observation quand nous avons traité antérieurement de la sphygmolabilité. On trouve réunis dans cette observation les 3 éléments, à notre avis, les plus redoutables : tension habituellement élevée, sphygmolabilité très marquée, lésion aortique. A vrai dire dans ce cas les constatations cliniques ordinaires, banales suffisaient amplement à affirmer le pronostic fatal.

Le 2e cas (fig. 52) est plus intéressant, il s'agissait d'un homme de 62 ans, glycosurique ancien et albuminurique, de corpulence moyenne, ayant conservé une très grande activité physique et intellectuelle et chez lequel nous avions été appelé une nuit en 1909 pour une violente crise d'angor avec œdème aigu du poumon qui avait heureusement cédé à une médication appropriée. Depuis cette époque le malade, qui avait conservé une activité considérable, avait présenté de temps à autre des phases de fléchissement myocardique transitoire, des phénomènes angiospasmodiques, intermittents (bras mort, etc.), de la sphygmolabilité manifeste, un cœur un peu gros, un léger retentissement du 2e bruit à la base, du sucre (20 à 80 grammes), de l'albumine (0^{gr},40 à 1^{gr},20) — mais

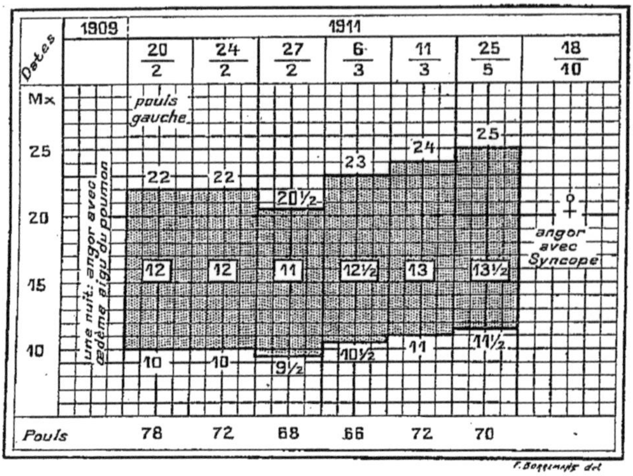

FIG. 52. — M. H..., 62 ans. Glycosurique, diabétique, aortique.

somme toute son habitus général était satisfaisant, sa résistance à la fatigue très supérieure à la normale et aucune considération n'avait réussi à l'amener à modifier sensiblement ni son genre de vie, ni son régime. Il n'y eut plus de crise angineuse avérée jusqu'en 1911.

Le 20 février 1911 ayant de la dyspnée permanente et d'effort, des étourdissements, des vertiges, il nous fait appeler : nous constatons de l'hypertension (22-10) avec assourdissement des bruits du cœur, 40 grammes de sucre, 0^{gr},50 d'albumine ; l'examen sphygmomanométrique pratiqué aux 2 bras décèle une inégalité pulsatile que ne révélait pas la simple palpation, nous notons (24-11) à droite, (22-10) à gauche. Le patient consent à observer

2 jours de diète hydrique, de repos absolu, de purgation, suivis de 2 jours de régime lacté ; les phénomènes subjectifs, dyspnée, étourdissements, vertiges disparaissent sans qu'il y ait de modification objective appréciable des tensions. Sous l'influence du régime lacté prolongé encore 3 jours, concurremment au repos à la chambre et à la théobromose, tous phénomènes disparaissent, les tensions s'abaissent légèrement, l'inégalité sphygmomanométrique des 2 pouls persistant. Quoi que nous fassions, après cette semaine de repos le malade reprend sa vie, son régime, ses occupations à peine mitigées par l'usage régulier d'une voiture. Les tensions maxima et minima se relèvent alors lentement mais progressivement. La constatation de cette hypertension progressive, coïncidant avec la sphygmolabilité et l'existence de la différence manifeste des 2 pouls, indice à notre avis d'une lésion mal définie mais certaine des gros vaisseaux de la base du cœur, nous fait porter un pronostic fatal avec un délai probable de quelques mois. Le patient part à la campagne au commencement de juin et nous le perdons de vue.

En septembre nous sommes avisés de sa mort qui se produisit le 18 au matin, dans les conditions suivantes.

Après avoir le 17 vaqué à ses occupations à Paris, il rentre en auto à sa campagne, dîne tranquillement et passe une excellente nuit. Le 18 au matin, il se lève à 5 heures pour rentrer à Paris, comme à l'ordinaire. Il descend, fait un tour de parc ; la matinée est très froide ; il rentre au bout de quelques minutes se plaignant de gêne respiratoire, de son cœur auquel il porte la main, et s'abat « tout blanc », suivant l'expression d'un témoin, cet épisode ultime ayant duré quelques secondes — angor avec syncope ultime probable, vraisemblablement provoquée par le froid.

*
* *

Le Dr Amblard de Vittel, qui a fait une étude tout à fait remarquable de la tension artérielle dans l'œdème aigu du poumon (*Presse médicale,* 12 avril 1911) en donne la description suivante.

En général, l'œdème aigu du poumon apparaît au cours des cardiopathies artérielles, affections où l'insuffisance rénale s'accompagne toujours d'hypertension artérielle. Nous avons observé des cas où la crise d'œdème aigu était l'accident qui provoquait l'entrée du malade à l'hôpital ; d'autres, où toutes les phases de l'accès se déroulaient chez des sujets déjà en cours de traitement. Nous pouvons donc décrire trois phases : 1° avant; 2° pendant; 3° après l'accès.

1° Avant l'accès. — *La tension minima est élevée,* 210 millimètres dans une observation, 190 millimètres dans une autre, 180 millimètres dans une troisième, 160 millimètres dans une quatrième (au lieu de 80 millimètres, chiffres normaux).

La tension maxima est également très haute, 280, 270, 250, 240 millimètres de Hg dans les mêmes observations.

1° Pendant l'accès. — Au moment où va se produire l'accès d'œdème aigu, la circulation se modifie brusquement. Les deux tensions baissent; mais leur chute n'est pas parallèle. La chute de la tension minima est presque insignifiante : deux à trois degrés environ. Celle de la tension maxima est considérable. Il y a *un rapprochement brusque des chiffres de tension maxima et minima,* d'importance séméiologique considérable, sur lequel nous reviendrons plus loin. C'est ainsi que notre premier malade dont la circulation artérielle avait lieu sous pressions variant rythmiquement entre 280 et 210 millimètres, vit ces pressions s'abaisser à 222 et 190 millimètres.

Dans le second cas, la pression maxima tomba de 270 à 200 millimètres, et la minima de 190 à 160 millimètres.

Dans le troisième cas, les chiffres 250, pression maxima, et 180 pression minima, devinrent 190 et 160 ; dans le quatrième, 240 et 160, devinrent 155 et 130 millimètres. La pression variable, l'écart entre la pression maxima et la minima, subit donc un amoindrissement notable. De 70 millimètres, elle tombe à 30 millimètres, dans le premier cas ; de 80 millimètres, elle tombe à 25 millimètres dans la quatrième observation.

Puis apparaît la crise d'œdème, — que dans quelques cas nous avons pu suivre pas à pas : angoisse, dyspnée croissante, bientôt extrême. Le pouls devient très rapide, quelques râles à la base du poumon en un point d'abord très limité qui s'étend rapidement. Expectoration spéciale consécutive. A ce moment, saignée, comme le recommandent Huchard, Merklen, L. Williams, « remède héroïque de la crise d'œdème aigu du poumon ». Saignée large, et dont les bons effets sur l'évolution générale de l'accès, ne sont aucunement en rapport avec une modification de la pression vasculaire ; car la saignée, dans les proportions où on la pratique, de 300 à 800 grammes, reste sans action très appréciable sur les chiffres de la tension.

3° Après l'accès. — Le malade peut mourir ; le pouls, en ce cas, devient de plus en plus rapide et la pression variable de plus en plus faible. Mais les accidents peuvent rétrocéder, et la pression se modifie encore notablement Alors que la tension minima reste sensiblement la même, la tension maxima remonte ; elle n'atteint plus toutefois, du moins dans les cas que nous avons observés, le niveau primitif, le chiffre excessif antérieur à la crise ; la pression variable reste diminuée par rapport à ce qu'elle était avant les accidents, elle s'accroît cependant un peu, traduisant une reprise de l'énergie ventriculaire gauche. Parallèlement, le pouls se ralentit. Il est possible que la crise d'œdème aigu soit unique ; mais souvent, sans que les accidents présentent une allure aussi dramatique qu'à la première atteinte, il est possible de noter dans les semaines qui suivent une série de crises atténuées, reproduisant au point de vue variations de pression la courbe déjà observée, avec crise dyspnéique subite, et retour des râles fins de la base du poumon. On peut alors arriver, chez ces malades, à prévoir la crise d'œdème. Lorsqu'elle s'annonce, c'est par une ascension de la pression minima et de la pression maxima, la pression variable restant sensiblement la même. Puis la crise d'œdème se reproduit après la chute des tensions M*x* et M*n* et leurs rapprochements, par abaissement plus marqué de la tension maxima, comme lors de l'accès primitif.

Les observations de M. Amblard confirment de tous points, on le voit, les nôtres et démontrent à nouveau la signification pronostique de *la minima*. Grâce à elle, il est possible de distinguer ce qui, dans l'abaissement de la maxima, revient à la diminution des résistances périphériques et doit être interprété comme un phénomène favorable et ce qui au contraire n'est que la traduction de la défaillance ventriculaire évidemment défavorable.

Inégalités sphygmomanométriques des deux pouls.

Signalons pour finir la valeur séméiologique de l'inégalité sphygmomanométrique des 2 pouls.

L'inégalité des 2 pouls est un signe clinique bien connu d'anévrisme des gros vaisseaux de la base du cœur. L'étude sphygmomanométrique systématique des 2 pouls permet de préciser beaucoup l'étude de ce symptôme.

En fait même chez les individus exempts de toute affection apparente du système cardiovasculaire, il est exceptionnel que les 2 pouls soient rigoureusement égaux ; la tension diastolique est à l'ordinaire égale des 2 côtés ; la tension systolique et partant la pression différentielle PD, étant au contraire plus élevée tantôt à droite, tantôt à gauche, suivant les individus. Mais cette différence est minime dépassant rarement un demi-centimètre, exceptionnellement 1 centimètre de mercure.

Comme vont le démontrer les observations ci-dessous, la présence d'anévrisme, d'artérite oblitérante, de dilatation, d'athérome des gros vaisseaux de la base du cœur (aorte, tronc brachiocéphalique, sous-clavière) peut se traduire par des différences parfois considérables entre les mensurations sphygmomanométriques des 2 pouls. Et ces mensurations permettront, le cas échéant, comme le montrera une de nos observations d'enregistrer mathématiquement les modifications produites par telle ou telle médication.

La 1re observation (fig. 53) est relative à une dame de 50 ans, grande et forte, présentant au niveau de la région sus-claviculaire gauche une tumeur pulsatile dans toute son étendue, au niveau de laquelle se percevait un gros souffle râpeux. Le bras gauche, manifestement augmenté de volume dans toute son étendue, était cyanosé. Le diagnostic d'anévrisme de la sous-clavière avec troubles de la circulation veineuse du bras gauche s'insposait. Il avait

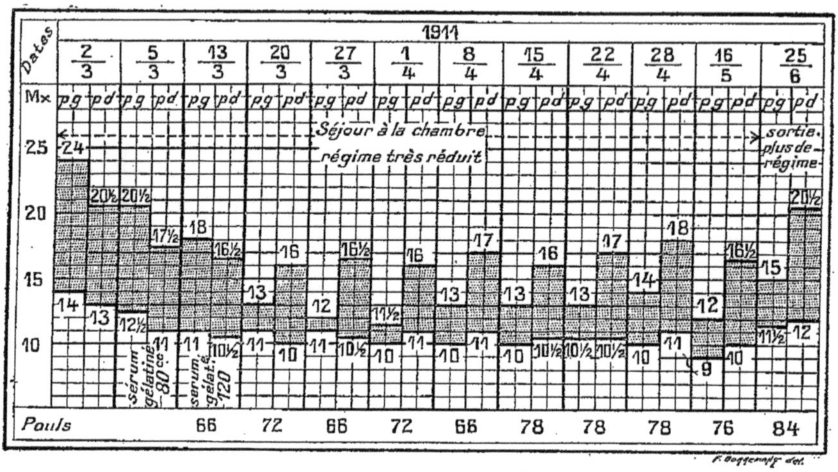

Fig. 53. — Mlle L..., 50 ans. Anévrysme de la sous-clavière gauche, traité par des injections de sérum gélatiné. — *pg* = pouls gauche ; *pd* = pouls droit.

d'ailleurs été porté par le Dr Delbecque et le regretté Guinard. La figure (54) qui reproduit le décalque des contours de cette tumeur pulsatile donnera une idée de son volume à la date du 2 mars. Le pouls gauche vraisemblablement par dilatation générale des artères de ce côté était plus fort que celui du côté droit et cette impression était confirmée par l'examen sphygmomanométrique qui donnait comme l'indique la figure une différence considérable entre les 2 côtés (24-14) à gauche, (20 1/2-13) à droite. Le traitement spécifique avait été antérieurement suivi sans résultat. Nous conseillons, le repos absolu au lit, une restriction alimentaire considérable qui fait tomber manifestement les tensions, mais sans modifier sensiblement ni

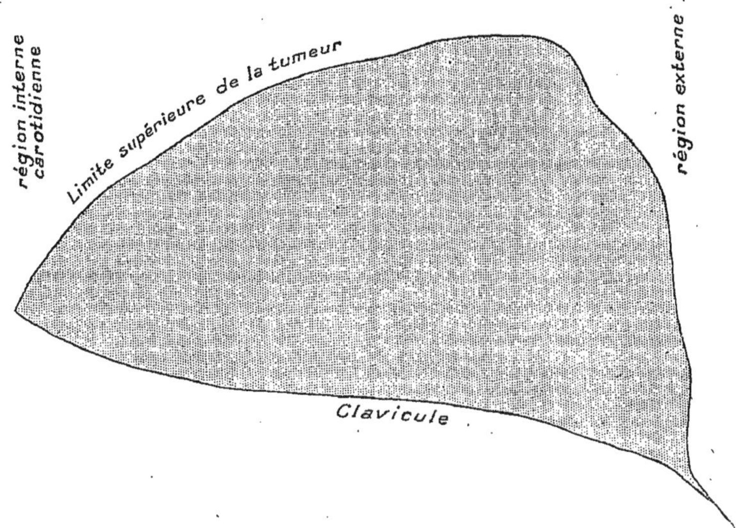

Projection sur la paroi antérieure, le 6 mars 1911. Tumeur pulsatile.

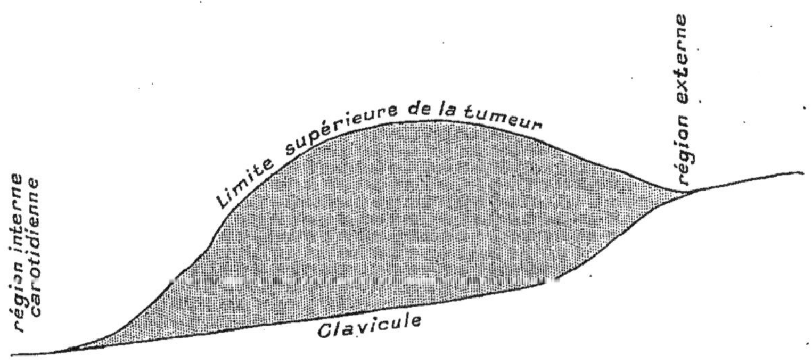

Fig. 54. — Projection sur la paroi antérieure, le 27 mars 1911. Tumeur non pulsatile

le volume de la tumeur, ni les différences sphygmomanométriques entre les 2 pouls (20 1/2-12 1/2) à gauche, (17 1/2-11) à droite. En conséquence nous pratiquons le 5 mars une première injection intramusculaire de 80 centimètres cubes de sérum gélatiné qui diminue légèrement le volume de la tumeur et atténue sans les faire disparaître les différences sphygmomanométriques des 2 pouls (18-11) à gauche, (16 1/2-10 1/2) à droite. Une seconde injection de 120 centimètres cubes est pratiquée le 13 mars, elle détermine un engourdissement total du bras gauche, avec fourmillements, malaise, pouls insensible ; la tumeur se réduit, on n'y perçoit plus de pulsations. Les mesures sphygmomanométriques donnent de ces modifications une traduction objective qui se manifeste par l'inversion de la formule des pouls : le pouls droit (10-16) est manifestement plus développé que le pouls gauche (13-11). Ces modifications se sont maintenues depuis cette époque comme on voit sur la figure sphygmomanométrique : la tumeur s'est réduite considérablement et n'a plus présenté de pulsations, tout souffle a disparu, le bras a diminué de volume, les signes de compression veineuse, la cyanose, ont disparu ; plus pâle et plus froid les premiers jours par suite de l'insuffisance circulatoire, il a repris graduellement un volume et un aspect normaux. Ces résultats se maintenaient sensiblement 3 mois plus tard. Depuis nous avons perdu de vue la malade, mais nous savons que son état circulatoire n'a pas subi de modification très sensible depuis cette époque.

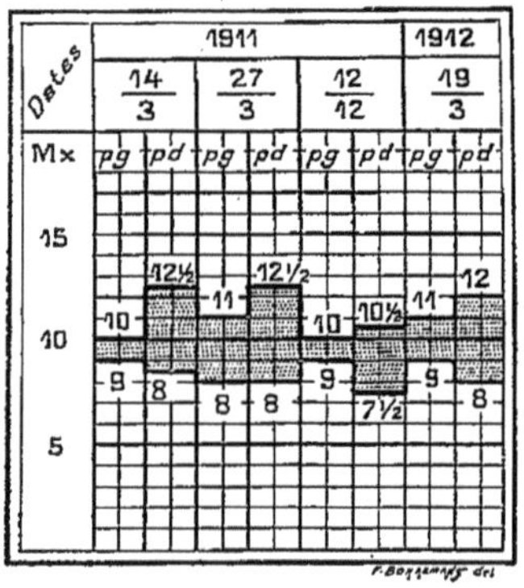

Fig. 55. — Mme R.., 50 ans. Endartérite oblitérante de la sous-clavière gauche.

Il est bien évident que le sérum gélatiné a déterminé

l'obturation de la poche anévrismale avec rétraction secondaire de la poche et diminution du calibre de la sous-clavière gauche, réalisant une manière d'endartérite oblitérante expérimentale.

La 2e observation (fig. 55) se rapporte à une dame de 50 ans qui souffre depuis des années de douleurs rebelles thoraciques supérieures et scapulaires gauches. Son tracé sphygmomanométrique réalise comme on voit spontanément la figure (pouls gauche $<$ pouls droit) réalisée thérapeutiquement, expérimentalement dans l'observation précédente. Les battements de la sous-clavière et de la radiale gauche sont à peu près inappréciables. La radiographie décela une dilatation appréciable de l'aorte avec épaississement considérable des parois artérielles et en particulier de la sous-clavière gauche. Nous sommes donc bien en présence d'une endartérite de la sous-clavière ayant diminué sensiblement le calibre du vaisseau.

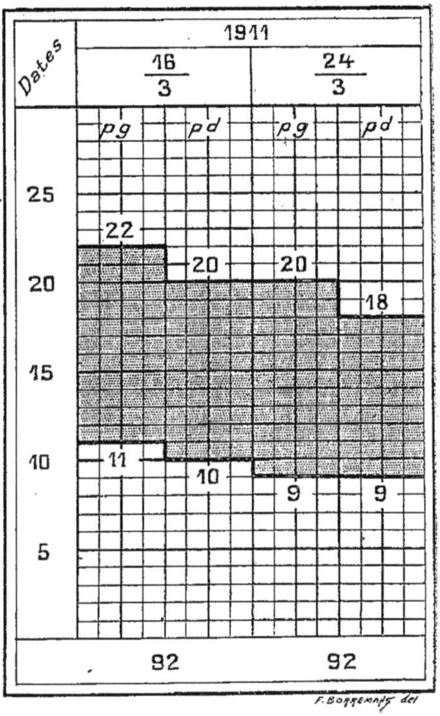

Fig. 56. — M. C.., 63 ans. Artério-sclérose, a eu une attaque transitoire d'hémiplégie, souffle râpeux au niveau de la sous-clavière droite. — *pg* = pouls gauche; *pd* = pouls droit.

Des cas comme les précédents extrêmement démonstratifs sont relativement peu fréquents. Ceux comparables à l'observation rappelée par la figure (56) sont au contraire très fréquents. Il s'agit d'une dame de 63 ans artérioscléreuse ayant eu une attaque transitoire d'hémiplégie et dont la sous-clavière droite manifestement très épaissie est le siège d'un souffle très râpeux, indice d'une endartérite ancienne ayant rétréci son calibre. Nous pourrions multiplier les exemples de ce genre.

DEUXIÈME PARTIE

VISCOSIMÉTRIE

TECHNIQUE

La notion de la viscosité sanguine est évidemment fort ancienne — on la trouve exprimée, sinon expressément, du moins en termes non équivoques, dans presque tous les protocoles des saignées jadis si fréquentes. — Elle n'a été quelque peu précisée vers le milieu du XIXe siècle que par Poiseuille, qui posa, comme on sait, les lois générales de la viscosité, et les principes de la viscosimétrie. Elle a fait depuis Poiseuille et Gubler l'objet d'un certain nombre de travaux et mémoires qu'il serait fastidieux d'énumérer ici. En fait, on peut dire *que jusqu'à une époque tout à fait récente, la viscosimétrie sanguine n'était pas entrée dans la pratique clinique*, et ce, pour deux ordres de raisons.

Les premières, d'ordre technique : les viscosimètres anciens étaient encombrants, coûteux, délicats, nécessitaient des quantités relativement considérables de sang (plusieurs centimètres cubes au moins) ; la durée plutôt longue (quelques minutes au moins) de la mesure mettait l'observateur aux prises avec un facteur de perturbation redoutable : la coagulation, et les moyens imaginés pour écarter cette cause d'erreur (étuves, addition d'hirudine, défibrination, etc.) compliquaient une technique déjà difficile, adultéraient le sang, bref, introduisaient dans la mesure de nouvelles causes d'erreur; en sorte que les mesures si péniblement acquises étaient par surcroît le plus souvent erronées, en tout cas non homogènes et partant non comparables.

D'où deuxième ordre de raisons d'ordre dogmatique :

Les résultats contradictoires ainsi recueillis n'ont conduit, il faut bien le dire, à aucune synthèse clinique valable, à aucune application réellement utile, à aucune notion dont la pratique médicale pût faire état.

Ainsi s'explique le discrédit évident, ou mieux, l'abandon clinique à peu près absolu de la viscosimétrie sanguine.

Nous espérons montrer dans cette étude que la mesure rapide et simple (possible aujourd'hui) de la viscosité sanguine — et surtout la confrontation de la tension artérielle et de la viscosité sanguine — conduit au contraire à des constatations intéressantes et suggestives, susceptibles d'applications cliniques d'une très grande valeur.

Un viscosimètre hématique destiné à la clinique humaine doit remplir *a priori* les conditions suivantes :

1° *Nécessiter peu de sang* : quelques gouttes doivent suffire, en sorte qu'une simple piqûre digitale ou auriculaire les puisse fournir ;

2° *Permettre une mensuration rapide*, de façon à écarter à peu près certainement le gros impédimentum viscosimétrique : la coagulation. La mesure proprement dite doit demander pour cela moins d'une minute ;

3° *Permettre des observations nombreuses et précises,* comparables. Cette condition sera remplie s'il suffit de peu de sang, si la mensuration est rapide et si l'appareil est facilement nettoyable après une mesure ;

4° Il doit enfin être *peu encombrant, peu coûteux, peu fragile* et de *manipulation relativement facile.*

Le viscomètre de Walter Hess, le seul dont nous nous soyons servi dans nos recherches, remplit sensiblement les conditions précédentes. Notre expérience déjà assez longue nous permet d'affirmer qu'il est réellement clinique. Quelques perfectionnements que nous étudions en ce moment nous paraissent toutefois désirables et réalisables.

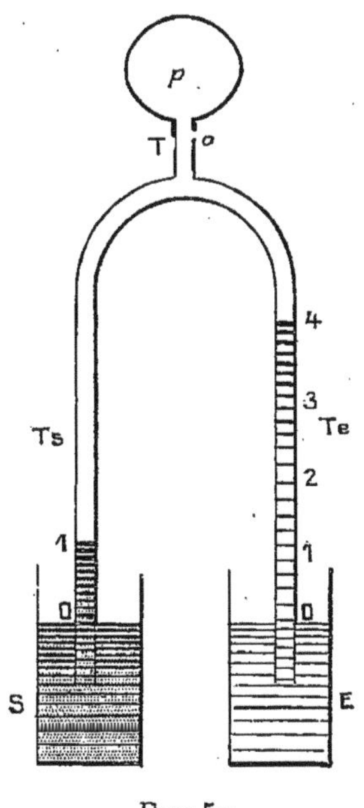

Fig. 57.

Le principe en est simple et schématisé par la fig. 57 : un tube de verre T à deux branches est surmonté d'une tubulure à laquelle est adaptée une poire en caoutchouc à parois très fortes *p* ; un méat latéral *o* permet de réaliser à volonté l'obturation de la tubulure intermédiaire. Si les deux branches du tube plongent dans deux récipients S et E renfermant de l'eau distillée et qu'après pression de la poire on obture le méat *o*, la poire se dilatant exercera une aspiration égale sur l'eau des deux récipients, et si à un moment donné on interrompt l'aspiration et qu'on note le niveau 1 du tube T*s* et le niveau 1 du tube T*e*, ces niveaux correspondront évidemment à des liquides de viscosité égale puisqu'il y avait de l'eau dans les deux récipients. Si maintenant on remplace, dans le récipient S, l'eau par du sang et qu'on répète la manœuvre précédente jusqu'à ce que le sang ait atteint le niveau 1 du tube T*s*, l'eau du tube T*e* se sera élévée deux fois, trois fois, quatre fois plus haut que lorsqu'il y avait de l'eau dans le tube T*s*. Nous dirons que la viscosité sanguine est deux fois, trois fois, quatre fois plus forte que celle de l'eau. Tel est le principe du viscomètre de Walter Hess. C'est donc la viscosité du sang relativement à celle de l'eau que donnera l'appareil par simple lecture.

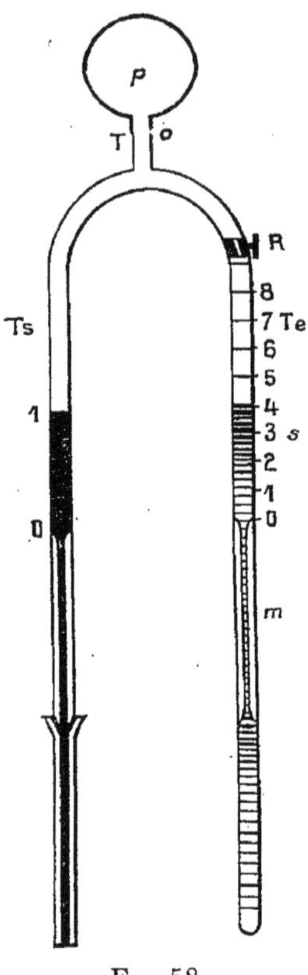

Fig. 58.

En fait, l'appareil est constitué (fig. 58) par un tube T à deux branches T*s* et T*e*, surmonté d'une tubulure à méat latéral *o* qu'un doigt peut obturer ; une poire en caoutchouc à parois très épaisses permet après obturation du méat d'exercer à volonté une aspiration ou une pression plus ou moins forte et graduée sur le tube et ses branches. Le tube à eau T*e* d'une seule venue est toutefois divisé en trois parties : la partie supérieure *s*, graduée conformément aux principes énoncés plus haut, constitue à proprement parler le tube viscosimétrique ; un robinet R fixé à la partie supérieure de *s* permet de faire communiquer ou non ce tube à eau avec la poire aspiratrice, bref de réaliser ou d'empêcher au contraire l'aspiration ; la partie moyenne *m*, vraiment capillaire, fait communiquer la partie supérieure avec la portion inférieure *i* qui constitue en fait le réservoir à eau de l'appareil ; il est rempli de façon permanente d'eau distillée. Le tube à sang T*s* est tout à fait comparable au tube à eau T*e*, la partie supérieure viscosimétrique porte seulement deux divisions, O et I, correspondant aux divisions initiales *o* et I du tube à eau ; la partie moyenne est de tous points comparable à la partie moyenne du tube à eau mais se termine par une extrémité libre olivaire ; la partie inférieure complètement amovible est constituée par un tube semi-capillaire de section plane à une de ses extrémités et à l'autre, de section cupuliforme correspondant exactement, comme l'indique la figure 59, à l'extrémité inférieure olivaire de la partie moyenne précédemment décrite. C'est ce tube amovible qui servira à la récolte du sang et constituera véritablement le réservoir à sang du schéma précédent.

Ceci décrit, la viscosimétrie sanguine se pratique comme suit. La partie *i* du tube T*e* étant remplie d'eau distillée, le robinet R est ouvert et le niveau de l'eau amené par une aspiration graduée au niveau initial *o* du tube T*e*. Le robinet est alors fermé et on procède à la récolte du sang. Une extrémité digitale ou le lobule de l'oreille sont lavés à l'alcool, bien séchés par courant d'air, piqués avec un vaccinostyle ; une belle goutte de sang est ainsi obtenue, on y plonge l'extrémité plane d'un des tubes amovibles sus-décrits, le sang y coule et le remplit par capillarité ; on fait descendre le sang dans ledit tube jusqu'à ce qu'il remplisse parfaitement la cupule de l'autre extrémité ; cette cupule *pleine de sang* est alors soigneusement adaptée à l'extrémité inférieure olivaire du tube T*s*, comme l'indique la figure 59, et le sang amené par aspiration graduée au niveau *o* du tube T*s*. A ce moment le sang et l'eau sont respectivement au *o* de leurs tubes respectifs. Le robinet R est alors ouvert et une aspiration graduelle exercée jusqu'à ce que le sang ait atteint le niveau 1 du tube T*s* ; une simple lecture du tube T*e*, faite du degré auquel est parvenu l'eau dans le tube T*e*, indique la viscosité du sang sur lequel on expérimente. L'ensemble de ces opérations nécessite moins d'une minute.

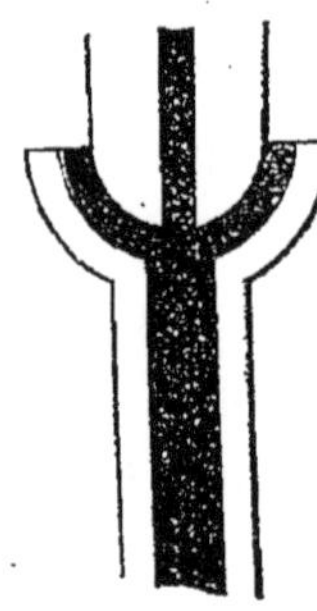

Fig. 59.

Il faut alors procéder sans tarder au nettoyage de l'appareil afin de n'être pas surpris par la coagulation du sang qui « thromboserait » le tube T*s* et bloquerait l'appareil. Par une manœuvre inverse à la précédente (obturation préalable du méat *o* et pression sur la poire remplie d'air) on ramènera le sang et l'eau au *o* de leurs tubes, puis le robinet R étant fermé, on chassera le sang de tout le système par une forte chasse d'air exercée au moyen de la poire P. Le tube amovible sera alors enlevé et remplacé par un tube identique, mais rempli d'ammoniaque liquide qu'on aspirera dans le tube T*s*, où il dissoudra les traces de sang qui pourraient s'y trouver ; on videra l'appareil dudit ammoniaque par une manœuvre identique à celle sus-décrite : on fera, toujours au moyen de la poire, passer un violent courant d'air dans le système, de façon à bien l'expurger des traces d'ammoniaque qui pourraient s'y trouver. L'appareil ainsi bien séché et bien nettoyé est tout prêt pour les mesures ultérieures. Telle est la technique viscosimétrique, beaucoup plus longue à expliquer qu'à pratiquer.

Le sang sur lequel porte la mesure est évidemment du sang capillaire — ce n'est ni du sang artériel, ni du sang veineux — mais précisément au point de vue spécial de la dynamique circulatoire, c'est la viscosité du sang dans les capillaires, zone de calibre minimum et de frottement maximum, qui importe le plus.

*
* *

Nous croyons utile de reproduire ci-après à titre documentaire la traduction française de la notice allemande qui accompagne les viscosimètres de Walter Hess — d'abord parce que nous serons ainsi utile aux cliniciens, auxquels la langue allemande ne serait pas familière, ensuite parce que quelques indications de cette notice nous paraissent discutables.

Viscosimètre du Dr Walter Hess

Description de l'appareil (fig. 60 et 61).

Sur une plaque de verre M, sont fixés deux petits tubes servant à faire la mensuration, M_1M_2 (petits tubes en verre gradués) : ils communiquent entre eux par le tube T (tube à trois coudures), et par le tuyau S qui est relié à la poire en caoutchouc : à chacun de ces tubes fait suite un tube capillaire K_1 et K_2 (tube de verre dont la lumière est très étroite). Ces tubes capillaires s'abouchent eux-mêmes en G et en E dans des tubes de verre de même calibre que

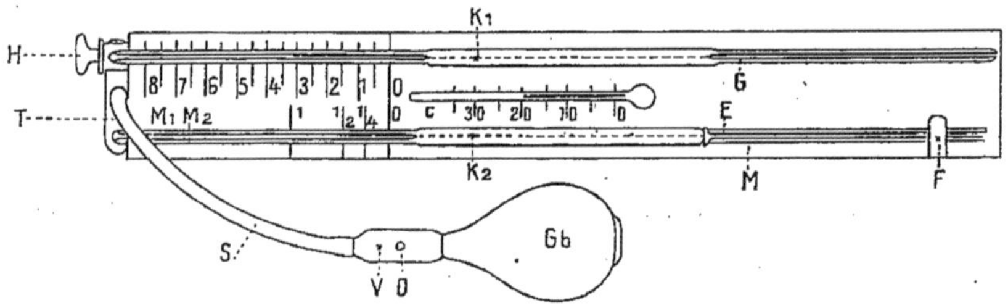

Fig. 60. — Viscosimètre du Dr Walter Hess.

les tubes déjà décrits M_1 et M_2 : mais tandis que G et K_1 se font suite sans interruption, E est mobile et peut être fixe en place grâce au ressort F : on peut donc l'enlever

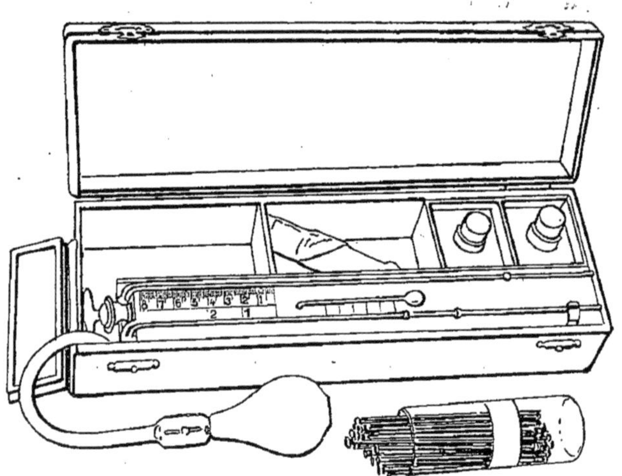

Fig. 61. — Viscosimètre du Dr Walter Hess.

et le remplacer par un des tubes de rechange de même calibre qui existent en grande quantité dans la boîte qui contient l'appareil.

Grâce au robinet H on peut faire communiquer le tube

de mesure M_1 avec le tube T et de cette manière avec la poire en caoutchouc.

Les tubes de mesure M_1 et M_2 sont coudés à angle droit au point où ils s'abouchent dans le tube T de sorte que, comme le tuyau de caoutchouc S ils se continuent de haut en bas sur une partie T qui les fait communiquer et qui leur est commune.

Sur le trajet du tuyau de caoutchouc S, avant la poire, se trouve le ventilateur V, qui communique avec l'air extérieur par l'orifice O qui est à sa partie inférieure.

Sur la plaque de verre, on voit un thermomètre, et toutes ces pièces sont fixées dans une boîte qui contient encore un grand nombre de tubes de rechange, deux cases pour recevoir des flacons d'eau distillée et d'ammoniaque, une case pour la poire en caoutchouc et des lambeaux de toile. Tous ces accessoires sont contenus dans une boîte dont les dimensions sont 27. 9. 6. centimètres.

Mode d'emploi.

Avec une des pipettes qu'on trouve dans la boîte, on approche de l'eau distillée de l'ouverture libre du petit tube de verre G. Pour l'y faire pénétrer, on ouvre le robinet H en le plaçant verticalement, et on aspire avec la poire en caoutchouc : pour cela, on commence à la comprimer et on ferme l'ouverture O du ventilateur, et à mesure que la poire se déplisse, on voit l'eau pénétrer dans le tube G. On peut faire cette manipulation de la manière suivante : on saisit la poire dans la main gauche, de façon que le ventilateur vienne se placer entre l'index et le pouce, l'ouverture O étant appliquée contre ce dernier. Le pouce ouvre et ferme l'ouverture, les autres doigts comprimant ensemble la poire.

Lorsque le petit tube G est rempli d'eau distillée jusqu'au point K_1, on éloigne la pipette, et on aspire la colonne d'eau qui se trouve dans le canal M_1K_1G, jusqu'à ce qu'elle arrive à l'extrémité gauche du zéro de l'échelle qui est placée sur la plaque de verre au-dessous du petit tube de mensuration. On laisse alors libre l'ouverture O, ce qui interrompt l'aspiration faite par la poire, et on remet le robinet dans la position horizontale.

Ce n'est que de temps en temps qu'il est nécessaire de faire ce remplissage d'eau distillée, comme on vient de le décrire, car cette même eau peut servir pour un grand nombre d'examens, et elle peut rester dans le tube pendant les périodes où on ne se sert pas de l'appareil.

Avant de faire la prise de sang au malade, on enlève le petit capuchon de caoutchouc placé sur l'extrémité libre du capillaire K_2, ce qui vide l'ammoniaque qui se trouve dans le tube de mensuration M_2 et le capillaire K_2 depuis le dernier examen, et on prend dans la provision de réserve un tube de rechange. Lorsque par la piqûre de l'extrémité du doigt on a obtenu la quantité de sang nécessaire, on place l'extrémité du tube de rechange par sa surface lisse, contre le sang, qui y pénètre rapidement. Quand le tube est rempli à peu près aux trois quarts, on l'éloigne du doigt du malade, en le tenant verticalement jusqu'à ce que le sang commence à arriver à son extrémité inférieure élargie en forme d'entonnoir. On le place alors contre le capillaire K_2, en l'inclinant sans que le sang perde le contact avec celui-ci et en l'amenant à la position horizontale pour finir par placer son extrémité entre les deux branches du ressort F. De cette façon, le petit tube de rechange rempli de sang est dans la position indiquée sur le dessin.

On aspire alors avec la poire pour faire entrer le sang par le capillaire K_2 dans ce petit tube de mensuration M_2 jusqu'à ce qu'il arrive au zéro de l'échelle placée sous ce tube. A ce moment, on ouvre le robinet en le mettant vertical, de sorte que maintenant, à chaque aspiration, l'eau et le sang s'avancent simultanément, et que les deux tubes de mensuration M_1 et M_2 se remplissent peu à peu, l'un avec le sang, l'autre avec l'eau distillée. Dès que la colonne de sang a atteint le chiffre I, on arrête l'aspiration.

Le point de l'échelle auquel est arrivée l'eau distillée dans cette manœuvre, indique le degré de viscosité de l'échantillon de sang examiné. Ensuite on ferme le robinet H, on enlève le tube de rechange, et en tenant fermée l'ouverture O du ventilateur on presse la poire, ce qui chasse le sang du petit tube de mensuration M_2 et du capillaire K_2 et ce sang se vide dans un morceau de linge qu'on tient à l'extrémité du capillaire K_2. On doit nettoyer ce dernier, en se servant d'ammoniaque concentrée que grâce à une pipette, on doit faire pénétrer au moins jusqu'à la marque 2. On chasse cette ammoniaque qu'on recueille dans le linge qu'on tient à l'extrémité du capillaire, et on fait pénétrer une seconde fois de l'ammoniaque qui doit rester jusqu'à ce que l'appareil ait à être employé pour une nouvelle estimation.

Quand on n'a pas à se servir de l'appareil, on laisse l'eau distillée et l'ammoniaque dans les tubes et les capillaires. L'extrémité libre du capillaire doit être recouverte d'un petit capuchon de caoutchouc et le robinet placé transversalement.

Pour mettre l'appareil en état de fonctionner, on enlève le capuchon de caoutchouc, ce qui suffit à vider l'ammoniaque, et après avoir ouvert le robinet, par pression ou par aspiration avec la poire, on fait suivre la colonne d'eau jusqu'au zéro.

Instruction pour éviter les causes d'erreur.

Le bon et régulier fonctionnement de l'appareil ne peut être obtenu que s'il se trouve dans un état de propreté parfaite.

On y arrive facilement, si on ne laisse pas le sang en contact plus longtemps qu'il n'est nécessaire, et qu'on le chasse dès qu'on a eu le résultat, puis qu'on fasse un bon lavage à l'ammoniaque. On ne doit naturellement se servir que de sang frais, obtenu immédiatement au moment de faire la recherche et cet échantillon de sang ne peut servir qu'une fois.

Si (ce qui arrive rarement) on s'aperçoit que la coagulation commence, on enlève immédiatement le tube de rechange, on aspire fortement avec la poire et ensuite on lave avec l'ammoniaque.

La conséquence d'un état de malpropreté des conduits intérieurs des petits tubes de verre est l'impossibilité d'obtenir une ligne bien nette de démarcation pour le sang ou la colonne d'eau. Pour éviter cet inconvénient, il suffit de laisser séjourner de l'ammoniaque dans les tubes, pendant quelques heures avant l'emploi de l'appareil, ou bien on aspire de l'acide nitrique fumant qu'on laisse de quelques minutes à quelques heures, puis, après l'avoir vidé, on lave d'abord à l'eau distillée, puis à l'ammoniaque. De cette façon, on obtient dans tous les cas un état de propreté absolue.

Pour chasser l'ammoniaque des tubes et des capillaires, il faut procéder lentement et n'exercer qu'une pression moyennement forte sur la poire. De cette façon, on obtient une évacuation très complète et même, s'il reste des traces, elles sont sans influence sur le résultat des estimations que l'on aura a faire ensuite.

Naturellement, eau distillée et ammoniaque dont on se sert doivent être très propres, et surtout ne présenter aucune particule en suspension. Il faut donc changer de temps en temps le contenu du flacon d'ammoniaque qui se salit par l'usage.

Lorsque l'ammoniaque qui se trouve dans l'appareil ne s'écoule pas facilement du capillaire K_2 par une simple pression de la poire, on y remédie en introduisant dans l'ouverture libre du capillaire K_2 une pointe d'aiguille qui débarrasse les traces d'ammoniaque qui se seront accumulées en ce point.

Si le robinet tourne difficilement ou qu'il ne ferme pas exactement, on peut l'enduire de vaseline, en veillant à ce que l'orifice percé dans la tige du robinet ne soit pas obstrué, et qu'il ne se dépose ni filament, ni grain de poussière entre la tige du robinet et l'espace où il se meut.

Lorsque le liquide vient à déborder du tube de mensuration, ce qu'il faut éviter autant que possible, il s'accumule dans le tube coudé T. Il faut alors au moyen de la poire, aspirer dans le ventilateur, en tenant élevée l'extrémité droite de l'appareil, et évacuer le liquide par l'orifice O du ventilateur.

Ce n'est qu'immédiatement avant son emploi qu'il faut fixer le tube de rechange par son extrémité basse, car dans ces conditions, l'échauffement du tube par le doigt est sans importance. Une fois qu'il a servi, on peut jeter le tube de rechange (100 tubes coûtent 2 fr. 50), ou bien on les lave à l'acide nitrique, en faisant ce lavage pour un grand nombre de tubes à la fois. Le nettoyage doit être très méticuleux, sans cela l'entrée du sang se fait plus difficilement.

Dans la manœuvre de l'appareil pour les recherches, il est un autre point qui mérite une grande attention : aussitôt que le sang est arrivé au zéro, on doit vérifier le ménisque de la colonne d'eau et voir s'il arrive bien exactement à l'endroit normal, c'est-à-dire au zéro : si on s'aperçoit qu'il est quelque peu déplacé, on continue la recherche jusqu'à la fin, et on ajoute ou on soustrait du résultat l'espace qui mesurait l'éloignement du ménisque du zéro.

Si l'on n'a que peu de sang à sa disposition pour faire la recherche, au lieu de l'aspirer jusqu'à la marque 1, on n'arrive qu'à 1/2 : cela peut aussi arriver si on a affaire à un sang très visqueux : dans ces cas, le résultat ainsi obtenu multiplié par deux correspond au degré de viscosité.

De temps en temps, après une série d'examens, 10 par exemple, il faut vérifier si l'appareil fonctionne bien, et pour cela, on se sert d'eau distillée au lieu de sang pour faire la recherche : dans ce cas, naturellement, la viscosité doit être indiquée par le même chiffre sur les deux échelles. Si on obtient un résultat différent, il faut changer l'eau distillée. Si malgré cela l'erreur persiste, on lave les tubes et les capillaires avec de l'acide nitrique

que l'on aspire d'abord dans les tubes destinés à recevoir l'eau distillée, puis, après fermeture du robinet, dans ceux qui doivent recevoir le sang. Au bout d'un certain temps de séjour, on évacue l'acide azotique et ensuite on lave deux fois avec l'eau distillée.

Remarques cliniques.

Pour faire un bon examen de sang, celui-ci doit arriver assez rapidement, en quantité suffisante, sans qu'on ait à faire de compression spéciale. On y arrive facilement, si avant la prise du sang, on a fait placer la main du malade dans de l'eau chaude à 40°, si on lui a fait prendre un bain de mains. Grâce à cette hyperémie active que l'on obtient ainsi et à la friction légère consécutive, on obtient aisément un sang qui s'écoule rapidement de ces tissus qui saignent facilement, et dont le sang n'est pas altéré, comme celui qui provient de tissus comprimés, d'où le sang s'écoule lentement.

La température à laquelle on fait la recherche et qu'on peut lire sur le thermomètre fixé sur la lame de verre doit osciller entre 17° et 20°, ce qu'il est facile d'obtenir dans une chambre de malade, en choisissant le moment de l'examen. Les résultats obtenus par les recherches faites dans les limites de cette température ne nécessitent pas de correction de température. Les plus grosses erreurs qui peuvent se produire dans ces conditions arrivent à ± 3 pour 100 (si on prend 20° comme température moyenne), et dans les résultats obtenus pour les recherches cliniques, il n'y a pas à en tenir compte. Si on a des écarts plus marqués de température dans les recherches, on pourra les rectifier avec une très grande approximation, en ajoutant autant de pourcentage au résultat obtenu, lorsque le degré de température a dépassé 20° qu'on en soustraira pour chaque degré, quand la température est au-dessous de 20°.

Pour l'étude des questions de physiologie, ou de physiopathologie, on doit faire les recherches dans une pièce qui ne soit pas exposée à des changements de température : de cette façon, il n'y aura pas à redouter des erreurs dans les oscillations de la viscosité. Dans ces cas, l'élévation de la température ambiante est sans importance, puisque son influence est représentée par un facteur constant dans tous les examens, qui ne change pas le rapport des différents résultats comparés.

Avant de rechercher la viscosité du sang, il est bon de faire des mesures avec quelque autre liquide, comme par exemple, différentes solutions sucrées, et, comme dans ces cas, il n'y a pas à craindre de coagulation, on apprend à se servir facilement de l'appareil. Au début, la technique nécessite de l'attention, mais on acquiert rapidement l'habileté nécessaire qui permet de faire l'examen de la viscosité plus rapidement et plus sûrement que la recherche de l'hémoglobine.

Nous ferons suivre cette notice de quelques petites remarques :

1° Nous estimons inutile et probablement nuisible de laisser à l'ordinaire (sauf cas exceptionnel de grand nettoyage) de l'ammoniaque à demeure dans l'intervalle des mensurations ; car pendant ce long intervalle l'ammoniaque peut déposer à la surface des conduits un fin précipité cristallin qui en modifie la perméabilité. Nous croyons au contraire recommandable après nettoyage immédiat et soigné à l'ammoniaque après chaque mensuration, de chasser ledit ammoniaque et d'assécher complètement et soigneusement les tubes à sang par violente chasse d'air exercée au moyen de la poire.

2° Nous estimons de même inutile et probablement nuisible, de faire tremper au préalable la main dans de l'eau à 40° de façon à obtenir une hyperémie active, d'abord parce que cette hyperémie active détermine certainement des modifications non désirables dans la composition du sang capillaire cutané, ensuite parce que l'humidité cutanée dont il est difficile de se débarrasser complètement peut constituer une seconde cause d'erreur. En employant pour la piqûre un vaccinostyle on obtient une petite plaie linéaire qui donne toujours une belle goutte de sang suffisante pour la récolte. Si les mains du sujet sont froides, on le fera se réchauffer simplement devant une flamme quelconque (foyer, lampe), la friction à l'alcool exercée ensuite suffira d'autre part à donner à la peau une température moyenne suffisante ; si les mains du sujet donnent l'impression d'une chaleur normale, inutile de se livrer à aucune pratique de réchauffement.

3° Il est prudent enfin avant toute viscosimétrie sanguine de se livrer à des mesures préliminaires de liquides quelconques (eau, alcool, ammoniaque, etc.) ne fût-ce que pour se familiariser avec la manœuvre de la poire et du ventilateur qui doit devenir quasi-instinctive. Cette manœuvre est élémentaire ; l'expérience nous a cependant appris pour avoir guidé bien des débutants que ce sont ces erreurs de manœuvre qui sont au début les plus fréquentes et qui rebutent le plus les commençants. Les erreurs sont de trois ordres : aspiration trop rapide et trop violente, entraînant les liquides dans le raccord supérieur ; aspiration trop lente et thrombose de l'appareil par coagulation du sang au cours de l'opération ; manœuvre à contre-temps, aspiration pour refoulement ou refoulement pour aspiration. Ces fautes sont très faciles à éviter encore convient-il de s'y employer au début ; bien des découragements de néophytes n'ont pas eu d'autres causes.

4° Des expériences de contrôle pratiquées sur des liquides de viscosité connue (liquides sucrés, huiles, glycérines) démontrent que l'erreur approximative ne dépasse pas 1 à 2 pour 100.

5° Comme pour la thermométrie et la sphygmomanométrie, maintes critiques plus ou moins fondées ont été faites à la viscosimétrie (Gay, Revue critique sur la Viscosité du sang, *Tribune médicale,* 5 et 12 février 1910. — Trumpp., *loco citato*). La plupart se rapportent à des techniques qui n'ont rien à voir avec celle de Hess. Nous nous y arrêterons peu. La plus importante est la suivante : tous les procédés viscosimétriques sont passibles d'un reproche très grave : la nécessité d'utiliser le sang *périphérique.* Aucun praticien ne se résoudra, à l'heure actuelle, à ponctionner une veine, en vue d'établir le coefficient de viscosité. Or, même chez les sujets sains, la composition du sang périphérique est des plus variables. Elle est, en effet, influencée par la force actuelle du muscle cardiaque, la température du corps et la température ambiante. En outre, il faut tenir compte de ce fait qu'on pique la peau et que celle-ci est plus ou moins épaisse, plus ou moins imbibée de sérosité et de sueur. Enfin, chez un même individu, la goutte de sang plus ou moins lente à se former est soumise à diverses modifications.

La valeur de ce procédé d'étude du sang est donc très sujette à caution, et les chiffres obtenus ne peuvent être utilisés que lorsqu'ils sont confirmés par des examens répétés.

Nous retrouvons ici les mêmes arguments critiques que l'on a soulevé un moment contre la thermométrie : c'est la température du sang qu'il importerait de connaître, c'est la température périphérique seule que donne la thermométrie et cette température périphérique est influencée par l'état de la peau, son degré de sécheresse ou d'humidité, etc., etc., donc rien à tirer de la thermométrie. Et la thermométrie a démontré sa valeur clinique par les fruits qu'elle a donnés.

Il en est de même des objections techniques soulevées dont quelques-unes ne sont pas cependant sans valeur.

Au point de vue scientifique nous l'avons déjà dit, la valeur pratique d'une méthode mensuratrice se juge toujours en dernière analyse par la comparaison du coefficient d'erreur technique inévitable, aux coefficients de variations accidentelles que l'on se propose d'enregistrer.

Les études qui font l'objet des chapitres qui vont suivre démontreront que les coefficients de variation viscosimétrique pathologique dépassent de beaucoup les coefficients d'erreur technique et qu'en conséquence la méthode est valable.

Nous ne nous attarderons pas plus longtemps à cette discussion qui nous paraît un peu vaine. C'est aux fruits qu'on jugera l'arbre

RÉSULTATS OBTENUS PAR LA PRATIQUE DE LA VISCOSIMÉTRIE ISOLÉE

L'étude isolée de la viscosimétrie sanguine conduit à des constatations intéressantes que l'on peut résumer comme suit :

1° *La viscosité sanguine* peut-être considérée comme une *constante physiologique* au même titre que la fréquence du pouls, la température centrale ou la tension artérielle. Chez un individu donné, à l'état physiologique elle oscille du matin au soir de quelques dixièmes de degré. D'un très grand nombre de mensurations nous croyons pouvoir adopter comme limites approximatives provisoires de la viscosité chez des individus normaux : 3,8 à 4,5.

Ces chiffres sont identiques aux moyennes viscosimétriques obtenues par W. Hess (*Deutsch. Archiv. f. Klinische Medizin.*, 24 Band 26 octobre 1908) chez la femme 3,80 à 4,54 ; pour l'homme il obtint des moyennes un peu plus élevées 3,89 a 4,91.

Blunschy dans sa thèse inaugurale (Zurich, 1908) a étudié les oscillations horaires physiologiques de la viscosité ; elles pourraient atteindre d'après cet auteur 11,8 pour 100, ce qui est considérable ; mais nous ne sommes pas exactement fixé sur la technique employée et d'ailleurs, comme le fait justement remarquer Determan, il est bien difficile de considérer comme bien portants et normaux la plupart des sujets, collationnés à l'hôpital et dont un certain nombre gardaient le lit.

Nous n'avons encore pu recueillir qu'un trop petit nombre de faits pour préciser cette question, mais ces oscillations temporaires nous ont paru, d'assez faible amplitude, ne dépassant pas en général 0,3 à 0,4 au maximum, avec une moyenne de 0,2. Au surplus, nous pouvons prédire, qu'ici, comme pour les tensions artérielles, on trouvera des sujets *viscostats* et *viscostabiles,* en rapport précisément avec la *stabilité* ou la *labilité* de leur fonctionnement sphygmoviscosique c'est-à-dire surtout *sphygmorénal* et qu'il y a là une étude à faire d'une très haute signification physiopathologique.

Quoi qu'il en soit d'après Blunschy la viscosité serait maxima au lever, s'abaisserait progressivement jusqu'après le petit déjeuner, pour se relever jusqu'au repas de midi, et s'abaisser ensuite jusqu'au minimum quotidien, après quoi la viscosité se rééleverait jusqu'au soir sans atteindre pourtant le taux du matin, toujours maximum.

Pour éviter cette cause d'erreur, il conviendra d'examiner le même individu toujours à peu près à la même heure et dans les mêmes conditions physiologiques, et au besoin de noter de façon précise ces faits dans l'observation.

2° *La viscosité sanguine peut à l'état pathologique varier dans des proportions considérables.* Les chiffres extrêmes que nous avons notés à ce jour sont : 1,9 et 7,8. Chez le même individu nous l'avons vu passer en quelques jours de 5 à 7,8.

Sans qu'il nous soit possible d'apporter ici des statistiques et des moyennes précises, nous pouvons affirmer dès maintenant que ces oscillations pathologiques dont nous aurons l'occasion de montrer d'assez nombreux exemples dépassent de beaucoup en amplitude les oscillations horaires physiologiques. C'est précisément — comme pour la température ou la tension artérielle ou le taux des chlorures urinaires — c'est précisément parce que ces variations pathologiques dépassent incomparablement les variations physiologiques, qu'il est permis d'affirmer que l'étude de la viscosimétrie est valable en clinique.

3° Pas plus que la température ou la tension artérielle, les variations de la viscosité sanguine étudiée seule ne sont pathognomoniques d'une affection déterminée.

La viscosité sanguine constitue un symptôme — rien de plus, rien de moins — à confronter, avec les autres symptômes et à coordonner en vue de synthèses physiopathologiques dont nous essaierons de donner ci-après quelques exemples.

4° *Les facteurs principaux de variabilité de la viscosité sanguine* sont :

a) *L'hydrémie,* la teneur plus ou moins grande du sang en eau. L'hydrémie abaisse la viscosité sanguine, faible en effet chez les brightiques et les anémiques hydrémiques.

C'est certainement le facteur de variabilité le plus important de la viscosité sanguine — et avec l'anoxhémie celui qui lui donne précisément la signification séméiologique la plus haute. Les chiffres viscosimétriques les plus bas que nous ayons observés l'ont été chez les œdémateux (œdèmes cardiaques, œdèmes brightiques) où l'hydrémie était évidente (2,6 de viscosité avec hémoglobémie 0,40 et 1,9 de viscosité avec hémoglobine 0,26).

Cette question est d'ailleurs étroitement liée à celle de la globulie dont nous parlerons plus loin.

La réfractométrie a nettement démontré l'existence de l'hydrémie, œdème du sang, chez les malades œdémateux, chlorurémiques, brightiques épithéliaux, brightiques interstitiels, cardiaques et cardiobrightiques (Reiss, Oppenheimer, Strauss, F. Widal, René Bénard et E. Vaucher. L'hydrémie chez les brightiques et les cardiaques œdémateux. *Semaine médicale,* 1er février 1911), or précisément dans ces cas l'hypoviscosité est quasi-constante et semble dans une certaine mesure proportionnelle à l'hydrémie,

b) *L'anoxhémie,* la teneur plus ou moins grande du sang en acide carbonique. L'augmentation du taux de l'acide carbonique dans le sang en élève la viscosité. Le sang veineux est plus visqueux que le sang artériel. Le sang des cyanosés, des asphyxiques a une viscosité élevée.

Une petite expérience très simple met bien en évidence ce facteur d'hyperviscosité. Si l'on mesure la viscosité du sang prélevé par piqûre à une extrémité digitale — et qu'on procède ensuite à la même mesure après stricture de la racine du doigt jusqu'à cyanose, asphyxie locale — cette seconde mesure sera toujours plus élevée que la première.

Nous reproduisons ci-dessous, à titre documentaire, le résultat de 5 de ces expériences chez des individus différents :

	1re mesure viscosimétrique.	2e mesure viscosimétrique (au moment de la cyanose locale).
	—	—
Expérience I (M. Hoi). . .	4,3	4,8
Expérience II (M. Hi). .	4,8	5,6
Expérience III (M. Fi. fils).	4,6	5
Expérience IV (M. Fi. père).	4,4	4,6
Expérience V (M. Ar.).. .	3,8	4,2

Mais à la vérité, si, comme l'a fait Determann on pratique des expériences du type des précédentes et qu'en même temps que la viscosimétrie on ènumère le nombre des globules blancs et rouges, on voit que cette hyperémie passive provoque aussi une hyperglobulie manifeste, en sorte qu'il est difficile de faire le départ de ce qui appartient dans cette hyperviscosité à l'hypertension gazeuse et à l'hyperglobulie. Toutefois l'hyperviscosité provoquée est certainement hors de proportion avec l'hyperglobulie constatée. Et les expériences concordantes de Von Koranyi, Determann, Hess, Blunschy amènent toutes à conclure à l'action hypervisqueuse de l'augmentation d'acide carbonique dans le sang.

C'est surtout Adam (Zur Viskosität des Blutes. *Zeitschr. f. Klin. Med.*, 1909, B[d] LXVIII H. 3 et 4) qui a fait à ce sujet les recherches les plus précises. Pour lui la viscosité du sang dépend avant tout de sa teneur en gaz. Le sang saturé d'acide carbonique atteint son maximum de viscosité. Si l'acide carbonique (qui est remarquons-le simplement dissous dans le sérum sanguin) est remplacé par de l'oxygène (qui se combine à l'hémoglobine des hématies), la viscosité tombe jusqu'à un minimum (correspondant vraisemblablement au point de saturation des hématies) pour remonter si l'on continue à introduire de l'oxygène.

c) *La globulie*, la teneur plus ou moins élevée du sang en globules rouges et blancs. La viscosité est élevée dans l'hyperglobulie chez les pléthoriques, dans l'hyperleucocytose chez les leucémiques ; elle est faible chez les anémiques hypoglobuliques.

Nous reproduisons à titre documentaire le tableau cidessous emprunté à Determann qui met bien en évidence

Viscosité et globulie (d'après Determann).

	VISCOSITÉ	GLOBULES ROUGES (en millions).	GLOBULES BLANCS
Anémie pernicieuse. . . .	2,52	2,225	10 000
Hémoglobinémie.	2,57	1,95	7 700
»	2,61	2,34	6 000
»	2,75	2,5	7 600
»	2,94	2,75	9 290
»	3,24	3,47	6 000
»	3,53	3,45	5 300
Anémie pernicieuse en période d'amélioration. . .	3,8	3,8	
Végétarien.	3,99	5,2	10 000
»	4,03	5,1	6 000
Leucémie.	4,04	2,5	500 000
Végétarien.	4,25	5,2	7 500
Bronchite. Artériosclérose. .	4,29	5,1	
Rhumatisme.	4,28	4,7	
Végétarien.	4,30	5,25	4 600
Arthrite déformante. . . .	4,44	5,75	10 000
Asthme bronchique. . . .	4,36	5,3	
Bronchite pneumococcique. .	4,46	6,00	8 000
Normal, régime mixte. . .	4,51	5,18	10 000
Myélite.	4,55	6,00	
Normal, régime mixte. . .	4,787	4,9	7 500
Rhumatisme.	4,80	5,00	7 000
Végétarien.	4,99	5,25	6 000
Normal, grand mangeur de viande.	5,00	5,5	5 500
Leucémie.	5,12	2,5	550 000
Agénésie d'un poumon. . .	5,15	6,52	12 000
id. . . .	5,16	6,25	15 000
Myélite.	5,18	5,8	
Agénésie d'un poumon. . .	5,2	5,3	12 500
Bronchite. Arteriosclérose. .	5,24	6,00	
Diabète sucré.	5,44	5,2	10 000 (6 °/₀ de sucre).

la relation évidente, mais non absolue, entre la globulie et la viscosité.

On verra que la relation entre les 2 termes n'est pas mathématique et les raisons en sont simples :

1° D'autres facteurs que la globulie peuvent faire varier la viscosité, tels la teneur en acide carbonique, en glucose, en eau, etc.

2° En dehors du nombre des globules, il faudrait pouvoir faire intervenir le volume desdits globules, l'action hypervisqueuse de l'hyperleucocytose le démontre assez.

d) *L'hyperglycémie, l'hyperuricémie* enfin, élèvent la viscosité sanguine toujours élevée chez les *diabétiques et les goutteux,* du moins chez ceux qui sont encore indemnes au point de vue cardio-rénal et qui sont pour la plupart des pléthoriques.

L'action hypervisqueuse de l'hyperglycémie est évidente : tous les diabétiques (les brightiques exceptés) sont des hypervisqueux ; des expériences directes que nous avons faites sur l'urine résulte que l'addition de glucose en élève la viscosité, mais dans des proportions relativement faibles. C'est ainsi que l'addition de 80 grammes de glucose à un litre d'urine de densité 1018 et de viscosité 1,1, en éleva la densité à 1039 et la viscosité à 1,25. Mais à la vérité il est impossible de conclure en toute rigueur de l'urine au sang et nous n'avons pas eu l'occasion de constater l'existence et de mesurer la grandeur de l'hyperviscosité provoquée par l'hyperglycémie expérimentale. Et comme d'autre part beaucoup de diabétiques sont pléthoriques et anoxhémiques, il est difficile de faire exactement le départ de ce qui appartient à chacun de ces 3 facteurs.

En ce qui concerne l'hyperuricémie, aucune mensuration précise n'a encore été faite à notre connaissance qui permette d'en affirmer nettement l'action hypervisqueuse. Le terme hyperuricémique même est peut-être erroné. Nous l'employons au sens clinique du mot, englobant dans ce terme les cas (goutte, lithiase, etc.) considérés à tort ou à raison comme s'accompagnant d'hyperuricémie. *A priori* l'hyperuricémie même doit jouer un rôle minime dans l'hyperviscosité ; la pléthore habituelle et l'anoxhémie doivent jouer le rôle prédominant comme dans l'hyperglycémie.

Tels sont, brièvement condensés, les résultats fournis par l'étude isolée de la viscosité sanguine. Comme on voit, ils ne sont pas négligeables, mais il faut bien convenir qu'ils n'apportent pas de notion réellement nouvelle et sont d'un intérêt réel mais de second ordre au point de vue diagnostique.

La confrontation de la viscosité et de la tension est autrement intéressante et suggestive.

TROISIÈME PARTIE

SPHYGMOVISCOSIMÉTRIE

TENSION ARTÉRIELLE MAXIMA ET VISCOSITÉ SANGUINE

Observations cliniques physiopathologiques.

La viscosité mesurant par définition même le coefficient de friction interne ou, en d'autres termes, la résistance à la circulation d'un liquide à travers un conduit capillaire, il est *a priori* intéressant de rechercher quel rapport peut exister entre la *viscosité sanguine* et la *tension artérielle*.

C'est ce que nous avons fait systématiquement chez un assez grand nombre de malades, et ce sont les résultats de cette étude purement clinique que nous nous proposons de résumer ici.

Il serait peut-être plus logique d'étudier et de comparer la viscosité sanguine et la pression différentielle, le Pulsdruck, PD, puisque cette dernière est en rapport plus direct avec la puissance cardiaque, l'impulsion centrale. Si nous avons, après réflexion, opté pour la tension maxima, c'est que cette dernière directement prise ne nécessite aucun calcul préalable, c'est que d'autre part ce simple rapport si facile à établir conduit à des constatations cliniques dont nous espérons montrer l'intérêt dans les pages qui vont suivre, c'est qu'enfin à l'état d'équilibre circulatoire nous croyons avoir montré qu'il existait précisément un rapport quasi-constant entre la maxima et la différentielle et que partant dans les états non asystoliques, le rapport viscosité-tension maxima $\frac{Mx}{Vs}$ est dans un rapport étroit avec le rapport viscosité-pression différentielle $\frac{PD}{Vs}$.

Mais dans les états asystoliques et pour l'étude plus spéciale de la diurèse, ce rapport viscosité et pression différentielle est fort important à considérer et permet d'éviter des erreurs d'interprétation comme nous le montrerons à l'occasion de l'évolution sphygmoviscosimétrique de quelques affections et de la dynamique diurétique.

Ce que nous voulons simplement mettre en évidence dans les pages qui vont suivre, c'est l'importance clinique du rapport sphygmoviscosimétrique, en faisant d'ailleurs toutes réserves d'usage sur la valeur absolue des chiffres indiqués ici comme normaux, indications toutes provisoires, et que seules de nombreuses observations ultérieures pourront fixer avec précision. Et nous estimons utile de répéter ici la phrase célèbre de Socrate que nous avons cru devoir placer en épigraphe au seuil de ce volume.

« Soutenir, dit Socrate dans le Phédon de Platon, que la réalité est précisément telle que je viens de dire ne serait pas d'un homme raisonnable. Mais, que l'essentiel de ce que je vous dis soit vrai, il convient, je crois, de l'affirmer et la chose vaut que l'on se risque à y croire. »

Les eusystoliques.

La classification méthodique de 157 observations dans lesquelles nous avons relevé systématiquement en même temps que les caractéristiques essentielles du cas considéré les tensions artérielles radiales maxima et minima et la viscosité sanguine, nous a conduit à les ranger en 3 catégories très nettes et cliniquement bien différenciées.

Le premier groupe que nous désignerons sous le nom *d'eusystoliques* comprend les individus dont *la tension artérielle est proportionnelle en quelque sorte* (en rapport normal voisin de 4) *à la viscosié sanguine.* Tension faible (au-dessous de 12), en rapport avec une viscosité faible inférieure à 3,4 comme chez les anémiques ; tension moyenne, 13 à 16, en rapport avec une viscosité moyenne 3,8 à 4,5 comme chez les normaux; tension forte (supérieure à 17), en rapport avec une viscosité forte (supérieure à 4,6) comme chez les pléthoriques sanguins simples (obèses, diabétiques, uricémiques). Ces patients sont à l'ordinaire exempts de toute adultération circulatoire ou urinaire; l'appareil cardiovasculorénal est indemne; ils ont la tension de leur viscosité, l'appareil cardiovasculorénal adéquat à leur sang.

Il en était ainsi dans 34 des observations susmentionnées.

Dans 4 cas il s'agissait d'*anémiques* dont la tension maxima était inférieure à 13, la viscosité sanguine inférieure à 3,5.

Dans 13 cas il s'agissait d'*individus absolument* normaux, tant au point de vue sanguin, qu'au point de vue circulatoire ou rénal. La tension maxima était comprise entre 14 et 16 ; la viscosité entre 3,8 et 4,5.

Dans 16 cas il s'agissait ou de *pléthoriques simples* ou de *pléthoriques goutteux, glycosuriques intermittents* ou *diabétiques* avec des tensions maxima égales ou supérieures à 17, des viscosités supérieures à 4,7.

Dans un cas il s'agissait d'un vieillard extrêmement robuste de 72 ans, ayant une dilatation manifeste de l'aorte avec douleurs précardiaques, mais ne présentant d'autre part aucun trouble circulatoire ou rénal (M*x* 18. V*s* 4,4).

Dans tous ces cas :

1° que la tension et la viscosité fussent basses, moyennes ou élevées, le rapport sphygmoviscosimétrique était voisin de 4 (de 3,8 à 4,5) ;

2° l'examen clinique le plus attentif ne permettait de déceler aucune lésion, aucun trouble du système circulatoire tant central (cœur), que périphérique (syst. artériel, syst. veineux), aucun trouble des fonctions urinaires ; sauf, répétons-nous, un cas relatif à un vieillard de 72 ans, extrêmement jeune physiologiquement, ayant une dilatation manifeste de l'aorte, mais sans aucun trouble circulatoire ou rénal.

La tension maxima radiale étant en rapport évident quoique encore imparfaitement précisé avec la puissance cardiaque et la viscosité sanguine mesurant un des facteurs les plus importants de la résistance circulatoire permanente (probablement le plus important à l'état normal), on peut dire que dans un organisme à système circulatoire normal non adultéré (y compris l'appareil de sécrétion rénale), la puissance cardiaque (impulsion systolique) est en rapport normal et sensiblement constant avec la résistance circulatoire (viscosité sanguine). L'organisme normal a le système circulatoire adéquat à son sang ; puissant, hypertrophié avec un sang hypervisqueux, faible et débile avec un sang hypovisqueux. L'organe s'est rigoureusement adapté à sa fonction ; l'équilibre est satisfaisant ; la circulation sanguine normale, régulière, sans à-coup, sans stases et sans ruptures — abstraction faite bien entendu des troubles divers dépendant des affections causales (anémie, diabète, etc.). *Il y a eusystolie.*

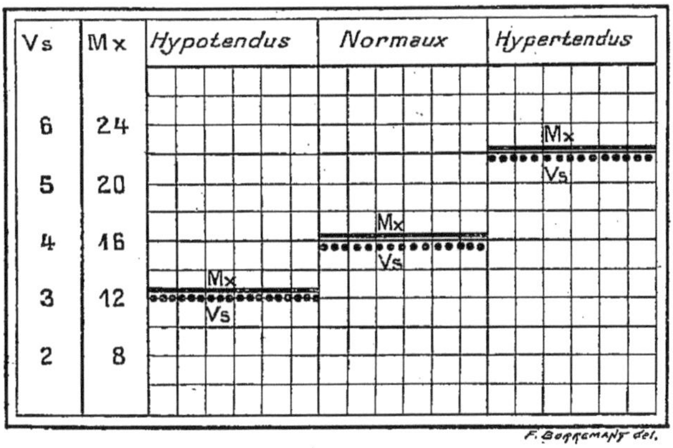

Fig. 62. — Eusystoliques.

Si, comme dans la figure 62, on note sur un schéma à échelons à la fois la viscosité sanguine et la tension artérielle, la viscosité étant indiquée par les chiffres 1, 2, 3, 4, etc., et la tension par les mêmes chiffres multipliés par 4 (4, 8, 12, 16, etc.) on voit que dans ce premier groupe la barre de la viscosité et la barre de la tension sont très voisines. C'est ce que nous appellerons la *loi de concordance normale sphygmoviscosimétrique.*

On peut l'énoncer comme suit : *A l'état normal, avec un système circulatoire indemne et en parfait état d'équilibre, il existe un rapport constant entre la tension sanguine (maxima radiale) et la viscosité sanguine* et ce rapport $\frac{\text{Tension maxima}}{\text{Viscosité sanguine}} \quad \frac{Mx}{Vs}$ est voisin de 4.

Nous admettrons provisoirement que ce rapport numérique peut osciller normalement entre 3,8 et 4,5.

Les hypersystoliques.

Hypertendus-hypoviscqueux.

Dans le deuxième groupe, au contraire, que nous dénommerons groupe des *hypersystoliques,* la tension artérielle est très élevée, absolument ou relativement par rapport à la viscosité qui est faible absolument ou relativement. C'est ce qu'on voit dans la figure 63 où la barre de la tension est très élevée par rapport à celle de la viscosité.

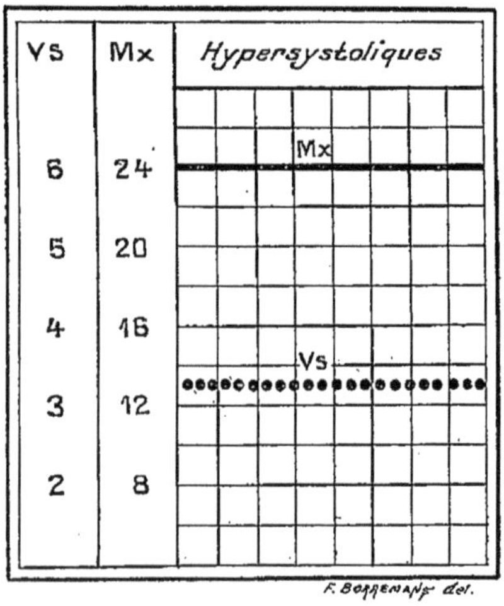

Fig. 63.

Les 47 observations que nous avons recueillies, et dans lesquelles nous avons constaté cette *discordance sphygmoviscosimétrique,* se décomposent comme suit :

17 cas de *néphrite interstitielle évidente* ;

14 cas de *pléthore sanguine avec polyurie, pollakiurie, nycturie.*

Dans 2 de ces cas, il s'agissait de dames âgées goutteuses ; dans 7 autres cas, de dames venant de franchir la période de la ménopause ; dans les 4 autres cas, de pléthoriques à tendance goutteuse n'ayant pas de lésions artériorénales évidentes, mais ayant cependant de la polyurie (plus de 2 litres) avec densité faible (inférieure à 1.017), de la pollakiurie et surtout de la nycturie, indices évidents du trouble des fonctions rénales.

5 cas d'artériosclérose plus ou moins généralisée ;

4 cas d'aortite chronique (anévrisme, dilatation) ;

2 cas d'affection rénale locale (tuberculose, hydronéphrose).

Dans 4 cas l'affection était complexe : emphysème et aortite, sclérose pulmonaire et altérations rénales se traduisant par de la polyurie, de la pollakiurie, de la nycturie.

Dans un cas incomplètement examiné d'ailleurs, nous n'avons trouvé aucune lésion, aucun trouble apparent de l'appareil circulatoire.

Les caractéristiques de ces cas sont :

1° L'élévation parfois considérable, supérieure à 4,5 (11 dans un cas) du *rapport sphymoviscosimétrique* :

$\frac{\text{Pression artérielle } Mx}{\text{Viscosité sanguine } Vs}$. En d'autres termes, la tension est forte absolument et *relativement* par rapport à la viscosité qui est faible absolument ou *relativement*.

2° L'adultération fonctionnelle ou anatomique du système *cardioartériorénal* (aortite, artériosclérose, sclérose rénale avérée ou bloquage fonctionnel).

L'élévation de la tension et l'abaissement consécutif de la viscosité apparaissent comme des phénomènes secondaires d'adaptation du système circulatoire à des conditions fonctionnelles nouvelles. Ce sont des *états hypersy-*

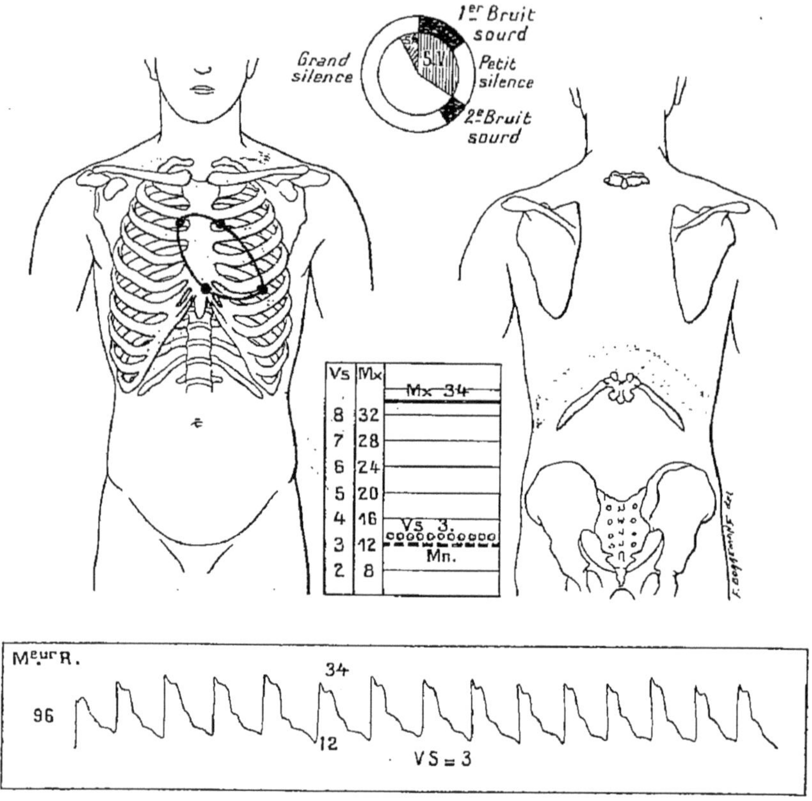

Fig. 64. — 20 novembre 1911. M. R..., 78 ans. *Glycosurie intermittente* (nocturne). *Grosse albuminurie* (4 à 7 grammes). *Cœur de bœuf.* Dilatation de l'aorte. Elévation des sous-clavières. Léger œdème des bases pulmonaires.

stoliques avec toutes leurs conséquences et en particulier la tendance aux ruptures vasculaires et aux hémorragies. *D'où la 1re loi de discordance* qui peut s'exprimer comme suit :

Quand le rapport sphygmoviscosimétrique :

$\frac{\text{Tension maxima radiale } Mx}{\text{Viscosité sanguine } Vs}$ *s'élève notablement au-dessus de la normale (supérieur à 4,5), il existe un trouble temporaire*

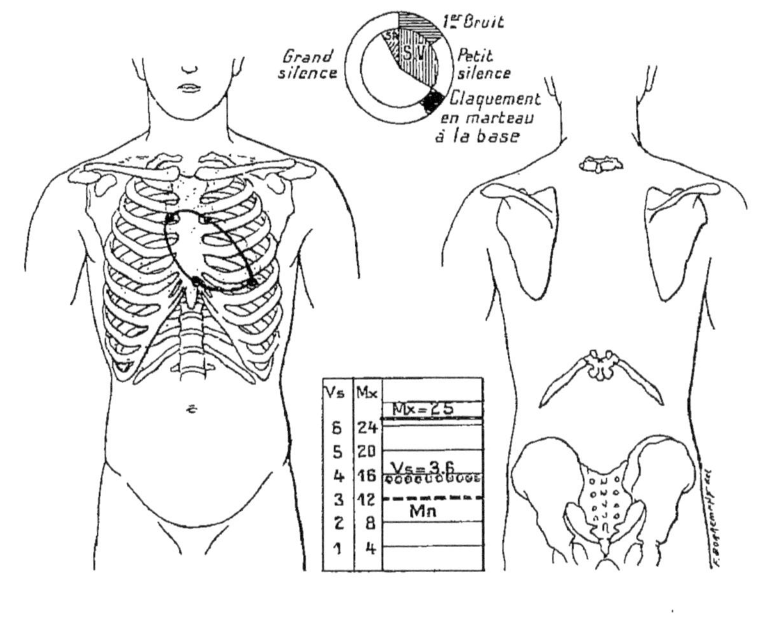

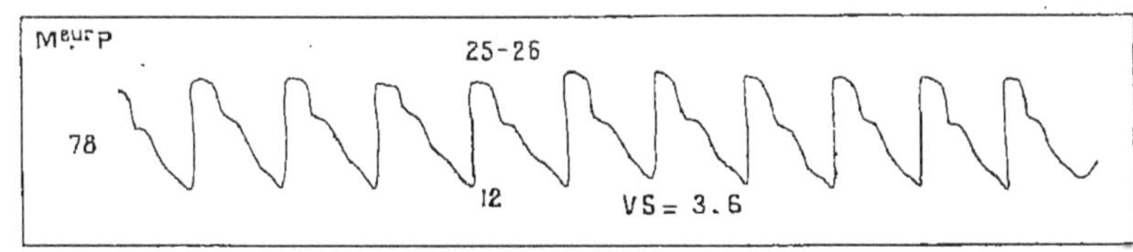

Fig. 65. — 18 juillet 1911. M. P..., 65 ans. Artério-sclérose. Hypertrophie cardiaque. Elévation des sous-clavières. Claquement en marteau à la base. Polyurie. Pollakiurie. Albuminurie intermittente.

ou permanent, fonctionnel ou anatomique de la circulation caractérisé par l'hypersystolie, l'hypertension artérielle, avec bloquage rénal. Les lésions anatomiques ou le trouble fonctionnel sont localisés au système artériorénal.

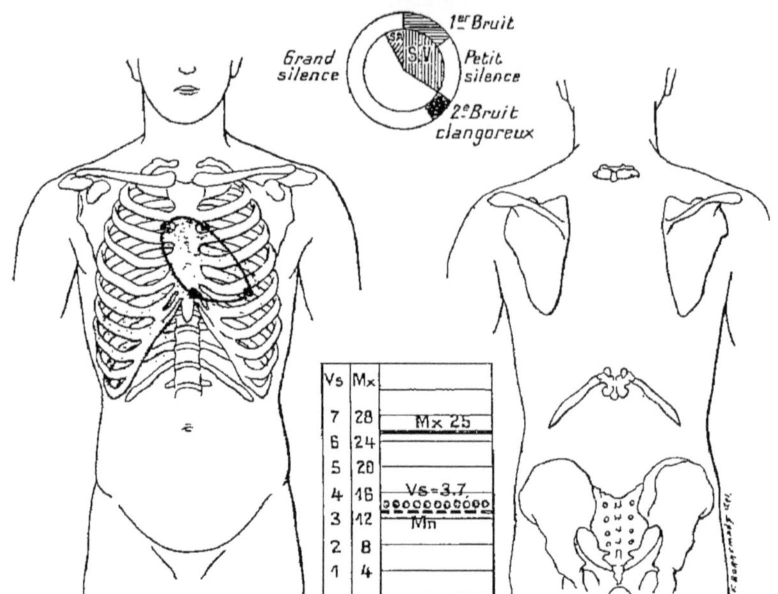

Fig. 66. — 24 septembre 1911. Après médication iodurée. M. I..., 54 ans. Goutte. Diabète. Albuminurie intermittente. Epistaxis. Hémorragies rétiniennes. Céphalalgie frontale. Hypertrophie cardiaque modérée.

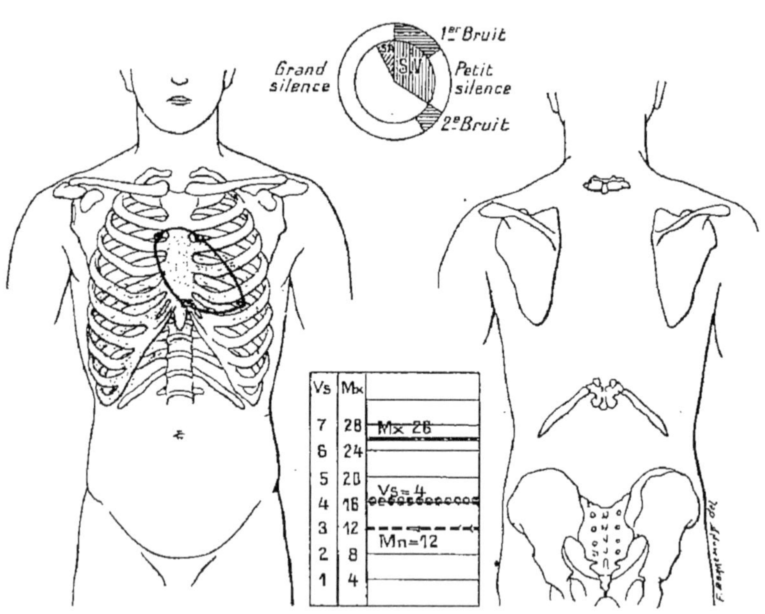

Fig. 67. — 25 novembre 1911. Mlle H..., 74 ans. Diabétique (2 grammes). Albuminurique (2gr,60). Artério-sclérose. Hypertrophie cardiaque. Hémorragie cérébrale en 1910.

*
* *

Dans l'impossibilité matérielle où nous sommes de reproduire toutes les observations auxquelles se rapporte la

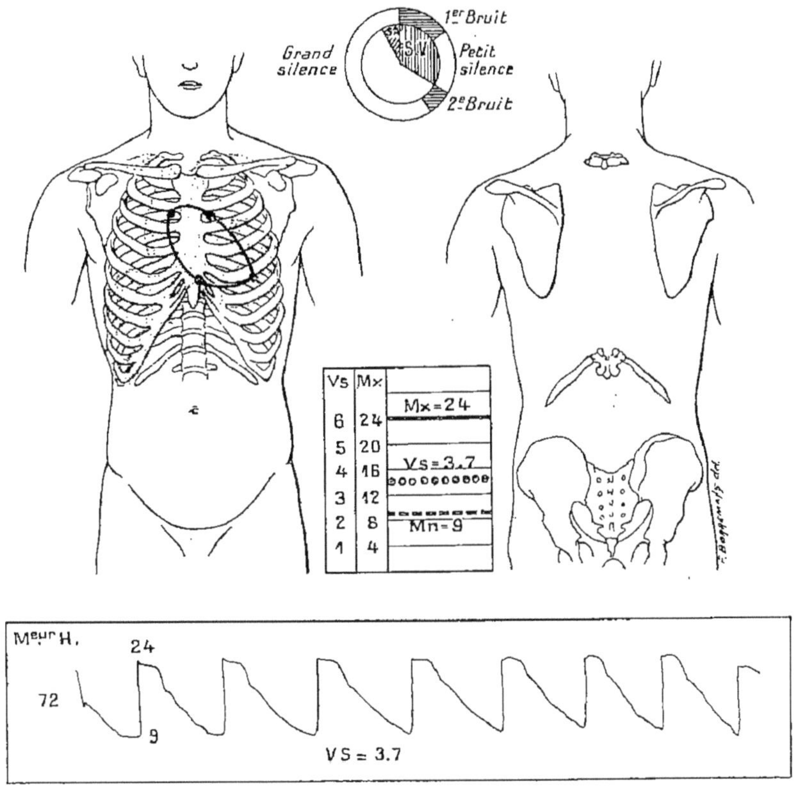

Fig. 68. — 15 juillet 1911. Après 2 jours de diète et de purgation. M. H..., 62 ans. Diabète, albuminurie, artério-sclérose, hypertrophie cardiaque. Hémorragie cérébelleuse en mars 1911. Hémorragie cérébrale en novembre 1911.

statistique précédente, nous nous contentons de mentionner brièvement quelques observations typiques, les autres leur étant absolument comparables (fig. 64 à 70).

*
* *

Hypotendus-hypervisqueux.

Dans le troisième groupe de faits, enfin, que nous dénommons *hyposystoliques* et que schématise la figure 71, *la pression Mx est faible absolument ou relativement par rapport à la viscosité Vs qui est forte absolument ou relativement.* C'est le type radicalement inverse du précédent.

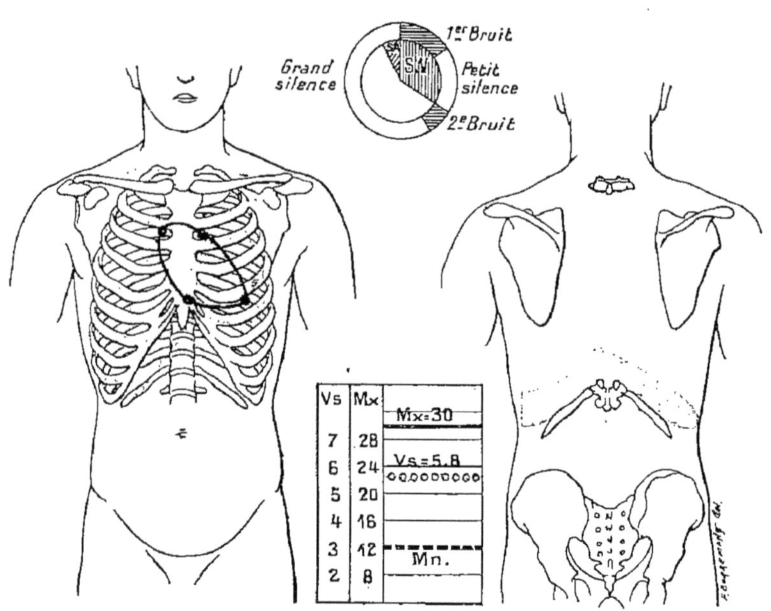

Fig. 69. — 6 février 1912. M. H .., 50 ans, 1m,80, 121kg,300. Obèse. Cœur de bœuf. Dilatation de l'aorte. Dyspnée d'effort. Œdème des membres inférieurs. Polyurie. Ni sucre, ni albumine. Œdème des bases.

Les 67 observations dans lesquelles nous avons observé cette inversion, cette discordance du rapport sphygmo-viscosimétrique, se décomposent comme suit :

9 *affections mitrales* compensées ou non ;

8 *pneumopathies chroniques* (emphysème, bronchites chroniques avec ou sans manifestations asthmatiformes) ;

11 *tuberculoses pulmonaires*: 10 chroniques, torpides, 1 aiguë, à forme pneumonique ;

3 *congestions hépatiques* d'origine alcoolique ;

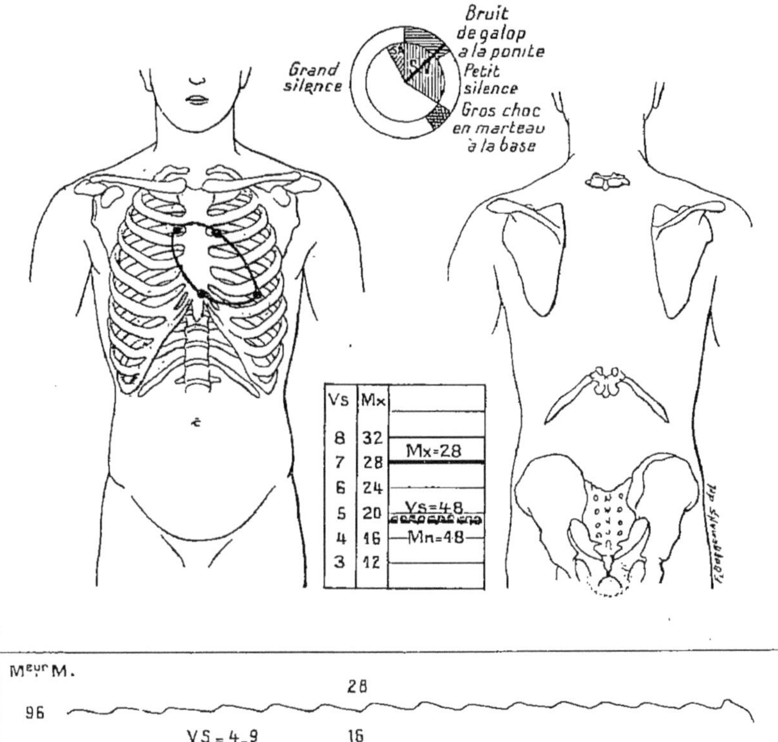

FIG. 70. — 21 mars 1912. M. M..., 46 ans 1/2. *Néphrite interstitielle* (polyurie, bruit de galop, hypertrophie du ventricule gauche, épistaxis, traces d'albumine, cylindres hyalins). Crises paroxystiques angio-spasmodiques. Ventre très développé. Stase veineuse. Hémorroïdes. Hémoglobinie, 0,75.

2 *affections aiguës* (1 diphtérie pharyngée, 1 pyélonéphrite ascendante à colibacille avec perméabilité rénale conservée).

Dans 31 cas, on constatait de la *stase veineuse locale ou générale*, caractérisée par des varices plus ou moins développées, des phlébites, de l'œdème vespéral des membres inférieurs, du refroidissement des extrémités, une frilosité parfois extrême, de la cyanose, ou du moins une coloration souvent marquée de la face et des lèvres avec tendance à la cyanose, quelquefois un léger degré de congestion hépatique. La capacité respiratoire était réduite, inférieure à 2 litres dans le plus grand nombre des cas. Dans la majorité des cas (16), il s'agissait de jeunes filles, de jeunes femmes ou de jeunes gens, sédentaires par tempérament, ou par profession (couturières, pianistes, employées, étudiants), à capacité respiratoire faible, à musculature débile.

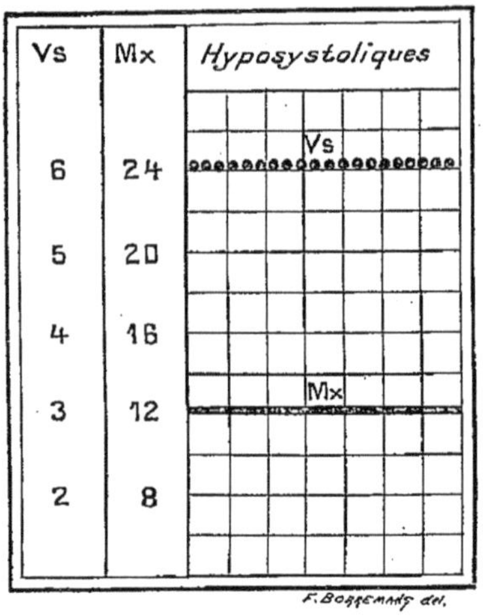

Fig. 71.

Dans trois cas, nous n'avons trouvé aucun stigmate circulatoire appréciable. Dans un cas, toutefois, il s'agissait d'un ancien obèse.

Abstraction faite de ces 3 cas (hors série), et des 2 cas d'infection *aiguë*, on peut résumer ainsi les caractéristiques génériques de cette série :

1° Que la tension soit faible (49 cas), moyenne (14 cas), ou forte (4 cas), le rapport sphygmo-viscosimétrique $\frac{Mx}{Vs}$ est faible, égal ou inférieur à 3,7. En d'autres termes, la tension est faible, absolument ou *relativement* par rapport à la viscosité qui est forte, absolument ou *relativement* :

2° L'examen clinique permet de déceler dans tous ces

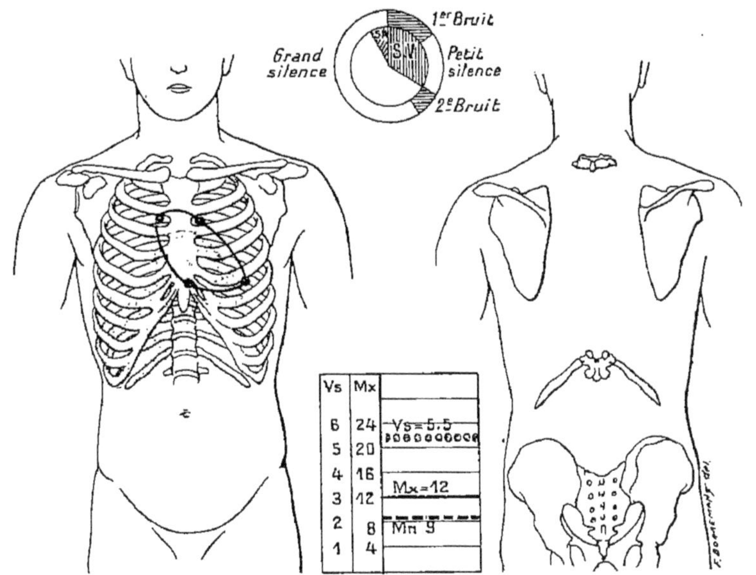

Fig. 72. — 28 mars 1912. M. L..., 17 ans, 1m,78, 62 kilos. Coloré semi-cyanosé. Extrémités froides, humides, cyanosées. Supporte mal le froid (cyanose, marbrures, pas de réaction). Congestion du foie. Supporte très mal l'opium, l'arsenic, l'antipyrine. Pas de muscles, pas d'exercices. Capacité respiratoire, 1 litre 1/4.

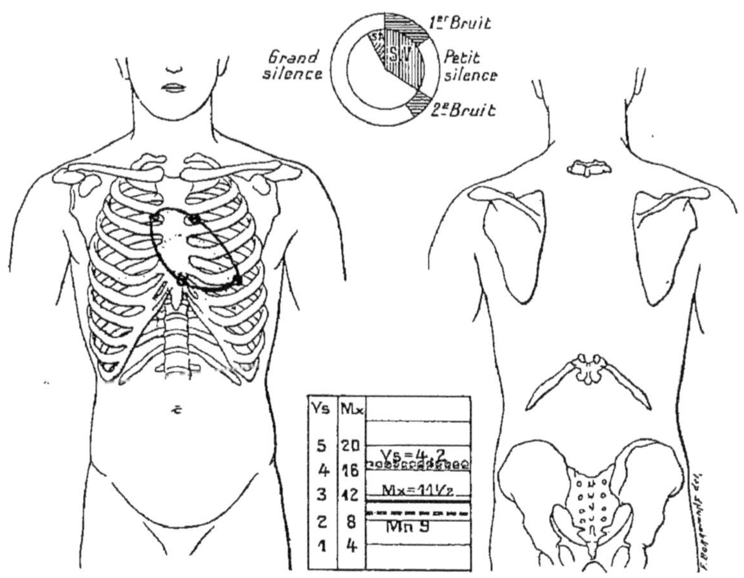

Fig. 73. — 4 mars 1912. Mme T..., 24 ans. Petit cœur, auscultation négative. Cyanose légère des lèvres et des joues. Extrémités froides, humides, cyanosées. Asthénie neuro-gastro-intestinale. Sédentarité, pas de muscles. Capacité respiratoire 1 litre 1/4.

cas (sauf 3), un trouble de la circulation se traduisant, en dernière analyse, par de l'*hypertension veineuse*, un obstacle circulatoire au niveau du cœur gauche (affections mitrales), au niveau du poumon (pneumopathies chroniques,

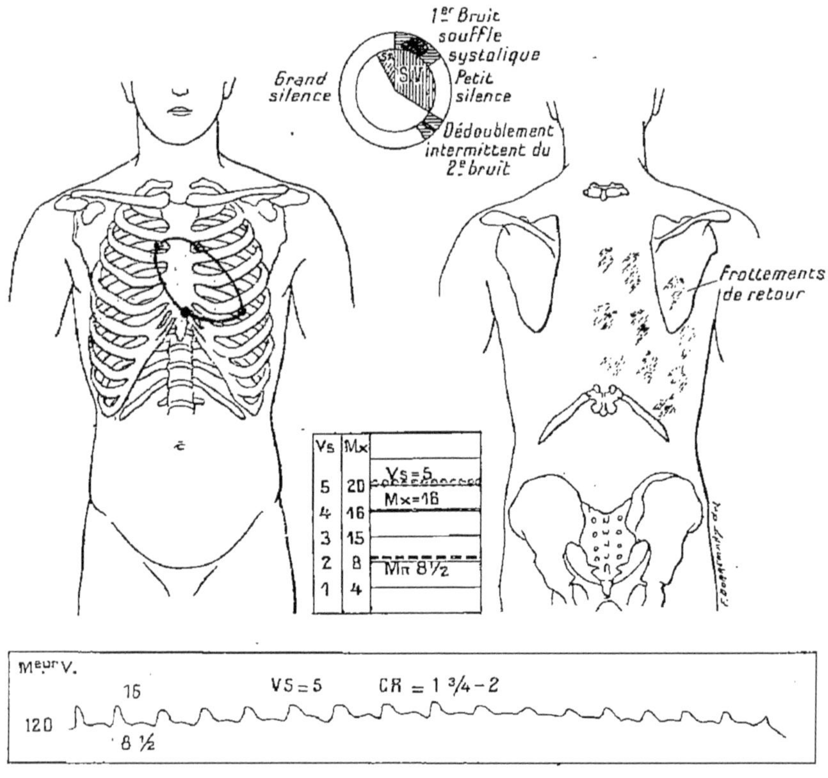

FIG. 74. — 11 novembre 1911. M. V..., 35 ans. Endocardite rhumatismale ancienne. Convalescent de pleurésie séro-fibrineuse aiguë. Capacité respiratoire 1 litre 3/4.

tuberculose), au niveau du foie (cirrhoses, congestion), au niveau des veines (varices, phlébites, cyanose cutanée).

La faiblesse absolue ou relative de la systole cardiaque (cœur central refoulant), la faiblesse de la musculature (cœur périphérique, cœur veineux), la faiblesse de la respiration (cœur aspirant), se rencontrent isolées ou associées dans presque tous ces états qu'on peut, en somme, caractériser d'un mot : ce sont des *états hyposystoliques* dans l'acception la plus large du terme. Que la tension

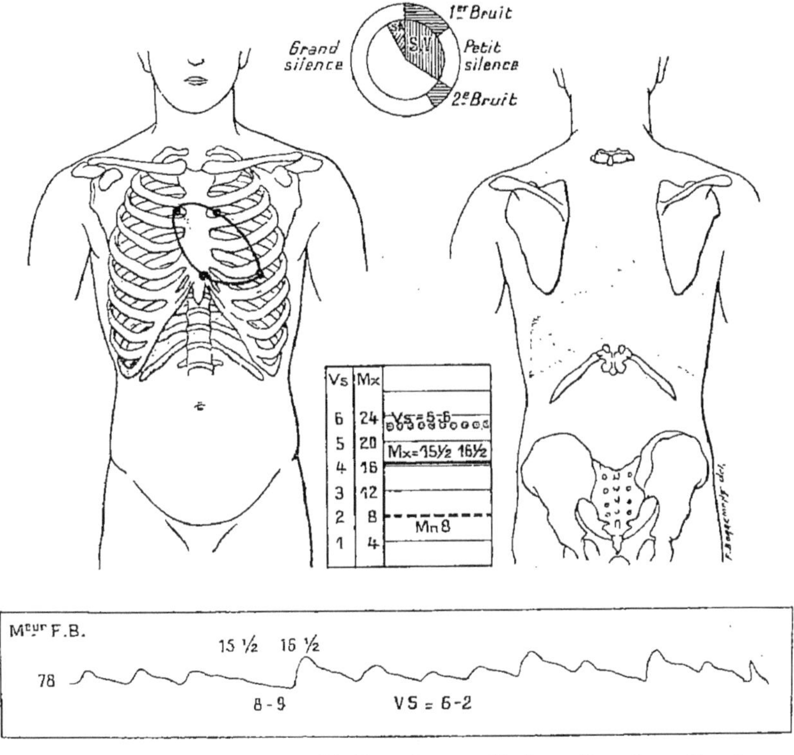

Fig. 75. — 4 novembre 1911. M. F..., 62 ans. Endocardite rhumatismale ancienne. Arythmie perpétuelle. Congestion pulmonaire post-grippale. Congestion du foie. Albuminurie intermittente.

soit faible (49 cas), normale (14 cas), ou forte (4 cas), reflet d'une systole faible, moyenne ou forte, elle n'en est pas moins inférieure à sa fonction. Or, comme l'exprime si justement M. Vaquez *in* « Arythmies » : « Ce qui importe le plus, ce n'est pas tant la grandeur de l'obstacle dont le cœur aura à triompher, que le rapport de l'énergie cardiaque avec la résistance que l'organe rencontrera. » Et c'est précisément ce rapport que nous paraît refléter le rapport sphygmoviscosimétrique.

Il y a ici systole insuffisante par rapport à la résistance

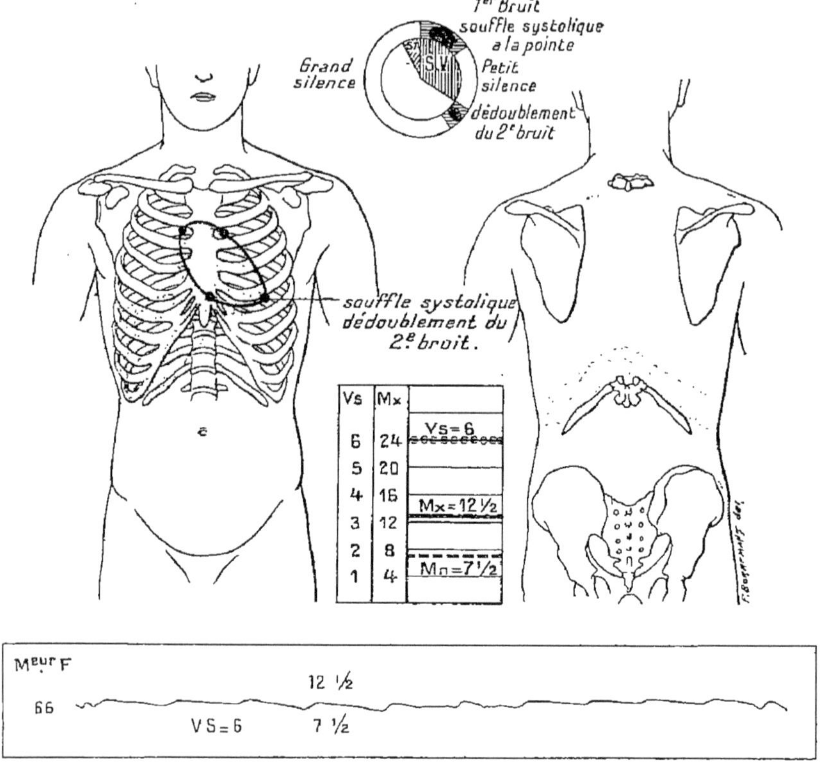

Fig. 76. — 29 novembre 1911. M. F..., 43 ans. *Maladie mitrale* pendant une période de compensation. Pas d'œdème malléolaire. Diurèse normale. Foie encore un peu gros et sensible. Léger œdème des bases.

opposée par le sang dans le système circulatoire considéré ; d'où circulation ralentie se traduisant par la stase au niveau où normalement la pression est la plus faible, la circulation la plus lente, dans le système veineux. Ce ralentissement de la circulation au maximum dans les systèmes veineux et pulmonaire se traduit par une hématose insuffisante, le sang conserve davantage les caractères de sang veineux, la viscosité augmente. C'est un cercle vicieux. Il n'en résulte pas moins un état d'équilibre circulatoire permanent tout à fait particulier, avec pléthore

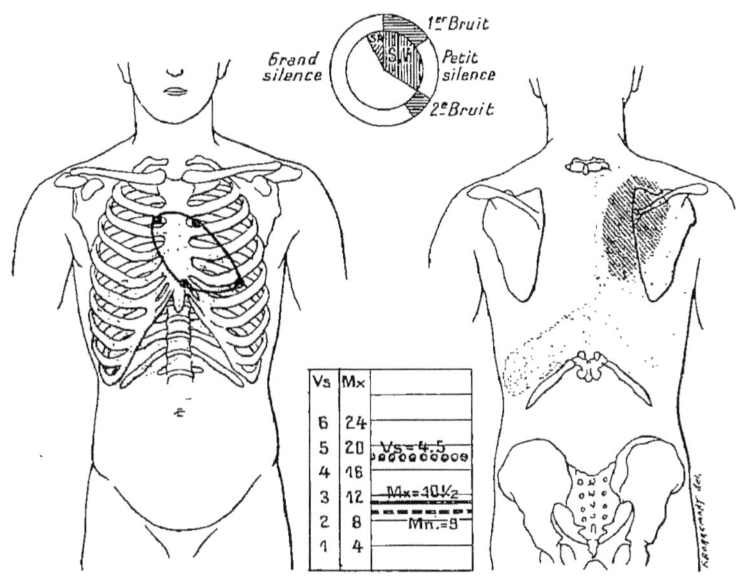

FIG. 77. — 1er octobre 1911. 39°,2. Mme M..., 40 ans. Tuberculose aiguë (pneumonie caséeuse du sommet droit). Foie hypertrophié et sensible.

veineuse, qui ne constitue pas nécessairement un état morbide, mais qui cependant manifeste de la tendance à la stase et à l'asystolie. Ce type est particulièrement bien représenté par le rétrécissement mitral.

Bref, *quand le rapport sphygmoviscométrique* $\frac{Mx}{Vs}$ *s'abaisse notablement au-dessous de la normale (inférieur à* 3,7) *il existe un trouble temporaire ou permanent, fonctionnel ou anatomique de la circulation, caractérisé par l'hyposystolie absolue ou relative, la tendance au ralentissement circulatoire, à la stase et à l'hypertension veineuses,* avec toutes leurs conséquences (asphyxie progressive, asystolie, ralentissement des oxydations, troubles du métabolisme nutritif). La lésion anatomique ou le trouble fonctionnel sont localisés au système cardiophlébopulmonaire.

Comme pour les hypersystoliques nous nous contenterons de rappeler ici quelques observations typiques d'hyposystoliques (fig. 72 à 77).

Remarquons en passant que ce type circulatoire est fréquemment héréditaire. Nous avons eu l'occasion de l'observer maintes fois. C'est ainsi par exemple que dans l'observation schématisée par la figure 72 du côté paternel aucune tare circulatoire ne nous a été signalée, mais du côté maternel, le grand-père porteur de varices a toujours été un cyanosé aux extrémités froides et humides ; la mère variqueuse est de même cyanosée et réagit très mal au froid, elle est de même hyposystolique et hypervisqueuse ; l'oncle présente des varices, de la cyanose de la face, des lèvres et des extrémités ; une tante cyanosée et ayant des ulcères variqueux est considérée comme atteinte d'une affection cardiaque ; une seconde tante est dans une situation analogue.

Les ambigus.

Il nous faut, pour finir, mentionner 9 cas dans lesquels, avec une tension normale (2 cas), ou forte (7 cas), le rapport sphygmoviscosimétrique était normal, en coïncidence avec des lésions cardiopulmonaires et vasculorénales avérées. Il s'agissait, dans tous ces cas, de faits complexes et ambigus, dans lesquels précisément la coexistence chez le même individu de lésions cardiopulmonaires et vasculorénales agissant en sens contraire, tant sur la tension artérielle que sur la viscosité sanguine, le rapport était temporairement normal (nous disons temporairement).

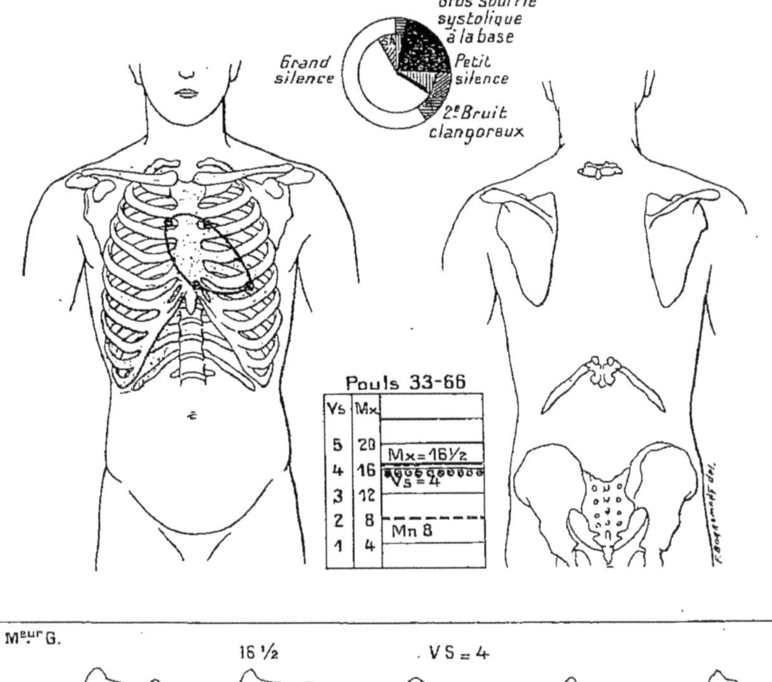

Fig. 78. — 16 octobre 1911. M. G..., 59 ans. Bradysphygmie supprimée par la belladone. Grosse dilatation aortique. Hypertrophie cardiaque. Élévation des sous-clavières.

Ces cas se répartissent ainsi :

4 cas d'asystolie coïncidant avec des lésions rénales, dont 2 cas de myorcardite goutteuse avec sclérose rénale (petit rein goutteux) ;

2 cas de lésions aortiques avec hypertrophie ventriculaire gauche et rétrécissement mitral fonctionnel ;

2 cas de lésions pulmonaires chroniques (emphysème, bronchite chronique) associées à de la néphrite interstitielle ;

1 cas de bradysphygmie avec grosse lésion aortique.

Le prochain chapitre consacré à l'évolution sphygmoviscosimétrique des maladies de la circulation et de la nutrition fera toucher du doigt le mécanisme pathogénique de ces cas ambigus — qui n'infirment en rien — au contraire les lois précédemment établies.

Nous nous contenterons de mentionner ici (fig. 78) une de ces observations atypiques — nous réservant d'y revenir à l'occasion de l'évolution sphygmoviscosimétrique. Nous verrons que beaucoup de cardiobrightiques à la phase ultime rentrent plus ou moins nettement dans cette dernière catégorie.

Les lois sphygmoviscosimétriques précédentes parce qu'elles ne tiennent compte que de la tension maxima ne sont rigoureusement applicables que pendant les périodes de compensation, d'équilibre circulatoire au moins relatif de l'organisme considéré ; à la période de décompensation, comme nous l'avons déjà démontré d'ailleurs antérieurement à l'occasion de l'exposé des lois sphygmomanométriques de l'équilibre cardiovasculaire, à la période de décompensation il est nécessaire, comme nous le montrerons, pour l'interprétation correcte des courbes sphygmoviscosimétriques, de faire intervenir la notion de la tension minima.

Anatomie pathologique.

Les observations et les synthèses précédentes exclusivement basées sur la clinique et la physiopathologie pourront paraître insuffisamment établies aux esprits surtout attirés vers les constatations directes de l'anatomie pathologique. Une étude fort remarquable de J. Bret (Données numériques concernant le poids du cœur, l'épaisseur des parois ventriculaires, la circonférence des orifices artériels dans les hypertrophies cardiaques qui ne relèvent ni du mal de Bright, ni des cardiopathies primitives) parue dans la *Revue de Médecine,* octobre 1911 (Mémoires rédigés en l'honneur du Pr Lépine à l'occasion de sa retraite, p. 116), nous permet heureusement de combler en grande partie cette lacune.

Cette question a une telle importance objective que nous croyons devoir reproduire cette étude *in extenso.*

Données numériques concernant le poids du cœur, l'épaisseur des parois ventriculaires, la circonférence des orifices artériels dans les hypertrophies cardiaques qui ne relèvent ni du mal de Brigt ni des cardiopathies primitives, par J. Bret, médecin des hôpitaux de Lyon.

Il existe, en dehors du mal de Bright et des cardiopathies primitives, des hypertrophies cardiaques que l'on peut attribuer *à des troubles fonctionnels de la petite circulation et de la circulation veineuse générale.* Ces troubles fonctionnels reconnaissent ordinairement pour causes des *affections primitives de l'appareil respiratoire et des cirrhoses du foie.* C'est là une donnée classique, mais dont la portée tend, en fait, à se restreindre ; car l'emploi de jour en jour plus fécond des nouvelles méthodes d'exploration clinique appliquées au diagnostic des néphrites et des maladies du cœur, permet de rattacher à ces dernières bien des gros cœurs qu'une observation moins éclairée fixerait dans des cadres différents.

Nous nous proposons de montrer que les affections susceptibles d'actionner des troubles fonctionnels du cœur droit, se présentent, au point de vue anatomopathologique, avec certaines caractéristiques lésionnelles qui permettent de les différencier.

Dans quelle mesure ces cœurs sont-ils hypertrophiés ? Quelle importance acquiert en pareil cas la lésion du ventricule droit considérée en elle-même et comparée à celle du ventricule gauche ? Telles sont les questions que nous pensons résoudre, en soumettant à une enquête aussi rigoureuse et aussi sincère que possible les faits que nous avons observés par nous-même.

Pour cela, il nous a semblé insuffisant de dresser des statistiques, de noter et de comparer les données numériques que nous relevons habituellement dans nos autopsies. Il était non moins utile, en faisant parmi les gros cœurs un choix aussi limité que celui auquel nous nous sommes astreint, de prendre en considération les attributs cliniques essentiels et les particularités anatomo-pathologiques des faits réservés pour cette étude.

Prenant comme termes de comparaison les données normales, nous considérons, avec la plupart des anatomistes, le poids moyen du cœur chez l'adulte, comme oscillant entre 270 et 280 grammes. *Théoriquement, l'hypertrophie du cœur (évaluée en poids) commence à partir de 300 grammes.* A cela l'on pourra objecter que ce chiffre est faible pour un « gros cœur » et que, sans nul doute, il ne répond pas à une augmentation de volume de cet organe décelable cliniquement. A la vérité, le poids total du cœur ne donne pas une indication péremptoire en ce qui concerne l'hypertrophie de la substance contractile ; car, sur des cœurs dont le poids s'écarte assez peu de 300 grammes nous trouvons des parois ventriculaires dont l'épaisseur dépasse notablement les 4 à 5 millimètres assignés au ventricule droit, et les 10 à 15 millimètres fixés pour le ventricule gauche. D'autre part apprécier l'hypertrophie d'un organe tel que le cœur par la seule recherche de son poids, c'est faire fonds d'une méthode insuffisamment sûre. Car, à cette augmentation de poids peuvent concourir la surcharge graisseuse, l'hyperémie veineuse et l'œdème du myocarde. Si bien, qu'en définitive, à défaut de méthodes permettant d'apprécier la portée de ces causes d'erreur, des mensurations portant sur l'épaisseur des parois ventriculaires et la circonférence des orifices artériels, fournissent, croyons-nous, de précieux indices morphologiques à l'étude des cœurs hypertrophiés.

La technique suivie par nous consiste à mesurer à l'aide d'une règle esthésiomètre graduée en centimètres et en millimètres, l'épaisseur *maxima* des parois des deux ventricules, à droite, au niveau de l'infundibulum pulmonaire à gauche, près de la base, sur le bord gauche.

En ce qui concerne les dimensions des orifices artériels, nous mesurons la circonférence du vaisseau incisé longitudinalement entre deux sigmoïdes et étalé sur une surface plane, à la hauteur du bord libre des valvules sigmoïdes.

Pour la recherche des données numériques fournies par les gros cœurs, dans les cas spéciaux qui nous occupent, nous avons fait choix de 70 observations empruntées exclusivement à notre pratique hospitalière. Nous avons groupé ces 70 observations sous différents titres correspondant à une sorte de classement nosologique basé, comme nous l'avons dit plus haut, sur les caractères cliniques et anatomiques dominants de chacun de ces cas. Ainsi nous envisagerons successivement des groupes d'observations se rapportant à :

1° Des affections chroniques inflammatoires de l'appareil respiratoire, 19 cas.

2° La tuberculose pulmonaire, 17 cas.

3° Déformations thoraciques, 5 cas.

4° Pneumothorax, 2 cas.

5° Goitres, 4 cas.

6° Cas mixtes dans lesquels des lésions autochtones du cœur ou des reins s'associent aux maladies de l'appareil respiratoire, 10 cas.

7° Cirrhoses du foie, 14 cas.

1° *Inflammations chroniques de l'appareil respiratoire.*

Les observations groupées sous ce titre, se rapportent à : 1° des grandes scléroses du poumon ; scléroses lobaires ou pseudo-lobaires ; 2° des scléroses diffuses avec emphysème ; 3° des scléroses pleuro-pulmonaires ou pneumonies chroniques pleurogènes ; 4° des bronchiectasies qui s'associent le plus ordinairement à chacune de ces variétés de scléroses.

a) Le *poids* du cœur, considéré dans l'ensemble de ces 17 cas, a varié dans des limites assez étendues :

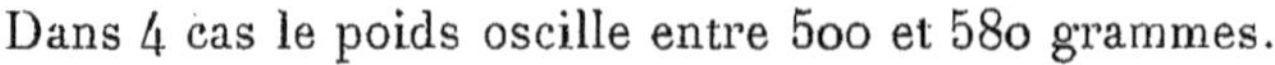

Dans 4 cas le poids oscille entre 500 et 580 grammes.
— 9 — 400 et 450 —
— 4 — 330 et 390 —

Ce qui évalué en pourcentage donne :

Dans 76 pour 100 des cas un poids compris entre 4 et 600 grammes.

Dans 52 pour 100 des cas un poids compris entre 400 et 450 grammes.

Ce qui indique, pour un peu plus de la moitié des cas, des hypertrophies moyennes.

b) L'*épaisseur* comparée *des parois* ventriculaires donne les chiffres suivants :

3 fois *Vd*[1] = *Vg*.
6 — *Vg* supérieur à *Vd* de 1, 2, 4, 5 millimètres.
6 — *Vg* — *Vd* de 7 à 8 millimètres.
2 — *Vg* — *Vd* de 10 à 13 millimètres.

La valeur absolue de *Vd* (épaisseur du ventricule droit) dans ces 17 cas est exprimée par les chiffres suivants :

9 fois l'épaisseur de *Vd* était égale ou supérieure à 10 millimètres (11, 12, 14, 16).

5 fois l'épaisseur de *Vd* était égale ou supérieure à 8 millimètres.
3 — — 5 —

De ces 2 tableaux ressort clairement la fréquence de l'hypertrophie absolue ou relative du ventricule droit.

En ce qui concerne le ventricule gauche, les chiffres montrent que son hypertrophie n'atteint que rarement les limites extrêmes que l'on observe, soit dans le cœur de Traube, soit ailleurs.

3 fois *Vg* = 2 centimètres.
3 — = 18 millimètres.
2 — = 16 —
1 — = 17 —

c) La *Circonférence* de l'orifice pulmonaire, comparée à celle de l'orifice aortique, indique les différences suivantes : Sur 15 mensurations :

1. Par abréviation, nous désignerons dans le cours de cet exposé par *Vd* l'épaisseur du ventricule droit et *Vg* l'épaisseur du ventricule gauche ; et aussi par *Cp* la circonférence de l'orifice pulmonaire et *Cao* la circonférence de l'orifice aortique.

7 fois circonférence de Cp ; supérieure à Cao de 10 à 15 millimètres.
3 — — — 7 à 9 —
4 — — — 3 à 5 —
1 — — — 1 —

2° *Tuberculose pulmonaire chronique.*

A ce groupe nous avons rattaché des observations se rapportant aux formes évolutives de la tuberculose pulmonaire : forme fibreuse massive, ulcéreuse commune, fibro-nodulaire discrète avec sclérose diffuse ; nous comprenons aussi dans cette liste 2 cas de tuberculose rénale et surrénale avec lésions nodulaires discrètes des poumons.

a) Le *poids* du cœur dans les 17 cas ressortissant à cette catégorie s'est montré :

8 fois, compris entre 300 et 400 grammes.
6 — — — 400 et 500 —
3 — — au-dessus de 500 —
1 — — au-dessous de 300 —

Dans les 3 cas où le poids du cœur est noté comme supérieur à 500 grammes il convient de rattacher cette hypertrophie à des contingences morbides accidentelles, telle que dans :

1 cas, la néphrite saturnine,
1 — une aortite syphilitique,
1 — une tuberculose rénale fermée à forme de mal de Bright.

Dans les 6 cas où le poids du cœur dépasse 400 grammes il est noté :

3 fois la coexistence d'une néphrite interstitielle, 1 fois la coexistence d'une endocardite chronique.

Seules les observations dans lesquelles l'hypertrophie cardiaque oscille entre 300 et 400 grammes échappent à tout soupçon d'association morbide. Dans ces 8 cas, 5 fois la notion d'antécédents alcooliques avérés s'imposait :

b) 14 fois sur 17 l'épaisseur du ventricule droit atteint ou dépasse ici 7 millimètres.

6 fois elle atteint 10 millimètres.
4 — — 9 —
4 — — 7 —
1 — — 1 —

Les plus grandes épaisseurs notées du ventricule droit se rencontrent : 1° en coïncidence avec des associations morbides indiscutables dont l'influence sur l'hypertrophie cardiaque est indiquée par les chiffres élevés des pesées cardiaques (ils oscillent entre 400 et 600 grammes) et par la très grande épaisseur du ventricule gauche (3 centimètres, 26 millimètres, 20 millimètres) ; 2° on les note également dans des cas où l'hypertrophie du cœur droit semble conditionnée exclusivement par les troubles de la petite circulation. Dans ces cas, le cœur est moins lourd (380 grammes, 380 grammes, 415 grammes) et moindre aussi est l'épaisseur du ventricule gauche (17 millimètres, 18 millimètres, 20 millimètres).

D'une façon générale avec des ventricules droits dont l'épaisseur oscille entre 7 et 9 millimètres il est presque de règle de noter des hypertrophies cardiaques moyennes (poids oscillant entre 300 et 450 grammes) avec faible épaisseur relative du ventricule gauche (14, 15, 17 millimètres).

c) Les mensurationt des *orifices artériels* fournit quelques remarques intéressantes :

10 fois sur 13 mensurations C*p* était > que C*ao*.

3 — — C*p* était < que C*ao*.

Or dans ces 3 cas l'écart entre les dimensions des orifices artériels en faveur de l'orifice aortique était imputable dans un cas à une aortite spécifique (écart de 2 centimètres), dans un second cas à une néphrite interstitielle (écart de 7 millimètres).

Les dimensions les plus fortes en faveur de l'orifice pulmonaire se rapportent à des cœurs droits assez fortement hypertrophiés (V*d* = 9 millimètres, 10 millimètres) sur des gros cœurs de poids moyens (315, 380, 415 grammes).

3° *Déformations thoraciques.*

Nous étudions ici l'influence exercée sur la circulation cardio-pulmonaire par la déformation très accusée du thorax, scoliose, cyphoscoliose donnant lieu au syndrome connu sous le nom de bronchite des « gibbeux ».

a) Toute réserve faite de deux cas où intervenaient une insuffisance aortique et une néphrite interstitielle (cœurs de 440 grammes et 500 grammes) ce sont en général des hypertrophies moyennes ou faibles qui sont notées dans 3 observations (300 grammes, 370 grammes, 380 grammes).

b) Dans deux cas, l'épaisseur du ventricule droit tendait à se rapprocher de celle du ventricule gauche :

Épaisseur de *Vd* = 15 millimètres. *Vg* = 19 millimètres.

— *Vd* = 8 — *Vg* = 15 —

Il s'agissait pour ces deux cas de formes en quelque sorte pures de bronchite des scoliotiques.

c) Dans l'observation où est notée l'épaisseur maxima du ventricule droit pour cette série de faits, *l'on constatait en même temps entre la* circonférence *de l'artère pulmonaire et celle de l'aorte, une* différence de 18 millimètres *en faveur de l'artère pulmonaire.*

4° *Pneumothorax.*

a) Le poids du cœur atteignait 400 grammes dans les 2 cas observés.

b) Une fois sur deux est notée l'hypertrophie du ventricule droit (9 millimètres) le ventricule gauche offrant une épaisseur normale (14 millimètres).

Pour l'un de ces deux cœurs, malgré une augmentation du poids total (400 grammes) l'épaisseur des parois ventriculaires peut être considérée comme normale et même un peu au-dessous de la normale (*Vd* = 3 millimètres. *Vg* = 12 millimètres).

c) Par contre, l'on relève des *dimensions assez considérables de l'orifice pulmonaire comparées à celle de l'orifice aortique ; l'écart est de 13 millimètres.*

5° *Goitres.*

Les observations de ce groupe comportent entre elles quelques nuances au point de vue anatomo-clinique. Nous avons observé successivement :

1° Goitre plongeant avec cirrhose cardiaque. Sclérose rénale. Insuffisance mitrale fonctionnelle ;

2° Énorme goitre donnant lieu à des symptômes de compression de la trachée et des bronches, syndromes asphyxique et asystolique ; à l'autopsie aux lésions cardiopulmonaires s'ajoutent des reins cyaniques et granuleux ;

3° Goitre plongeant chez une malade obèse : à l'autopsie l'on note état congestif et hypertrophie des principaux viscères ;

4° Goitre volumineux, non cancéreux mais à développement rapide (18 mois) et tardif, coïncidant avec une asystolie progressive (sans endocardite).

a) Comme dans les autres séries d'observations déjà passées en revue, les grosses hypertrophies sont ici conditionnées soit par un état particulier de la nutrition du sujet qui le prédispose aux hypertrophies viscérales : l'obésité en est le témoignage clinique (cœur de 720 grammes), soit par la coexistence d'une néphrite interstitielle (cœur de 550 grammes).

Les cas types nous ramènent aux hypertrophies moyennes (340 grammes, 435 grammes).

b) Pour ceux-ci nous notons des épaisseurs du ventricule droit de 10 à 12 millimètres avec un simple éeart de 6 à 7 millimètres entre l'épaisseur des 2 ventricules.

c) La comparaison des chiffres fournis par la mensuration des orifices artériels est ici particulièrement suggestive.

Dans les 5 cas examinés, l'on constate entre les dimensions des deux orifices artériels un écart qui se chiffre par 10 millimètres et plus en faveur de l'orifice pulmonaire.

Nous signalons 1 cas où exceptionnellement cet écart fut de *32 millimètres* (composition de la trachée et des bronches).

La constance de cette donnée numérique dans 5 cas tendrait à prouver que c'est bien de l'hypertrophie thyroïdienne et non pas simplement de l'hypertrophie cardiaque que procède cette augmentation tout à fait remarquable des dimensions de l'artère pulmonaire,

6° *Cas mixtes.*

Les facteurs surajoutés aux lésions de l'appareil respiratoire furent ici : la sclérose cardiaque, l'hypertension artérielle, une pyélonéphrite, le mal de Bright, un gros cœur avec insuffisance mitrale fonctionnelle.

a) Nous notons *la fréquence des très gros cœurs* (870, 700, 580, 530, 615 grammes).

b) *Le ventricule droit participe à l'hypertrophie totale du myocarde.*

c) *Par contre l'influence des troubles de la petite circulation s'affirme par des écarts de 12, 13, 14, 20 millimètres en faveur de l'orifice de l'artère pulmonaire,* quand on compare les dimensions des deux orifices artériels.

7° *Cirrhoses hépatiques.*

Nos recherches spéciales ont fait passer en revue 32 observations :

Sur ces 32 cas,

9 fois la lésion hépatique ne fut pas compliquée d'hypertrophie cardiaque.

9 fois l'hypertrophie du cœur nous a paru conditionnée par la symphyse du péricarde, l'endocardite, ou la néphrite.

14 fois elle fut constatée sans lésions causales additionnelles.

L'hypertrophie cardiaque coïncidait :

1 fois avec une cirrhose biliaire.
1 — — pigmentaire.
5 — — alcoolique atrophique.
11 — — alcoolique hypertrophique.
2 — — tuberculeuse.
1 — avec un foie ficelé syphilitique.
11 — le poids du cœur variait entre 300 et 400 grammes.
2 — — — 400 et 470 —
1 — — atteignait 800 grammes.

Conclusions.

1° *Les données numériques fournies par l'examen du cœur montrent que dans certains cas l'hypertension veineuse vient créer une hypertrophie absolue ou relative du ventricule droit :* absolue, *quand l'épaisseur maxima du ventricule droit égale celle du ventricule gauche ;* relative, *quand l'épaisseur maxima du ventricule gauche ne dépasse que de quelques millimètres celle du ventricule droit.*

Dans les cas, assez rares, où s'observe une hypertrophie « absolue » du ventricule droit, il convient de signaler l'influence de certains processus spéciaux que, à défaut d'une caractéristique meilleure nous désignerons sous le nom de « polycyanoses viscérales avec hypertrophies ». *Ils s'observent chez des sujets présentant un syndrome complexe auquel concourent en même temps :* la sclérose du poumon avec bronchiectasies, la cirrhose cardiaque et le rein cardiaque.

2° *En général les hypertrophies du cœur localisées d'une façon spécifique sur le ventricule droit, accompagnent des cœurs dont le poids varie entre 300 et 450 grammes (hypertrophies faibles ou moyennes) et il y a lieu de soupçonner l'action connexe de causes adjuvantes (hypertension artérielle, endocardite, etc.) quand le poids du cœur atteint 500 grammes et plus.*

3° *Une caractéristique importante est donnée à ces hypertrophies cardiaques par la dilatation souvent excessive de l'orifice de l'artère pulmonaire.*

Nous croyons inutile d'ajouter le moindre commentaire à ces constatations anatomopathologiques si rigoureusement adéquates à nos observations cliniques physiopathologiques.

*
* *

Réserves étant faites au sujet des espèces cliniques complexes et ambiguës, ces études cliniques préliminaires peuvent, en somme, se résumer comme suit :

Hypertension + hyperviscosité = pléthore (hyperglobulie, hyperuricémie, hyperglycémie).

Hypotension + hypoviscosité = anémie (hypoglobulie).

Hypertension + hypoviscosité = hydrémie (insuffisance rénale).

Hypotension + hyperviscosité = asphyxie (insuffisance cardiopulmonaire, stase veineuse).

Ces propositions élémentaires nous paraissent fondamentales de la sphygmoviscosimétrie.

*
* *

Conclusions et représentations schématiques.

LES GRANDS TYPES CIRCULATOIRES.

Si nous essayons maintenant de représenter, de faire sauter aux yeux, de synthétiser en des schémas circulatoires appropriés, les types qui nous ont été révélés par l'observation clinique, l'analyse physiopathologique, l'anatomie pathologique, nous arrivons à établir les trois représentations graphiques suivantes qui résument mieux que ne saurait le faire une description verbale les caractéristiques dominantes essentielles de ces types correspondant à des régimes dynamiques circulatoires si différents.

Le 1er schéma correspondant *aux eusystoliques,* les proportions relatives considérées comme normales des divers segments de l'appareil circulatoire sont conservées (fig. 79). Cœur, artères, capillaires, veines ont un volume, une musculature et un calibre normaux, ou du moins leurs proportions respectives sont en rapports normaux ; si le cœur est petit, il est également petit dans tous ses segments, les autres parties de l'appareil circulatoire sont proportionnellement réduites ; si le cœur est gros, il l'est également dans tous ses segments, les autres parties de l'appareil circulatoire sont proportionnellement accrues.

Tensions artérielles et viscosité sont de même en rapport normal ; une viscosité normale correspondant à une tension artérielle normale ; une viscosité élevée correspondant à une tension relativement aussi élevée ; une viscosité faible correspondant à une tension artérielle relativement aussi faible.

C'est ce qu'exprime *la loi de concordance.*

$$3{,}8 < \frac{Mx}{V} < 4{,}5.$$

A remarquer les 2 voies excrétrices rénales et pulmonaires, éliminant l'une principalement de l'eau, l'autre principalement de l'acide carbonique, c'est-à-dire préci-

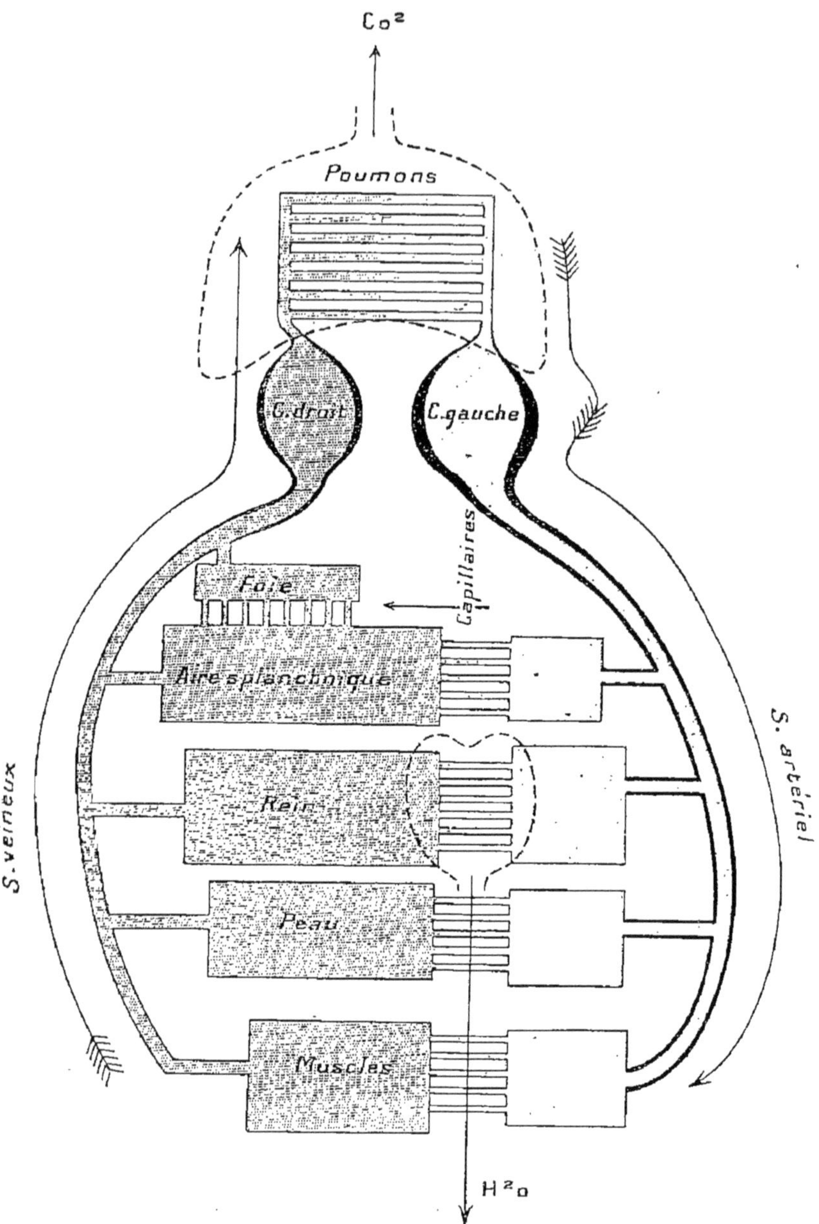

Fig. 79. — Type schématique circulatoire normal.
(Eusystolie).

sément les 2 substances dont l'action sur la viscosité sanguine est le plus marqué. Ces 2 fonctions (urinaire et respiratoire) apparaissent comme les 2 régulateurs permanents de la viscosité sanguine et partant de la circulation. Ce schéma fait donc bien ressortir l'étroite coordination des fonctions circulatoire, respiratoire et urinaire.

Le 2e schéma correspond aux hypersystoliques (fig. 81).

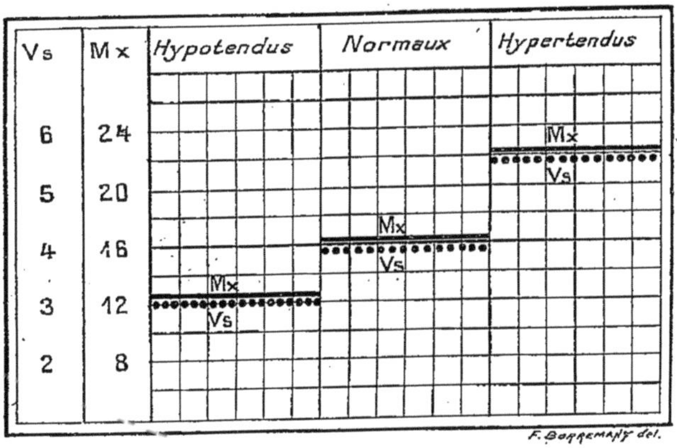

Fig. 80. — Eusystoliques.

Les proportions relatives des divers segments de l'appareil circulatoire sont profondément modifiées. Cœur gauche et artères se sont hypertrophiés ; les capillaires surtout rénaux se sont au contraire rétrécis ; le système veineux et le cœur droit ont subi peu de modifications, cependant ils ont pu subir un certain accroissement, mais, du moins pendant les périodes de compensation, d'équilibre, sont moins développés que le système cardio-artériel. Bref il y a disproportion habituelle entre le système artériel et le système veineux, le 1er étant proportionnellement plus développé que le second.

Tension artérielle et viscosité ne sont plus en rapport

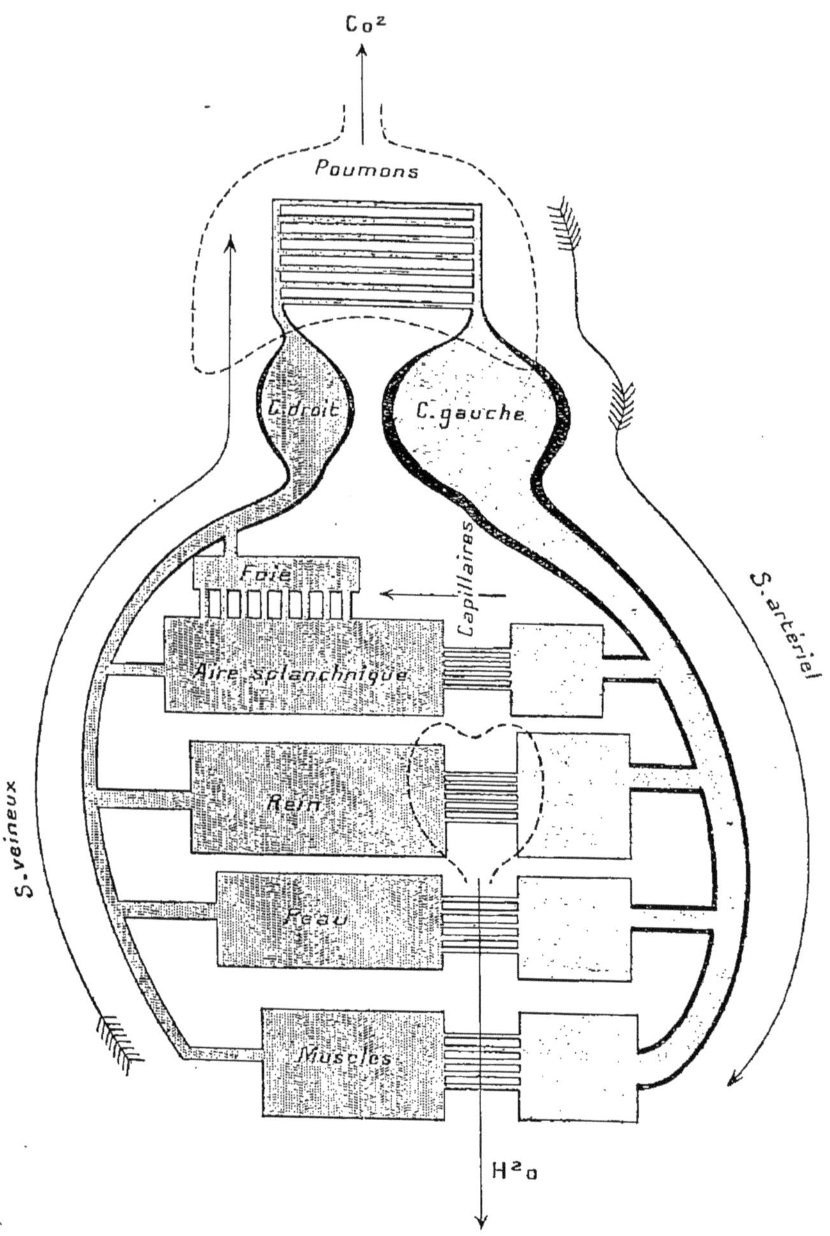

Fig. 81. — Type schématique circulatoire anormal.
(Hypersystolie).

normal; la tension s'est élevée; la viscosité s'est abaissée, ou du moins s'est élevée proportionnellement beaucoup moins que la tension.

C'est la 1re loi de concordance $\frac{Mx}{V} > 4,5$: *hypertension et hypoviscosité par hydrémie.*

Comme on voit, le régime dynamique est tout différent du précédent et paraît être l'indice certain d'un accroissement de résistance à vaincre en aval du segment cardio-artériel, principalement au niveau des artérioles terminales et des capillaires. Cet obstacle ne peut être vaincu, la diurèse assurée, un régime d'équilibre circulatoire établi que par l'adaptation du système à ces conditions nouvelles.

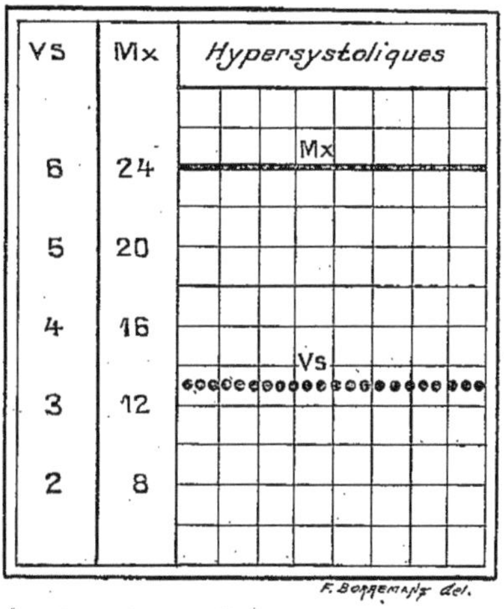

F. Bossemans del.

Fig. 82. — Hypersystoliques.

L'hypertrophie cardio-vasculaire est la conséquence nécessaire de la sclérose rénale; l'hypertension et l'hydrémie assurent la diurèse en dépit des altérations du filtre rénal. A noter d'ailleurs la polyurie habituelle, conséquence nécessaire de l'hypertension et de l'hydrémie. Nous aurons à revenir sur ce point quand nous nous occuperons de la diurèse.

Le 3e schéma correspond aux hyposystoliques (fig. 83).

Le type circulatoire est radicalement inverse du précédent. Cœur gauche et artères sont petits par rapport aux veines et au cœur droit qui sont relativement augmentés de volume. L'augmentation du système veineux porte

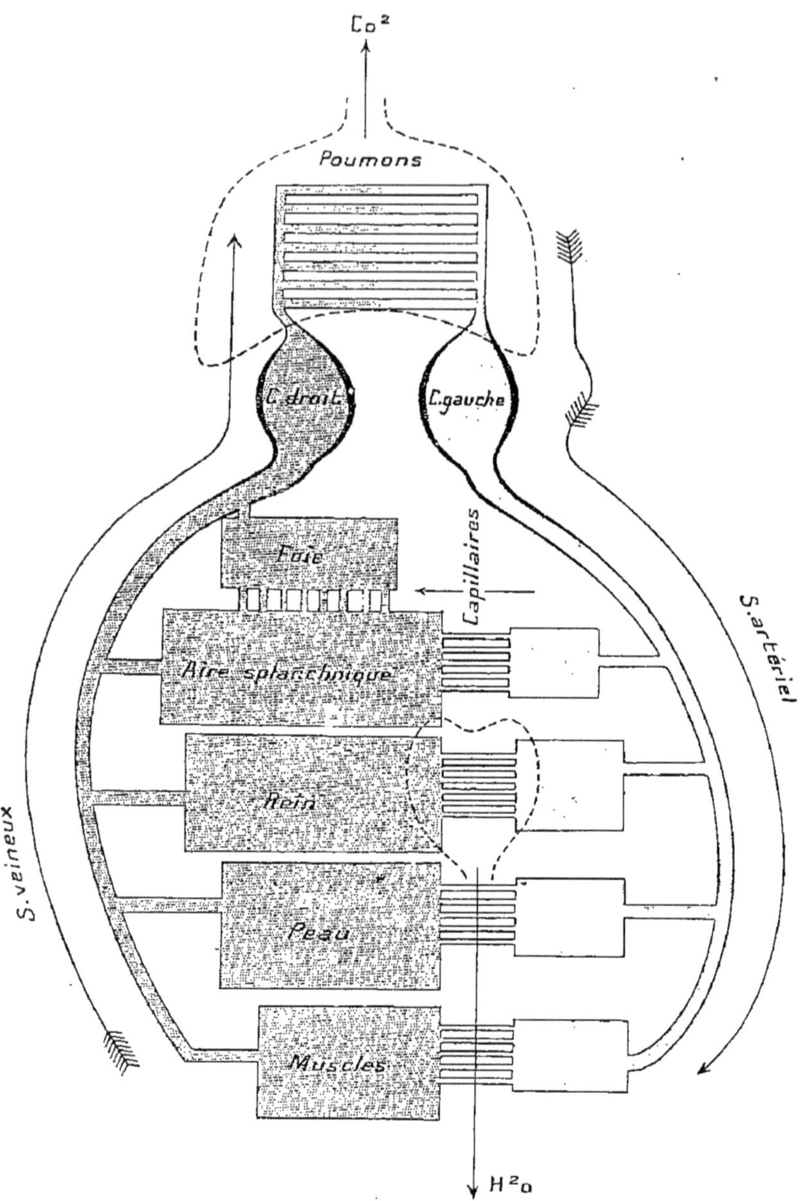

FIG. 83. — Type schématique circulatoire anormal.
(Hyposystolie).

surtout à l'ordinaire sur le système veineux hépatique et splanchnique et sur le système veineux cutané — mais à la vérité tout le système veineux est relativement dilaté. Il y a disproportion entre le système artériel et le système veineux, le deuxième étant proportionnellement plus développé que le premier.

Tension artérielle et viscosité ne sont plus en rapport normal ; la tension est faible en rapport avec le faible développement cardio-artériel ; la viscosité est forte absolument ou relativement.

C'est la 2e loi de discordance : hypotension et hyperviscosité par anoxhémie. $\frac{Mx}{V} < 3,8.$

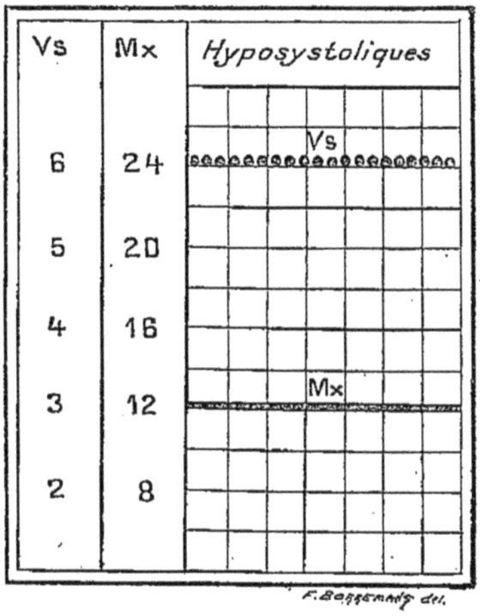

Fig. 84. — Hyposystoliques.

Le régime dynamique est radicalement inverse du précédent et paraît être l'indice certain soit d'une faiblesse, d'une hypotrophie congénitale du système cardio-artériel (d'où la notion de l'hérédité possible), soit d'un obstacle à la circulation en amont du ventricule gauche (mitrale, poumons, cœur droit, foie). La pléthore veineuse en est la conséquence et constitue un mode d'adaptation, une réaction de défense, à des conditions circulatoires nouvelles. L'hypotension et l'hyperviscosité en dérivent. A noter l'oligurie habituelle, conséquence nécessaire de l'hypotension et de l'hyperviscosité.

ÉVOLUTION SPHYGMOVISCOSIMÉTRIQUE DE QUELQUES PROCESSUS MORBIDES

L'évolution de la plupart des affections cardiovasculorénales que nous avons eu plus spécialement en vue au cours de ce volume a une durée qui dépasse de beaucoup celle de nos observations sphygmoviscosismétriques.

Ces observations s'échelonnent en effet sur une période de 15 mois environ, alors que l'évolution totale des affections cardiovasculorénales — exception faite des épisodes aigus — a une durée de 10, 15, 20 ans et plus. Nous ne pouvons donc fournir des observations complètes d'évolution sphygmoviscosismétrique de cas de ce genre. Mais ce que nous n'avons encore pu faire sur un sujet donné, nous avons pu l'étudier sur le nombre relativement considérable de cas qui ont été soumis à notre observation et qui se trouvaient à des phases différentes de leur évolution respective. En rapprochant, en coordonnant ces phases différentes nous arriverons à reconstituer, avec une très grande vraisemblance, la courbe évolutive sphygmoviscosimétrique générale desdites affections.

Prenons comme exemple l'évolution sphygmoviscosimétrique d'une sclérose cardiorénale.

Cette sclérose cardiorénale n'étant certainement pas congénitale sera évidemment précédée d'une *période nor-*

male pendant laquelle tension et viscosité seront toutes deux voisines de la normale et dans un rapport voisin de la normale que l'observation clinique nous a enseigné être voisin de 4, ainsi qu'en témoignent à nouveau les quelques observations ci-dessous recueillies chez des sujets absolument indemnes de toute affection cardiovasculorénale ou pulmonaire et n'étant d'autre part ni obèses, ni pléthoriques, ni goutteux, ni diabétiques (fig. 85).

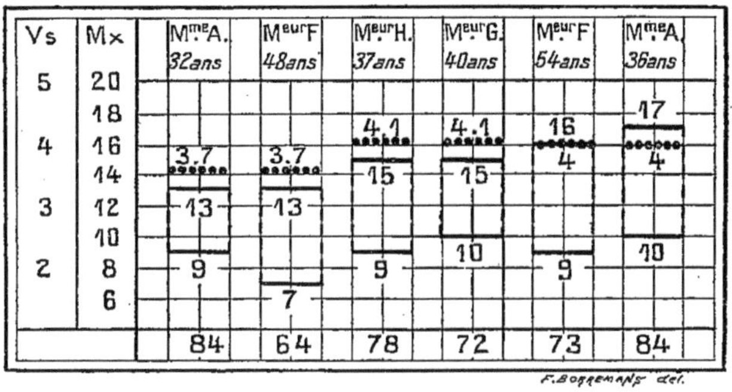

Fig. 85. — Période normale.

Le plus souvent l'observation clinique indique qu'à cette période succède une *période de pléthore* avec hyperglobulie par hyperalimentation. Pendant cette période, ainsi qu'en témoignent les observations ci-dessous, viscosité et tension s'élèvent ensemble et presque proportionnellement au-dessus de la normale; cœur et reins s'adaptent à un travail plus considérable; la pléthore est compensée par une systole plus vigoureuse et une diurèse plus active. Il y a encore eusystolie: la loi de concordance sphygmoviscosivétrique, précédemment énoncée, continue à être valable. C'est ce que nous appellerons la *période de pléthore simple ou période d'hyperhématie compensée* (fig. 86).

Mais à la longue la sclérose artérielle, l'atrésie capillaire, la dégénérescence vasculorénale s'accusera et se traduira par un signe de la plus haute valeur clinique, *la discordance du rapport sphygmoviscosimétrique* ; sous l'influence du rétrécissement progressif du calibre des capillaires, surtout rénaux, la tension continuera à s'élever alors que la viscosité au contraire diminuera en vertu d'un

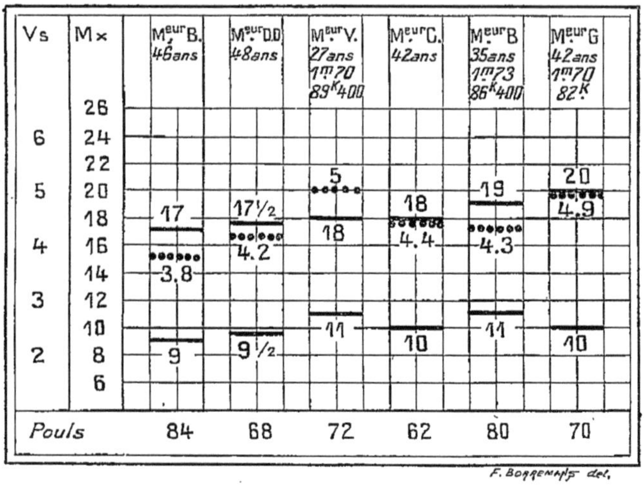

Vs	Mx	M^eur^ B. 46 ans	M^eur^ D.D. 48 ans	M^eur^ V. 27 ans 1m70 89k400	M^eur^ C. 42 ans	M^eur^ B 35 ans 1m73 86k400	M^eur^ G 42 ans 1m70 82k
	26						
6	24						
	22						
5	20			5		19	20 / 4.9
	18	17	17½	18	18 / 4.4	4.3	
4	16	3.8	4.2				
	14						
3	12						
	10	9	9½	11	10	11	10
2	8						
	6						
Pouls		84	68	72	62	80	70

F. Borremans del.

Fig. 86. — Période de pléthore simple (hyperhématie compensée).

mécanisme compensateur de pléthore hydrémique. Ce signe clinique nous paraît capital dans l'évolution des affections cardiovasculorénales tant au point de vue diagnostique, qu'au point de vue pronostique. Au début cette discordance est minime, temporaire, rétrocessive ; elle est due probablement à une crise rénale angiospasmodique transitoire ; elle cède à un traitement approprié. A la longue elle s'accentue et devient définitive et irréductible ; elle est due à une adultération irrémédiable des vaisseaux ; elle est quasi-incurable, du moins avec nos moyens actuels. A la vérité l'observation clinique et l'expérience thérapeutique indiquent que même dans les grandes discordances sphygmoviscosimétriques invétérées, il existe un élément réductible en partie angiospasmodique, à ce point de vue elles restent en partie au moins curables.

Quelques observations ci-dessous saisissent chez des individus différents quelques moments de cette discordance

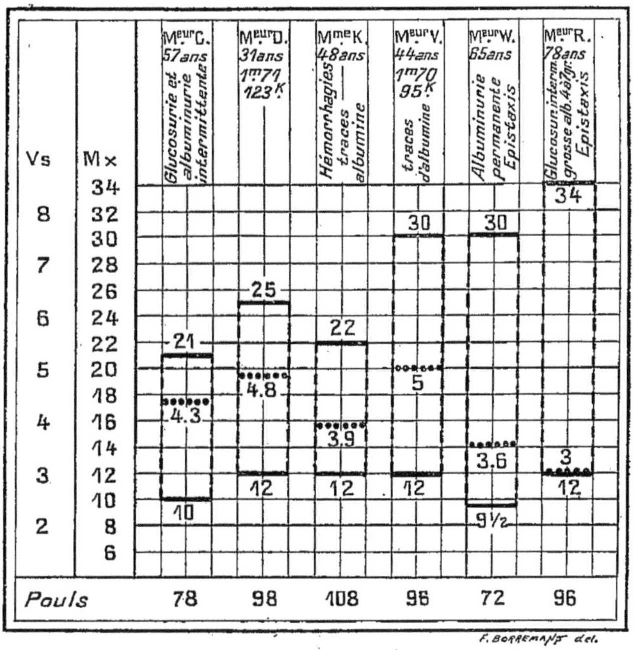

F. BORREMANS del.

FIG. 87. — Période artério-rénale, d'hydrémie compensée.

caractéristique qui nous paraît quasi-pathognomonique de *la période d'insuffisance, de sclérose rénale, d'hydrémie bien compensée par hypersystolie* (fig. 87).

C'est la période hémorragipare particulièrement dangereuse des scléroses vasculaires. C'est la période des épistaxis, des hémorragies conjonctivales, des hémorragies rétiniennes, des hémorragies cérébrales. Nous avons constaté l'une ou l'autre de ces hémorragies chez plus des 4/5 des sujets présentant d'une façon nette ce syndrome clinique : hypertension artérielle marquée, hypoviscosité sanguine nette.

MM. Onfray et Balavoine (*Société d'Ophtalmologie de Paris,* 5 décembre 1911) s'inspirant en partie des observations que nous avions déjà publiées à cette époque ont pratiqué des mensurations sphygmoviscosimétriques sur 30 sujets atteints d'affections oculaires variées. Dans 7 cas de rétinite albuminurique, ils ont trouvé que l'hypertension artérielle était accompagnée d'hypoviscosité très nette. Dans 2 cas de glaucome inflammatoire, la viscosité et la tension artérielle ont été trouvées sensiblement normales, mais dans un cas de glaucome hémorragique, il y avait hypoviscosité sanguine très nette. Les auteurs ont surtout insisté sur 6 cas d'hémorragies sous-conjonctivales.

Au moment des hémorragies, cinq fois il y avait hypertension artérielle, forte pression du pouls (mesurée par la différence $Mx - Mn$) et hypoviscosité sanguine très nette. Aucun des malades n'avait d'albuminurie, mais tous les cinq buvaient une quantité exagérée de liquide. En les rationnant sous ce rapport et sans aucune médication, on amena chez eux une baisse notable de la tension artérielle et une augmentation nette de la viscosité du sang. Il est donc probable que, chez eux, l'hypoviscosité était due à un certain degré d'hydrémie. Cliniquement le pronostic de l'hémorragie sous-conjonctivale est souvent bénin ; il traduirait alors seulement une crise de rétention liquide sans insuffisance rénale marquée.

Ces observations confirmaient on le voit pleinement les

nôtres. Ces auteurs ont depuis continué leurs recherches et à notre demande ils ont bien voulu nous communiquer la note complémentaire suivante qui résume l'état actuel de leurs travaux, ce dont nous leur sommes extrêmement reconnaissants. Nous nous faisons un devoir de la reproduire sans aucun commentaire.

« Les Drs R. Onfray et H. Balavoine poursuivent actuellement des recherches dans les maladies hémorragiques de l'œil, au cours desquelles ils ont fait de nombreuses mesures sphygmoviscosimétriques. Ils utilisent l'oscillomètre Pachon et le viscosimètre de W. Hess.

« Ils ont fait, entre autres constatations, les remarques suivantes relatives à la rétention hydrique.

« 1° Chez certains malades atteints d'hémorragies sous-conjonctivales spontanées, ils ont noté de l'hypertension artérielle avec hypoviscosité du sang. Cet état de discordance sphygmoviscosimétrique s'améliorait souvent par la seule réduction de la quantité des liquides ingérés.

« Voici quelques-unes de leurs observations :

« Obs. I. — G..., 37 ans, consulte le 13 novembre 1911 pour une hémorragie sous-conjonctivale de l'œil gauche.

« C'est un individu petit, gros, haut en couleur, qui se déclare bien portant et qui ne présente en particulier aucun œdème apparent. L'examen de la vision ne révèle aucun trouble, ni aucune lésion profonde des yeux.

« La tension artérielle est de 21/11,5 et la viscosité du sang 4. Les urines sont abondantes, 2l,300, mais ne renferment ni sucre, ni albumine. Le dosage des chlorures n'a pas été fait.

« L'interrogatoire montre que ce malade boit abondamment, il prend un grand litre d'eau rougie par repas, plus du lait et du café. On lui conseille de réduire sa boisson à 1 litre environ dans les 24 heures.

« Le 17 novembre, ces conseils ayant été suivis, sa tension n'est plus que 17,5/11. Vs = 4,6, l'examen du sang montre 5 270 000 hématies avec une forte valeur globulaire.

« Le 1er décembre toute trace d'hémorragie conjonctivale a disparu, mais le malade avoue qu'il a ajouté un peu de café à son régime relativement sec. T = 19/11 Vs = 4,6 avec 5 800 000 hématies et forte valeur globulaire.

Obs. II. — Mme H..., 58 ans ; ecchymose sous-conjonctivale spontanée. Urines sans sucre ni albumine. Polydipsie. T = 18,5/10, Vs = 3,8.

« Le régime seé relatif donne : T = 17,5/9,5, Vs = 4,3.

« Chez six autres malades présentant des ecchymoses sous-conjonctivales, suite d'hémorragie spontanée, quatre fois les auteurs ont observé une discordance sphygmo-viscosimétrique avec intégrité relative du rein (pas d'albuminurie) mais sans que l'influence de la quantité des liquides ingérés fût aussi facile à constater.

SEXE	AGE	Mx	Mn	Vs
H.	61 ans.	20 19	12 11	4,2 4,2
F.	53 ans.	18	11	4,2
F.	21 ans (grossesse).	12	7	3,4
H.	75 ans.	14,5	8,5	4,1
F.	56 ans.	20,5	10,5	3,9
F.	56 ans.	»	»	3,6

« 2° Les auteurs ont trouvé la viscosité sanguine faible chez les malades atteints de rétinite albuminurique.

« Assez souvent, si l'on s'en rapporte aux moyennes de

Nos	SEXE	AGE	RENSEIGNEMENTS CLINIQUES	TENSION ARTÉRIELLE		VISCOSITÉ DU SANG
				Mx	Mn	
1	F.	32	Rétinite albuminurique gravidique en voie de régression.	19	10,5	4
2	H.	32	Rétinite albuminurique.	21 21,5 22	15 15 15	5 4,6 3,8
3	F.	42	Rétinite albuminurique post gravidique.	26 27	15,5 16,5	4 4
4	H.	74	Rétinite hémorragique albuminurique avec inondation du vitré.	26	12,5	4,5
5	H.	60	Rétinite albuminurique.	29	14,5	4,3
6	H.	62	Rétinite hémorragique albuminurique.	23 26	12,5 15,5	4,8 4,3
7	H.	37	Rétinite albuminurique.	20	13,5	3,8
8	H.	48	Rétinite albuminurique.	26	17	4,7
9	H.	29	Rétinite albuminurique.	21	14,5	3,2
10	H.	49	Rétinite albuminurique.	25	14,5	4

W. Hess, l'hypoviscosité était absolue, toujours la viscosité était faible relativement à l'hypertension artérielle, c'est ce que montre le tableau précédent extrait du rapport de Rochon-Duvigneaud sur la rétinique albuminurique (*Soc. franc. d'ophtalmol.* Paris, mai 1912).

« Les auteurs ont essayé de déterminer les variations de la viscosité du sang aux différents stades de la rétinite albuminurique.

« Trois malades ont été en particulier examinés à ce point de vue :

« Mme M..., 42 ans, en novembre 1911 avait une tension 26/15, 5 et Vs = 4. Depuis cette date elle a conservé la même hypoviscosité relative, mais sans abaissement. En mars = T 27/16, 5 Vs = 4. Or cette malade pendant ces quatre mois continue à travailler et sa vision ne s'est pas sensiblement modifiée.

« D..., 32 ans, a présenté du 19 décembre jusqu'à sa mort, 5 janvier, une viscosité sanguine très faible, mais décroissante, sans modification apparente de la tension.

Mx	Mn	Vs
21	14	3,2
22	14,5	2,8
21,5	15	2,8
20	15,5	2,8.

« Enfin l'observation du malade *B.* est encore plus instructive.

Novembre 1911	T = 24	15	Vs = 5
—	T = 22	14,5	Vs = 4,5
—	T = 21,5	15	Vs = 4,6
Décembre	T = 24	15,5	Vs = 4
Janvier 1912	T = 20	15	Vs = 4
Février	T = 23	15	Vs = 3,7
	22,6	15,5	Vs = 3,8
	24	15	Vs = 3,6
	22	15	Vs = 3,5
Avril 23	T = 24	16,5	Ts = 3,2

« La viscosité sanguine a diminué. Cette baisse s'accompagne d'une diminution progressive de la perméabilité rénale constatée par les dosages quotidiens de l'urée, des chlorures et de l'albumine et par les crises de petite urémie ; de poussées répétées de rétinite (hémorragies et exsudats) ; d'une diminution progressive de la vision qui est tombée pour chaque œil de 8/10 à 2/10. »

*
* *

Si l'individu ne succombe pas pendant cette période à une hémorragie cérébrale, voire à une syncope ou à une attaque d'angor ou d'œdème aigu du poumon, comme nous en avons précédemment produit des exemples, graduellement le cœur finit par fléchir ; des stases s'accusent, des œdèmes apparaissent, *la tension maxima baisse par hyposystolie relative,* le cœur étant insuffisant à sa tâche et la viscosité au contraire augmente *par anoxhémie et augmentation dans le sang du taux de l'acide carbonique.* C'est du moins ce que nous avons constaté chez la plupart des artérioscléreux anciens arrivés à la période de déchéance cardiaque, ainsi qu'en témoignent les quelques exemples ci-dessous. *C'est la période de déséquilibre circulatoire, la période d'hyposystolie, la période artériorénale non compensée* (fig. 88).

*
* *

Remarquons nettement qu'en ce qui concerne cette période ultime de la maladie, il s'en faut que cette évolution asystolique, se traduisant par l'évolution sphygmoviscosimétrique ci-dessus rappelée, soit seule possible. Elle nous a paru la plus fréquente, mais d'autres éventualités peuvent se produire. Si la défaillance cardiaque, les stases veineuses et l'asphyxie progressive l'emportent on

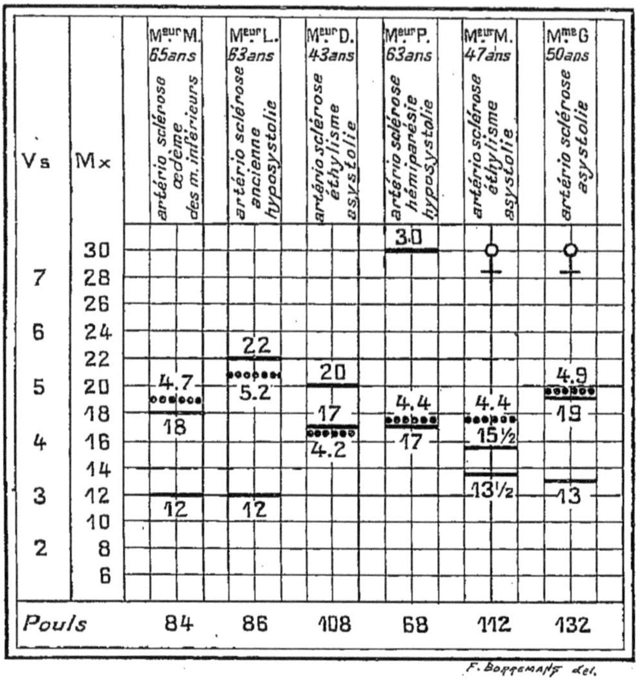

Vs	Mx	Meur M. 65 ans	Meur L. 63 ans	Meur D. 43 ans	Meur P. 63 ans	Meur M. 47 ans	Mme G 50 ans
		artério sclérose œdème des m. inférieurs	artério sclérose ancienne hyposystolie	artério sclérose éthylisme asystolie	artério sclérose hémiparésie hyposystolie	artério sclérose éthylisme asystolie	artério sclérose asystolie
	30				30		
7	28						
	26						
6	24						
	22		22				
5	20	4.7	5.2	20			4.9
	18	18		17	4.4	4.4	19
4	16			4.2	17	15½	
	14						
3	12	12	12			13½	13
	10						
2	8						
	6						
Pouls		84	86	108	68	112	132

F. Boppemans del.

Fig. 88. — *Période d'hyposystolie.* Période artério-rénale non compensée.

aura habituellement cette évolution — si l'œdème et le bloquage rénal sont prédominants, tension et viscosité pourront au contraire fléchir ensemble comme nous l'avons constaté en quelques cas et comme cela est noté dans 2 observations sus-mentionnées d'Onfray et Balavoine. Bref cette période ultime rentre à l'ordinaire dans la catégorie de ces cas ambigus où l'asystolie et l'urémie, l'hydrémie et l'anoxhémie, la défaillance cardiaque et l'insuffisance rénale, les stases veineuses et les œdèmes, agissant simultanément et de façon contraire tant sur le maxima que sur la viscosité, les lois sphygmoviscosimétriques précédemment énoncées ne sont plus applicables. C'est ainsi, comme le montrent les exemples précédents, que dans cette période de déséquilibre ultime, il peut y avoir concordance apparente entre la maxima et la viscosité — l'exposé ci-dessus en indique suffisamment les raisons — mais à défaut même de l'examen clinique évidemment toujours indispensable et d'une signification éclatante en pareil cas, la seule considération de la minima et de la différentielle suffirait à montrer en quoi — même à se placer à un point de vue purement sphygmoviscosimétrique — la situation se manifeste anormale, discordante et non compensée. En se reportant à l'exposé antérieur des lois sphygmomanométriques de l'équilibre cardiovasculaire, l'interprétation de ces faits ne présente aucune difficulté. Alors que PD s'est montré constamment croissant dans les périodes antérieures, dans la dernière période de déchéance, PD décroît progressivement, proportionnellement à l'insuffisance cardiaque progressive et cette décadence se traduit à la fois par le fléchissement de Mx et le relèvement de Mn.

Et ici encore se place un élément pronostique de premier ordre. Il arrive qu'à la période artériorénale compensée, l'affection rétrocède, les fonctions cardiorénales s'améliorent et que cette amélioration cliniquement évidente se traduise au point de vue sphygmoviscosimétrique, comme nous aurons l'occasion de le montrer au sujet de l'action des iodures par un abaissement de la tension maxima et un relèvement de la viscosité, indices d'un fonctionnement rénal meilleur, mais ce qui différenciera nettement ce syndrome d'amélioration, du syndrome d'aggravation mentionné ci-dessus, c'est que la période d'amélioration se manifeste par l'abaissement de la minima, indice de l'abaissement des barrages périphériques d'où dérivent l'abaissement concomitant de la maxima, l'amélioration de la diurèse, le relèvement de la viscosité par diminution de l'hydrémie ; la période d'aggravation se manifestera au contraire par un relèvement de la minima qui, coïncidant avec un fléchissement de la maxima est l'indice certain du fléchissement cardiaque.

*
* *

Si nous groupons en une courbe idéale les diverses phases que nous venons de rappeler de l'évolution sphygmoviscosimétrique des scléroses cardiovasculorénales, nous obtenons le schéma ci-dessus de valeur toute relative bien entendu (fig. 89).

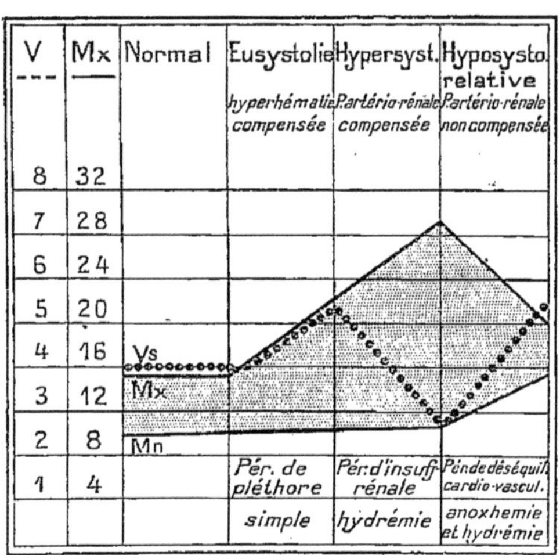

Fig. 89. — Courbe évolutive sphygmoviscosimétrique d'une sclérose cardio-rénale.

Si nous sommes hors d'état de fournir des courbes sphygmoviscosimétriques évolutives complètes — du moins pouvons-nous produire des fragments de courbe recueillis chez des sujets divers et qui montreront des

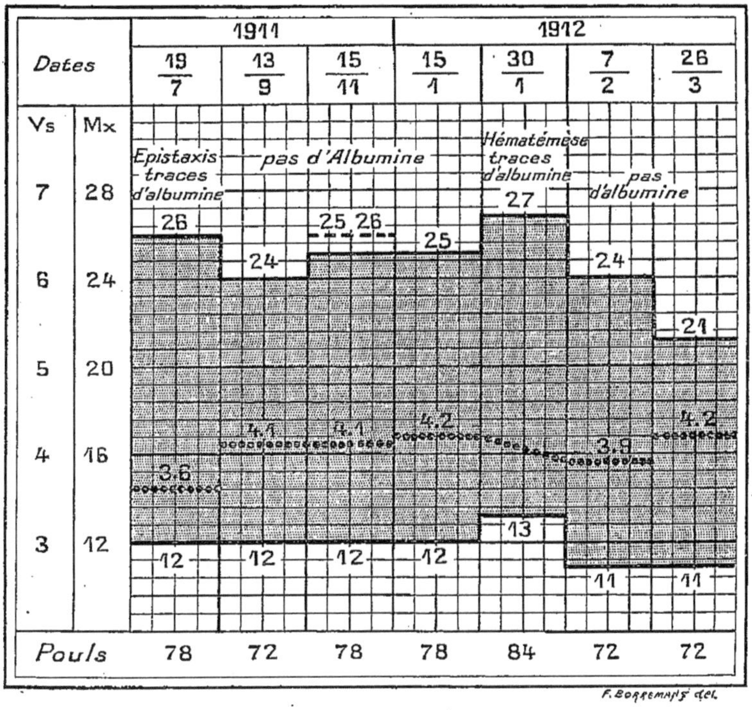

Fig. 90. — M. P..., 65 ans. Évolution sphygmoviscosimétrique favorable, régressive

fragments de cette évolution tant progressive que régressive. Nous les accompagnons de brefs commentaires qui souligneront au passage la signification de tel ou tel accident.

L'observation I (fig. 90) montre l'évolution régressive très nette d'un cas de sclérose cardiorénale bien compensée A noter dans l'ensemble l'abaissement de la maxima, coïncidant avec le relèvement de la viscosité et avec l'abaissement de la minima. L'abaissement de la minima ou tout au moins sa stabilité indique que l'abaissement de la tension systolique n'a pas été la conséquence d'un fléchissement du myocarde (qui d'ailleurs cliniquement n'a jamais donné aucun signe de défaillance). A noter la coïncidence des hémorragies et de l'albuminurie avec l'hypertension et l'hypoviscosité. Lors de la 2e attaque (hématémèse), nous n'avons pas pu mensurer la viscosité au moment même de l'hémorragie, mais seulement une semaine après alors que le patient était tout à fait remis. A noter encore l'albuminurie intermittente coïncidant avec l'hypertension et l'hypoviscosité et cessant avec elles ; c'est un fait que nous avons fréquemment observé. Il ne nous paraît pas douteux que sous l'influence combinée d'une tension élevée et d'une viscosité faible des traces d'albumine peuvent filtrer au niveau du glomérule ; c'est la règle ou presque dans la néphrite interstitielle ; la disparition de l'albuminurie coïncidant avec un abaissement des tensions et un relèvement de la viscosité est un bon signe d'amélioration. A noter enfin dans le cas présent l'action incontestablement favorable et hypotensive exercée par la haute fréquence, combinée à la vérité au repos et à un régime approprié.

L'observation II (fig. 91) représente encore une évolution régressive chez un cardiorénal bien compensé, évolution à l'occasion de laquelle se présente une observation physiopathologique et thérapeutique bien intéressante.

Comme on voit ce malade avec son obésité moyenne, son cœur de bœuf, son hypertension énorme (33), son albuminurie, sa polyurie considérable (3.300) présentait le tableau classique de la sclérose cardiorénale ; l'élévation de la tension minima, la fréquence du pouls, la dyspnée d'effort, l'élévation absolue de la viscosité (quoiqu'il y eut hypoviscosité relative) faisaient pressentir l'imminence d'une crise asystolo-urémique. Sous l'influence d'un régime approprié (diète hydrique temporaire, puis régime mixte hypochloruré extrêmement restreint), d'un repos presque absolu, et d'émissions sanguines répétées (ventouses scarifiées), la situation s'amende nettement. En 3 semaines, le malade perd 4 kilogrammes et accuse un mieux être considérable, la dyspnée d'effort diminue notablement. Cependant la tension maxima se maintient très élevée, 32, avec léger fléchissement de la minima ; la viscosité fléchit de même vraisemblablement par diminution de l'anoxhémie, ce qui rapproché de l'abaissement de la minima, de la diminution du poids, de la diminution de la fréquence du pouls, de la diminution de

Dates	6/12 1911	27/12 1911	15/2 1912
Mx	33	32	26
Vs	5	4.5	4.6
Mn	15	14	13
Poids	77K	73K	68K500
Urines	albumine urines 3.300	alb. traces urines 2.500 densité 1011	pas d'albumine urines: 1200 densité 1022
Pouls	108	96	88

F. Beernaerts del.

Fig. 91. — M. G..., 49 ans, $1^m,60$. Évolution régressive chez un cardio-rénal bien compensé.

la dyspnée d'effort et des sensations du malade nous amène à admettre que le régime circulatoire s'est certainement amélioré. Mais pourquoi la tension maxima était-elle restée si élevée? L'examen de l'urine nous donne l'explication. La polyurie était encore marquée 2 litres et demi avec densité faible 1011 et albuminurie persistante. Le malade interrogé nous apprit que comme nous avions omis (grave omission) de préciser de façon formelle la ration des liquides des 24 heures et se sachant atteint d'une affection des reins, il avait continué, comme par le passé, « à boire abondamment pour uriner de même » (*sic*). L'enquête précise nous révéla que ce patient buvait environ 3 litres de liquide par jour.

L'institution d'un régime mixte très restreint avec restriction considérable des liquides (1 litre à 1 litre et quart comme ration des 24 heures) suffit comme on voit à faire tomber la maxima à 26, la minima à 13, le pouls à 88, le poids à 68^{kgr},500, la viscosité restant sensiblement stationnaire, mais l'indice sphygmoviscosimétrique $\frac{Mx}{Vs}$ s'améliorant notablement. Parallèlement le taux de l'urine s'était abaissé à 1200, la densité urinaire s'était relevée à 1022 (ce qui nous fit penser que nous avions légèrement dépassé le but). L'albuminurie avait disparu, en même temps que le malade accusait un mieux être considérable qui s'est maintenu depuis. Ici la viscosité s'est abaissée probablement parce qu'au début ce sont surtout les phénomènes de stase veineuse et d'anoxhémie qui ont été le plus amendés.

Cette observation qui souligne si nettement l'influence énorme de la restriction des liquides est de tous points conforme aux observations de MM. Onfray et Balavoine (*loco citato*) au sujet desquelles ces auteurs s'expriment ainsi :

« Cinq fois il y avait hypertension artérielle, forte pression du pouls (mesurée par la différence $Mx - Mn$) et hypoviscosité sanguine très nette. Aucun des malades n'avait d'albuminurie, mais tous les cinq buvaient une quantité exagérée de liquide. En les rationnant sous ce rapport et sans aucune médication, on amena chez eux une baisse notable de la tension artérielle et une augmentation nette de la viscosité du sang. Il est donc probable que, chez eux, l'hypoviscosité était due à un certain degré d'hydrémie. »

Dans une certaine mesure ici le taux de l'urine excrétée a varié proportionnellement à la hauteur de la tension sanguine, alors que le taux d'albumine excrétée a varié en raison inverse.

Cette observation est pleinement confirmée par la suivante (fig. 92). Il s'agit d'un adulte de 46 ans, gros buveur de bière, atteint de néphrite interstitielle, avec polyurie, cœur de bœuf, bruit de galop et que nous voyons pour la première fois le 20 mars 1912, à l'occasion d'une de ces crises angiospasmodiques hypertensives si fréquentes en pareil cas. Le pouls bat à 108, viscosité 4,8, les tensions maxima et minima sont paradoxalement élevées (34 et 18 [!]), l'agitation est extrême ; à la vérité, aucun œdème, aucun signe actuel ni d'urémie, ni d'asystolie. Revu après 3 jours de diète hydrique puis lactée sévère, de ventouses scarifiées, et de purgations, la situation s'est notablement amendée, 96-28-16, avec une viscosité stationnaire à 4,9. Le 8 avril, après de nouveaux écarts de régime et vraisemblablement une nouvelle crise de surpression, épistaxis considérable durant 15 heures. Par suite de circonstances particulières, nous ne revoyons le malade que le 16 avril ; dans la semaine qui a suivi l'épistaxis, le malade, un intellectuel, s'est suralimenté pour « activer l'hématopoièse » (*sic !*) et abreuvé copieusement

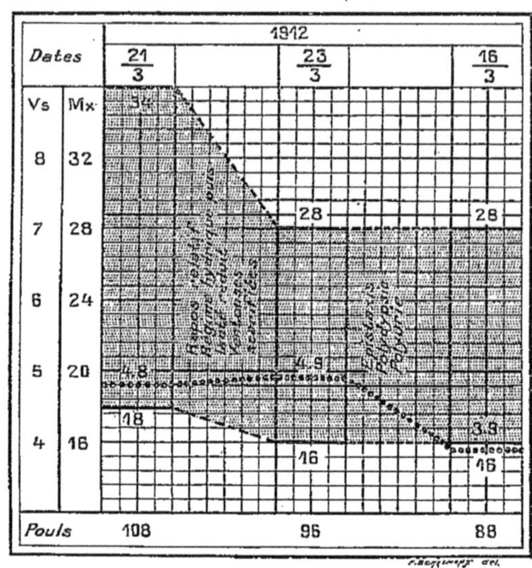

FIG. 92. — M. M..., 46 ans. Néphrite interstitielle. Cœur de bœuf. Bruit de galop.

« pour assurer la diurèse » (*resic !*) « afin de se désintoxiquer » (*reresic !!*). Le résultat sphygmoviscosimétrique est tout à fait caractéristique, le volume du sang n'a pas varié sensiblement, les tensions sont restées identiques (28-16), mais l'hydrémie a augmenté (3,9).

Les 2 observations suivantes (fig. 93 et 94) montrent au contraire 2 exemples d'aggravation progressive avec abaissement de la maxima, élévation de la minima et de viscosité chez 2 cardiorénaux anciens (un diabétique avec grosse albuminurie), dont la défaillance cardiaque progressive se traduit par des irrégularités cardiaques, de l'œdème pulmonaire et des membres inférieurs, de la dyspnée, de la cyanose, de l'augmentation du volume du foie.

Dates		1910	1911		1912
		30/9	15/9	23/10	9/4
Vs	Mx				
8	32	32			œdème pulmonaire Dyspnée Cyanose
7	28		25	24	
6	24		5	4,5	20
5	20				5
4	16				
3	12	12	9	9	12
2	8				
Pouls		78	66	68	88

F. Bonnemains del.

Fig. 93. — Mme B,.., 87 ans.

Nous devons faire remarquer ici que dans les cas d'œdèmes très étendus, voire d'anasarque qu'il nous a été donné d'observer, la viscosité était très basse (1,9 et 2,6). L'hydrémie et l'anémie alors semblent l'emporter.

La question de viscosité doit jouer un rôle capital dans la pathogénie des œdèmes ainsi que le démontra le Pr Roger[1]. Dans plusieurs séries d'expériences, il pratiqua chez des lapins saignés à blanc des circulations artificielles avec du liquide de Loocke et des solutions salines de gomme arabique. Il constata dans chaque expérience des œdèmes interstitiels inversement proportionnels en quelque sorte à la viscosité du liquide circulant.

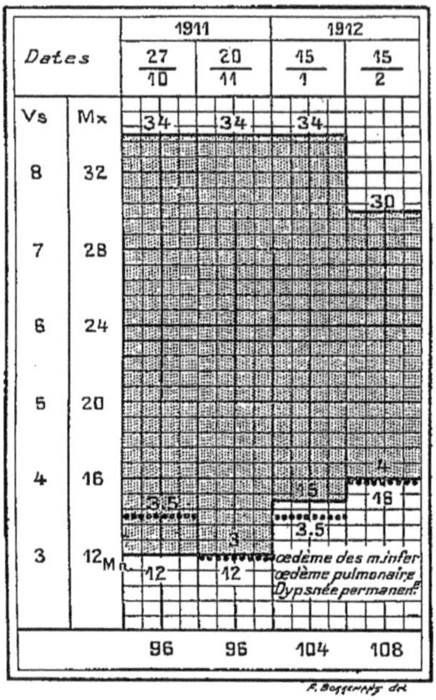

Fig. 94. — M. R..., 78 ans. Glycosurie intermittente. Albuminurie 4 grammes.

L'observation (fig. 95) est encore bien suggestive. Il s'agit d'un cardio-brightique, diabétique de 62 ans, hypertendu, hypovisqueux relatif, admirablement compensé d'ailleurs, qui en coïncidence avec une crise de surtension fit en juillet 1911 des accidents cérébelleux qui s'amendèrent graduellement jusqu'en 1912 sous l'influence d'un repos relatif, d'un régime approprié et d'émissions sanguines répétées. Notons en passant que dans ce cas que nous pûmes suivre avec beaucoup de régularité et de rigueur la haute fréquence pratiquée cependant par un prince de la d'arsonvalisation se montra

1. Prof. Roger, Introduction à l'étude de la viscosité du sang. *Archives de médecine expérimentale*, septembre 1908.

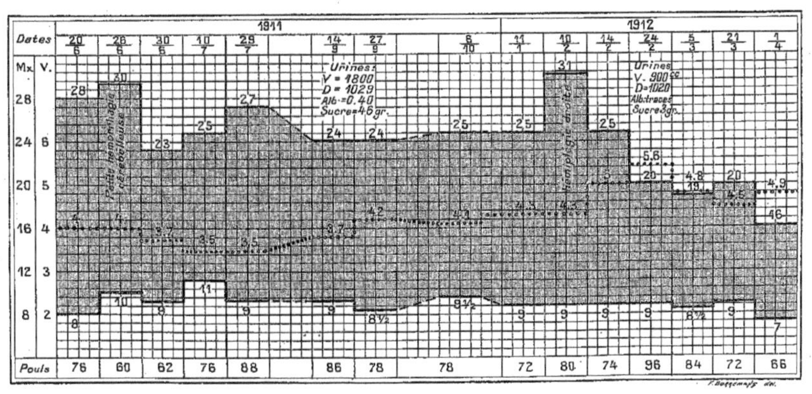

Fig. 95. — M. H..., 62 ans, diabétique, albuminurique, artério-scléreux, hémiplégique.

tout à fait inopérante. En février 1912, à l'occasion d'une reprise intense de travail et d'une alimentation excessive, hémiplégie droite avec aphasie qui rétrocède graduellement, n'en condamnant pas moins le patient à un repos et à une impotence presque absolus. A dater de ce moment la chute de pression maxima est progressive et profonde, puisque de 31 en février, elle tombe à 16 en avril; cette baisse de pression n'est certainement pas due à la déchéance du myocarde, car d'une part on ne constate aucun signe d'hyposystolie, d'autre part la minima s'est pendant cette période abaissée de même sensiblement de 9 à 7. Pendant cette même période la viscosité s'est élevée de 4,3 à 4,9 en atteignant même 5,6 à certains moments. Il y a donc stase veineuse, vasodilatation périphérique; elle est évidente dans la région hémiplégiée et se traduit à l'œil par la teinte cyanotique des téguments de ce côté, par opposition à l'autre côté chez un malade à peau très blanche. Cette dilatation veineuse se produisant dans une vaste zone organique entraîne avec elle les conséquences ordinaires des vaso-dilatations, l'abaissement des tensions maxima et minima (constaté par exemple par M. Dausset après les bains d'air chaud). L'augmentation relative du sang veineux par rapport au sang artériel détermine une anoxhémie relative et une élévation de la viscosité.

On voit qu'ici encore la considération de la minima nous conduit à l'interprétation rationnelle de la courbe sphygmoviscosimétrique dont l'analyse clinique physiopathologique nous donne les raisons.

Notons encore que la polyurie, 2000 avec albuminurie marquée ($0^{gr},40$ à 1 gramme) et glycosurie élevée (10 à 60

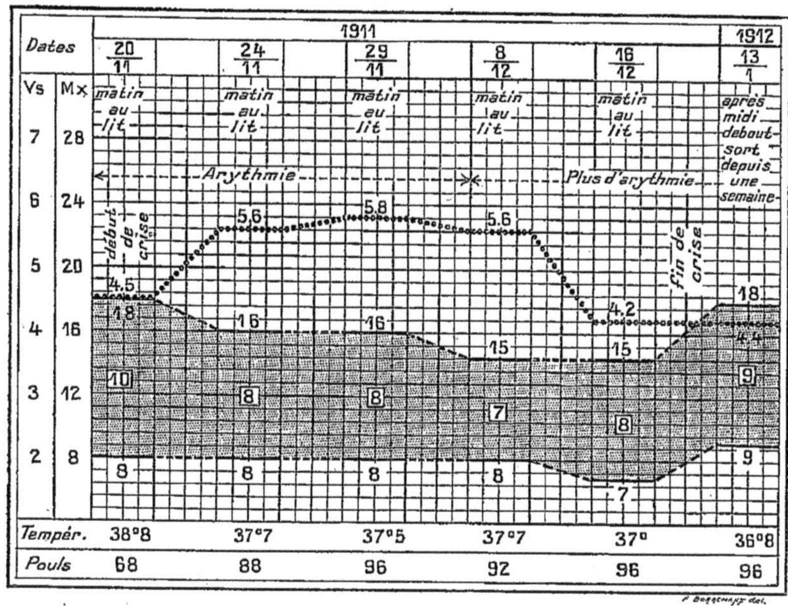

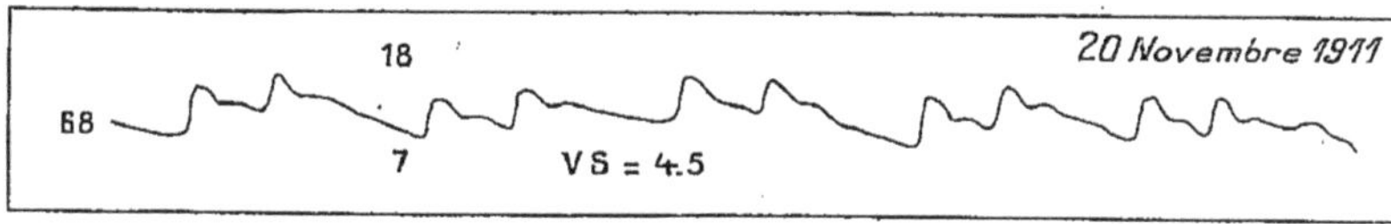

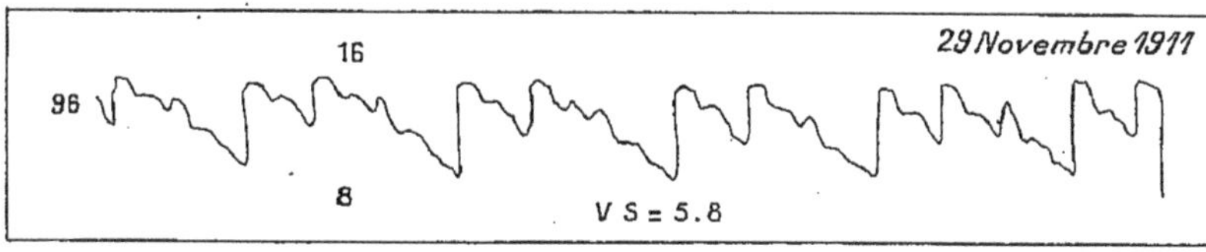

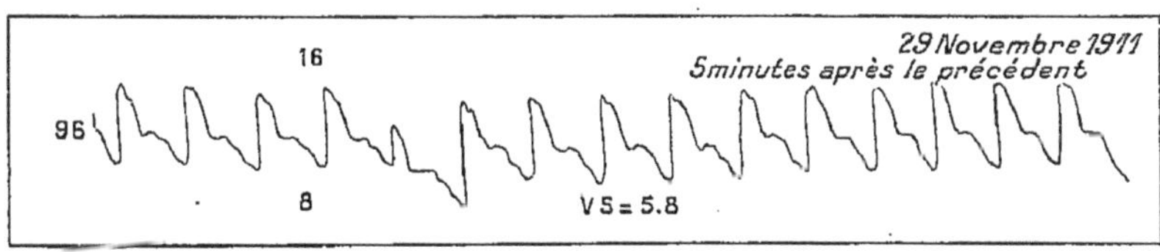

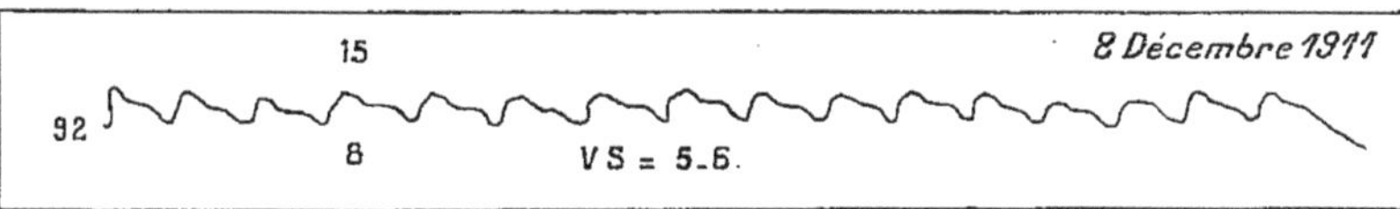

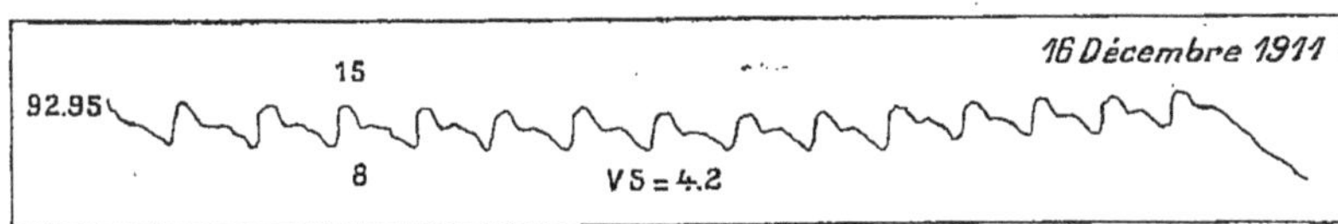

Fig. 96. — M. G... Attaque de goutte aiguë franche avec arythmie cardiaque.

grammes) de la période préhémorragique d'hypertension et d'hypoviscosité, a été remplacée par une oligurie relative 1000 avec albuminurie minime (traces) et glycosurie minime (7 grammes) pendant la période posthémorragique de tension plus basse et de viscosité plus élevée.

Comme nous venons de le dire, l'hémiplégie avec la stase veineuse qu'elle entraîne nous paraît jouer un rôle prédominant dans cette évolution sphygmoviscosimétrique et nous avons observé des faits similaires chez maints hémiplégiques; toutefois, il est difficile de faire un départ très exact de ce qui dans cette évolution appartient directement à l'hémiplégie et de ce qui revient au repos, à l'impotence musculaire presque complète, à l'absence d'exercice d'une part, à la restriction alimentaire considérable d'autre part, et enfin à la pratique systématique de purgations répétées.

Donnons pour finir, à titre purement documentaire et sans en tirer aucune conclusion particulière, la courbe sphygmoviscosimétrique relative à un accès de goutte aiguë qui dura environ 4 semaines et s'accompagna de manifestations bien curieuses d'arythmie (fig. 96).

QUELQUES APPLICATIONS PRATIQUES

Tension artérielle. — Viscosité sanguine. Maladies de la nutrition et artériosclérose.

Par un abus évident d'interprétation et de langage, hypertension artérielle est devenue quasi-synonyme d'artériosclérose ; or il s'en faut et de beaucoup que tous les hypertendus soient des artérioscléreux et les études précédentes tant évolutives que statistiques en ont fourni, nous l'espérons du moins, de suffisantes démonstrations. Sans parler des angiospasmodiques sphygmolabiles à tension variable et qui peuvent fort bien d'un jour à l'autre, d'une heure à l'autre passer de l'hypertension à l'hypotension, il existe nous l'avons vu un très grand nombre d'hypertendus pléthoriques simples ou goutteux ou diabétiques chez lesquels un traitement consistant surtout en une diététique appropriée peut ramener graduellement, mais sûrement la tension à la normale sans déterminer de rupture de l'équilibre cardiovasculaire, ce qui n'eût pas été si l'on s'était trouvé en présence d'une sclérose vasculorénale avérée et partant irréductible. Nous avons eu l'occasion d'en publier maints exemples dans les chapitres précédents.

L'étude simultanée de la tension et de la viscosité permet de faire presque à coup sûr le départ — et il est capital — de ces deux groupes d'hypertendus.

Les hypertendus à viscosité élevée (hypertendus-hypervisqueux) sont pour la plupart des pléthoriques simples, des goutteux, des diabétiques à système vasculorénal non adultéré et habituellement curables.

Les hypertendus à viscosité basse (hypertendus-hypovisqueux permanents) sont tous des cardiorénaux. La sclérose vasculorénale est plus ou moins avancée et étendue. Les lésions sont, à des degrés variés, irréparables, ce qui ne veut pas dire que la thérapeutique soit impuissante, loin de là, à les améliorer.

Ces deux propositions qui formulent en somme de façon différente les lois de concordance et de discordance sphygmoviscosimétrique précédemment établies appellent quelques commentaires cliniques :

1° L'observation clinique prolongée démontre que le groupe des hypertendus-hypervisqueux (pléthoriques simples, obèses, goutteux, diabétiques) est presque fatalement voué par l'évolution naturelle du processus morbide à la sclérose cardiorénale comme nous l'a montré l'étude de l'évolution sphygmoviscosimétrique des affections cardiovasculorénales — en sorte qu'on pourrait revendiquer légitimement pour ce groupe le terme de « présclérose » si heureusement créé par Huchard.

La constatation du syndrome hypertension-hyperviscosité permet donc de prévoir à plus ou moins longue échéance le développement d'une sclérose cardiorénale — même au moment où l'individu présente les apparences de la santé la plus florissante et la plupart des pléthoriques sont dans ce cas au début de leur pléthore. Sous l'influence de l'hyperémie active, de l'irrigation intensive des tissus réalisée par ce syndrome, l'organisme est doué d'une véritable suractivité, temporaire hélas pour le plus grand nombre, mais que Claude Bernard a résumé si parfaitement en ces quelques lignes : « Le cours du sang étant plus actif, les tissus plus complètement baignés, les réactions nutritives et fonctionnelles sont plus intenses et les propriétés vitales plus énergiques : activité circulatoire, activité fonctionnelle, activité chimiocalorifique sont des phénomènes contemporains et corrélatifs. » En fait ces hypertendus-hypervisqueux sont quelquefois pendant une période assez longue doués d'une activité très supérieure à la normale. Combien de pléthoriques, diabétiques, goutteux rentrent dans cette catégorie et sont plus ou moins longtemps des « suractifs » dont la puissance de travail stupéfie toujours. Nous pourrions en citer de très nombreux exemples.

La puissance d'adaptation de ces organismes est souvent extraordinaire — activité circulatoire, activité fonctionnelle, activité chimiocalorifique sont des phénomènes contemporains et corrélatifs ainsi que l'exprime Claude Bernard. — Les glandes digestives subissent une hypertrophie anatomique et une suractivité fonctionnelle, corrélatives à l'hypertrophie cardiovasculaire, à la suractivité circulatoire traduite par la surpression différentielle, et l'hyperviscosité sanguine dépendant au moins en partie de l'hyperglobulie. Baignées plus abondamment par un liquide plus nutritif elles acquièrent une puissance fonctionnelle croissante ; la faculté digestive de la plupart de ces organismes est on le sait énorme. Mais, c'est là précisément que réside le danger dans lesdits états — la puissance fonctionnelle croissante des glandes digestives engendre des besoins alimentaires croissants auxquels la plupart desdits sujets résistent d'autant moins que leur capacité digestive est considérable, qu'ils éprouvent à la satisfaire un indiscutable plaisir, que leur aspect est florissant, et qu'ils n'éprouvent pendant longtemps aucun malaise. L'organisme grâce à une plasticité considérable résiste et s'adapte. La suralimentation engendrant la pléthore avec ses conséquences, est compensée par une circulation et un fonctionnement rénal plus actifs ; la circulation plus active engendre des sécrétions digestives plus abondantes, une alimentation plus riche — c'est un cercle vicieux.

Malheureusement il est bien difficile, à moins d'une discipline diététique sévère et rarement acceptée par de tels patients boulimiques et polydypsiques de s'arrêter sur la pente fatale de la suralimentation et de son aboutissant la pléthore. Pléthore, viscosité, tensions et fonctionnement rénal croissent donc et parallèlement peut-on dire tant que la limite d'adaptation organique n'est pas atteinte, tant que la puissance de réserve cardiorénale n'est pas dépassée. Quand elle l'est — le stade de « présclérose pléthorique » est franchi — la déchéance cardiovasculorénale, le stade de sclérose progressive commence.

Il est de ces organismes qui mettent de longues années à franchir le stade de présclérose et qui grâce à la qualité et la plasticité exceptionnelles de leurs tissus mésodermiques et en particulier de leurs tissus cardiovasculorénaux atteignent avec plus ou moins de misères un âge avancé — plusieurs de nos sujets ont plus de 80 ans. C'est la grande, très grande exception. Le plus souvent le stade de déchéance progressive commence entre 35 et 45 ans.

Or il faut le dire, le répéter, à ce stade d'hypertension et d'hyperviscosité sans défaillance cardiorénale l'affection est complètement curable — les troubles sont d'ordre purement fonctionnel. On n'est pas en présence de troubles, de lésions irréparables. On conçoit combien il est important de porter à ce moment un diagnostic ferme, de formuler un pronostic précis et d'ordonner un traitement curateur — il peut l'être à cette période. Le patient est à peine un malade, il n'est encore infirme à aucun degré. La restriction alimentaire globale y compris à un moment donné la restriction hydrique — quelques périodes de jeûne — la pratique surveillée d'une médication évacuatrice suffisent à l'ordinaire à modifier profondément la tendance morbide, à réaliser l'amaigrissement, la restriction des sécrétions digestives, l'abaissement parallèle de la tension et de la viscosité, la disparition des excrétions morbides (glycosurie, hyperuricurie, etc.). Le résultat sera, bien entendu, d'autant plus rapidement obtenu et plus facile à maintenir que la déviation nutritive et circulatoire sera moins profonde et moins invétérée.

Il résulte de nos observations qu'un des premiers signes — peut-être le premier — de la défaillance cardiovasculorénale si importante à dépister qui marque l'entrée dans le stade de sclérose vasculorénale, dans l'artériosclérose est précisément réalisé par la discordance sphygmoviscosimétrique susmentionnée : hypertension et hypoviscosité qui traduit en somme objectivement le mécanisme dynamique compensateur d'un régime circulatoire perturbé par le développement d'un obstacle en amont du cœur gauche, habituellement au niveau des glomérules et des artérioles glomérulaires.

A la vérité — et on conçoit combien cette notion est intéressante au point de vue pronostic — à la vérité le stade de discordance sphygmo-viscosimétrique permanente caractéristique de la sclérose artériorénale effective est précédé d'une période pendant laquelle l'organisme étant encore à la limite de sa résistance, sa puissance de réserve vasculorénale n'étant pas encore pleinement épuisée traduit sa défaillance prochaine par des crises hypertensives temporaires avec hypoviscosité parfaitement réductibles encore et après lesquelles tension et viscosité reviennent à leur taux antérieur dans un rapport voisin de la normale.

Ces crises d'hydrémie transitoire avec hypertension, discordance sphygmoviscosimétrique et parfois même albuminurie temporaire, nous les avons maintes fois observées chez des pléthoriques hypertendus hypervisqueux. Nous les avons vues déterminées par la médication iodurée, l'absorption exagérée de liquides, l'ingestion d'une quantité exagérée d'aliments, par une émotion vive déterminant une réaction angiospasmodique violente chez un prédisposé, etc.

Nous ne saurions assez insister sur la signification de ces crises fugaces d'hydrémie avec hypertension, véritable signal d'alarme du bloquage rénal imminent. C'est le dernier « garde à vous » à l'entrée du stade de sclérose vasculorénale définitive et progressive.

L'hypertension avec viscosité basse n'est donc caractéristique de la sclérose cardiorénale qu'à la condition qu'elle soit permanente. Mais ici encore l'affection est progressive, la lésion peut être plus ou moins profonde. Et si on se trouve en présence de lésions plus ou moins irréparables, irréductibles, du moins s'y surajoute-t-il toujours des troubles fonctionnels réductibles et curables et cela d'autant plus qu'on est encore plus proche du début de la déchéance vasculorénale.

Dans toute artériosclérose, même avérée, il y a un élément réductible, curable, qu'un traitement convenable peut faire disparaître et dont la mesure sphygmoviscosimétrique donne le degré. Nous en avons publié plusieurs exemples à l'occasion de l'étude de l'évolution sphygmoviscosimétrique des affections cardio-rénales.

Ces patients sont enfin particulièrement sujets comme on sait à des crises hypertensives avec hyperhydrémie, qui exagèrent temporairement et brutalement leur état morbide habituel, exagérant leur hypertension, exagérant leur hydrémie, exagérant leur bloquage rénal et pouvant déterminer les manifestations les plus graves dont les plus fréquentes sont comme on sait les hémorragies. Ces crises sont ici particulièrement redoutables ; leurs causes provocatrices les plus habituelles nous ont paru être : l'alimentation globale exagérée, l'absorption exagérée de liquides (c'est certainement dans la pratique courante une des causes les plus fréquentes de ces crises hypertensives-hypovisqueuses génératrices des hémorragies), l'administration des iodures, les réactions angiospasmodiques provoquées par le froid, les émotions, le surmenage.

3° Quand enfin arrive la période de déchéance, d'insuffisance cardiaque avec son cortège habituel de stase veineuse, d'insuffisance respiratoire, d'anoxhémie, d'asphyxie progressive, d'œdèmes, et d'hydrémie progressive, la situation physiopathologique devient très complexe au point de vue sphygmoviscosimétrique, nous l'avons déjà montré. Mais le fait habituel de l'élévation progressive de la minima coïncidant avec le fléchissement de la maxima, suffit le plus souvent à caractériser cette période pendant laquelle à l'ordinaire la viscosité se relève par anoxhémie.

Toutefois dans 2 cas à gros œdèmes avec ascite considérable, nous avons vu dans la période ultime fléchir à la fois la maxima, la minima et la viscosité.

Bref, cette période d'insuffisance cardiorénale non compensée avec œdème et ascite, est loin d'être encore pleinement élucidée.

Actions sphygmoviscosimétriques des iodures.

Faut-il prescrire l'iodure de potassium aux hypertendus ?

Question plus discutable encore que discutée.

La prescription des iodures aux hypertendus est banale en vertu de cette équation traditionnelle quasi-réflexe : hypertension artérielle = artériosclérose = iodure de potassium. Équation doublement fausse car, d'une part, de toutes les causes possibles d'hypertension artérielle, nous avons vu que l'artériosclérose n'est pas, à coup sûr, la plus fréquente et, d'autre part, on peut affirmer à coup encore plus sûr, que le nombre des artérioscléreux auxquels l'iodure de potassium peut être favorable est beaucoup moins grand que le nombre de ceux auquel il est néfaste.

*
* *

L'administration des iodures aux hypertendus repose sur ces trois affirmations pharmacodynamiques : 1° que les iodures sont vasodilatateurs; 2° que les iodures diminuent la viscosité sanguine; 3° qu'*en conséquence* ils abaissent la tension artérielle. Voyons ce qu'il faut en penser.

Les iodures sont-ils vasodilatateurs? La démonstration expérimentale n'en a jamais été administrée à notre connaissance. C'est une vue purement hypothétique. Les expérimentateurs ont établi, *a priori*, une relation nécessaire entre la diminution de la pression artérielle et la vasodilatation et constatant, au cours de quelques expériences et temporairement, un abaissement de pression, ont été incités à conclure à la vasodilatation. Mais de l'aveu même de l'un d'entre eux, le Pr Pouchet, cette vasodilatation n'est rien moins que certaine. « Au moment même du minimum de pression, écrit-il[1], loin qu'il y ait à ce moment de la vasodilatation, c'est au contraire une vasoconstriction que l'on observe comme le prouve ce fait, qu'une incision pratiquée au moment de la chute de pression sur l'oreille d'un chien auquel on a injecté un iodure, fournit une bien moindre quantité de sang qu'une incision pratiquée dans les mêmes conditions avant l'injection. »

Les iodures diminuent-ils la viscosité sanguine? Tous les auteurs répètent bien l'un après l'autre à la suite de Poiseuille et de Gübler que les iodiques sont des hypovisqueux; en fait, les constatations positives ont été jusqu'ici peu nombreuses et contradictoires. Müller et Inada[2], Boveri[3], Landini et Ceroni[4] ont bien constaté une hypo-

1. Pr Pouchet, « L'iode et les iodiques », p. 41.
2. Muller et Inada, *Deutsche med. Woch.*, 1904, n° 48, p. 1751.
3. Boveri, *Clinica medic. ital.*, 1906 et *Presse Médicale*, 1908, n° 63.
4. Landini et Ceroni, *Rivista critica di clinica medica*, 12 novembre 1910 p. 739.

viscosité marquée, mais Determan[1], Lindman[2], Adam[3] n'obtinrent pas de résultats nets ni surtout constants. Ce dernier auteur expérimentant sur 30 sujets, ne constata d'hypoviscosité que dans 6 cas et avec des doses d'iodure de potassium supérieures à 3 grammes. Il est probable, comme nous le verrons au cours de ce chapitre, que les résultats dépendent, au moins en partie, de la perméabilité rénale.

Si enfin des prémisses, nous passons à la finale, nous constatons que si l'incertitude expérimentale dans laquelle nous sommes relativement à la vasodilatation et à la viscosité, ne nous permet pas de conclure logiquement à l'action hypotensive, les observations directes n'autorisent pas davantage une conclusion *a posteriori* dans ce sens.

Les résultats expérimentaux sont absolument contradictoires. Si, au cours des injections intra-veineuses, qui ne correspondent d'ailleurs nullement à la pratique thérapeutique, on constate une phase temporaire d'hypotension, l'hypertension se manifeste à une autre[4].

Expérimentalement, l'emploi de doses thérapeutiques par voie stomacale n'exerce pas d'influence manifeste sur la tension sanguine[5].

Ce trop succinct mais fidèle exposé démontre que les assises expérimentales de la médication iodurée considérée comme hypotensive sont des plus précaires.

1. Determan, *Deutsche med. Woch.*, 1908, n° 20.
2. Lindman, *Diss. Inaug.*, Marbourg, 1908.
3. Adam, *Zeitschr. f. klin. Med.*, 1909.
4. Pouchet, *Loc. cit.*, p. 40 et suiv.
5. Prévost et Binet, *Bulletin général de thérapeutique*, 1904.

*
* *

Les résultats cliniques, *ultima ratio,* sont-ils du moins probants ?

L'action favorable globale a paru indiscutable dans des cas d'aortite et surtout d'ectasies aortiques dans lesquels les iodures ont été prescrits soit seuls, soit plus souvent associés au mercure (Bouillaud, Checkerbutty, W. Balfour, Byron-Bramwell, C. Paul, Dujardin-Beaumetz, Bucquoy, Potain, etc.). Ces résultats sont probablement, pour la plupart, sous la dépendance d'une action antisyphilitique ; ils sont d'ailleurs tout à fait inconstants, et nous n'en voulons pour preuve que les méthodes nombreuses, tant anciennes que nouvelles, préconisées chaque jour pour la cure de ces affections.

Dans les autres cas et plus particulièrement dans les scléroses artérielle, cardiaque et rénale, la plupart des cardiologues ont suivi l'évolution si nette de Huchard qui, après avoir au début de sa carrière, sur la foi des traités et de confiance, si l'on peut ainsi dire, prescrit et prôné les iodures comme hypotenseurs, est arrivé graduellement à les proscrire de plus en plus et à ne leur reconnaître, et comme à regret, que les indications les plus restreintes. Il insistait, en toutes circonstances, sur « l'abus de la médication iodurée presque toujours inutile au début de la première période de l'artériosclérose (présclérose) nuisible à la troisième et à la quatrième période (cardiectasique), applicable seulement à la fin de la première phase et pendant le cours de la seconde (cardioartérielle)[1] ».

1. Huchard, *Congrès international de Budapest,* août-septembre, 1909.

C'est qu'au cours de la pratique cardiologique, l'action hypotensive des iodures devient d'autant plus douteuse que leur novicité apparaît plus certaine.

Tel est, *grosso modo*, et en raccourci, l'état actuel de cette question de haute pratique. L'étude systématique de la tension artérielle et de la viscosité sanguine est susceptible de porter dans cette étude une certaine clarté.

*
* *

Ces mensurations positives permettent, en effet, de constater :

1° Que l'hypertension artérielle ne s'accompagne pas toujours d'hyperviscosité sanguine, — mais que précisément et au contraire, — dans les cas les plus sérieux où l'hypertension est très élevée, les fonctions rénales les plus atteintes, les hémorragies les plus fréquentes, l'hypoviscosité vraisemblablement par hydrémie est la règle, comme nous l'avons montré dans un chapitre antérieur.

2° Que cette inversion du rapport normal de la tension et de la viscosité est fonction du bloquage rénal, et que dans ces cas l'aggravation de l'état pathologique et, plus particulièrement, l'élévation dangereuse de la tension s'accompagne de la diminution de la viscosité, et inversement, comme en témoignent les deux couches évolutives ci-après (fig. 97 et 98).

Or, si depuis longtemps nous soupçonnions l'action nocive des iodures dans les scléroses vasculaires avancées, — il nous avait été impossible jusqu'ici de recueillir à ce sujet plus que des présomptions, — les deux observations résumées dans les courbes suivantes et éclairées par les notions précédemment rappelées, nous semblent bien constituer des commencements de preuves, voire de quasi-flagrants délits (fig. 99 et 100).

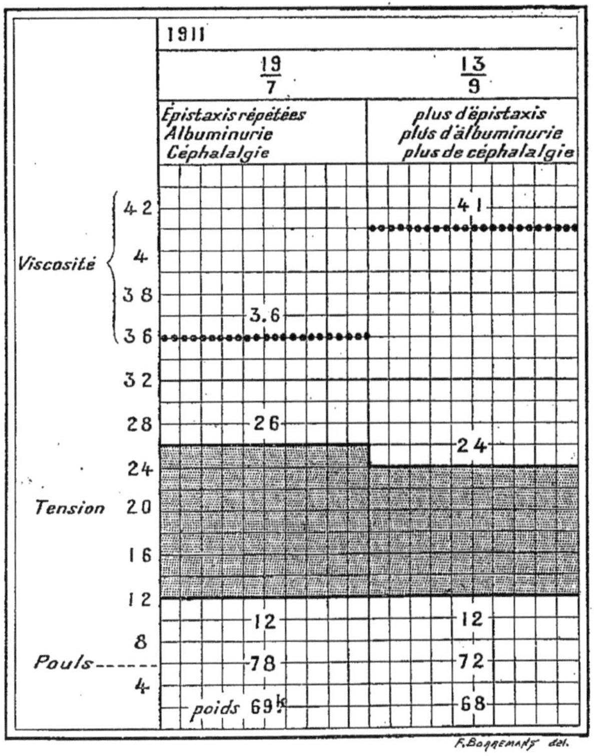

Fig. 97. — M. P..., 65 ans. Artério-sclérose, hypertrophie cardiaque, élévation de l'aorte et des sous-clavières, claquement en marteau, temporales fluxueuses, pollakiurie, albuminurie intermittente.

Nous constatons, en effet, que — le plus vraisemblablement *sous l'action de l'iodure,* le régime et l'hygiène générale étant restés sensiblement constants — dans le premier cas (M. I...), on a vu se développer de l'albuminurie avec élévation de la tension sanguine, diminution de la viscosité, accidents hémorragiques, bref, une aggravation générale manifeste de l'état morbide, et qu'inversement et consécutivement à la suppression de l'iodure (et à la vérité au régime lacté strict et à l'administration du chlorure de calcium), l'albuminurie a rétrocédé, en même temps que la tension s'abaissait, la viscosité s'élevait, l'hémorragie disparaissait.

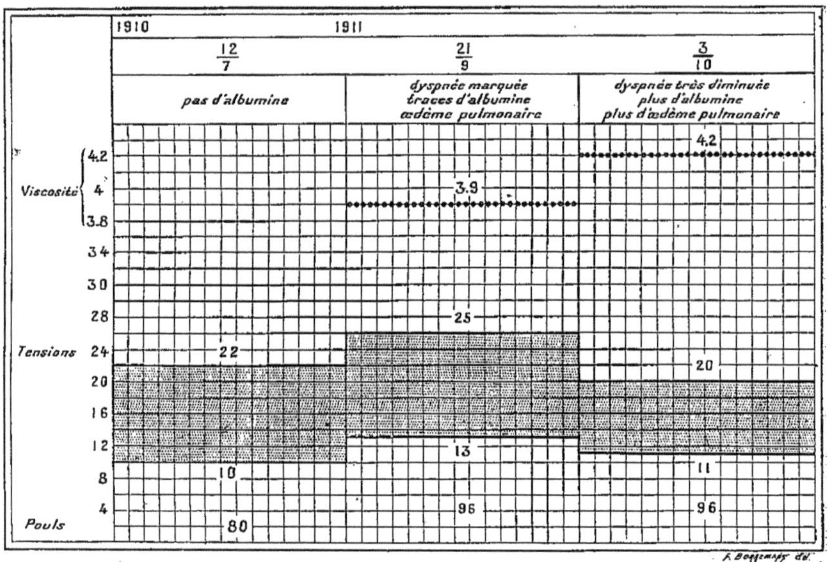

FIG. 98. Mme B..., 55 ans, Dilatation aortique, élévation des sous-clavières, choc en marteau à la base.

Dans le deuxième cas (M. W...), cette alternance des phases d'aggravation s'accompagnant d'hémorragies, d'hypertension, d'hypoviscosité et des phases d'amélioration se traduisant par la cessation des hémorragies, l'abaissement de la tension, l'élévation de la viscosité, a coïncidé si nettement avec les reprises et les pauses de la médication iodurée, qu'il est difficile de n'y voir qu'une simple coïncidence.

Dans ces observations, les accidents vraisemblablement provoqués en grande partie par l'administration des iodures ont été relativement bénins, ils n'en font pas moins pressentir les dangers formidables que peut faire courir une telle médication, chez de tels malades que menacent de façon permanente l'urémie et l'hémorragie cérébrale.

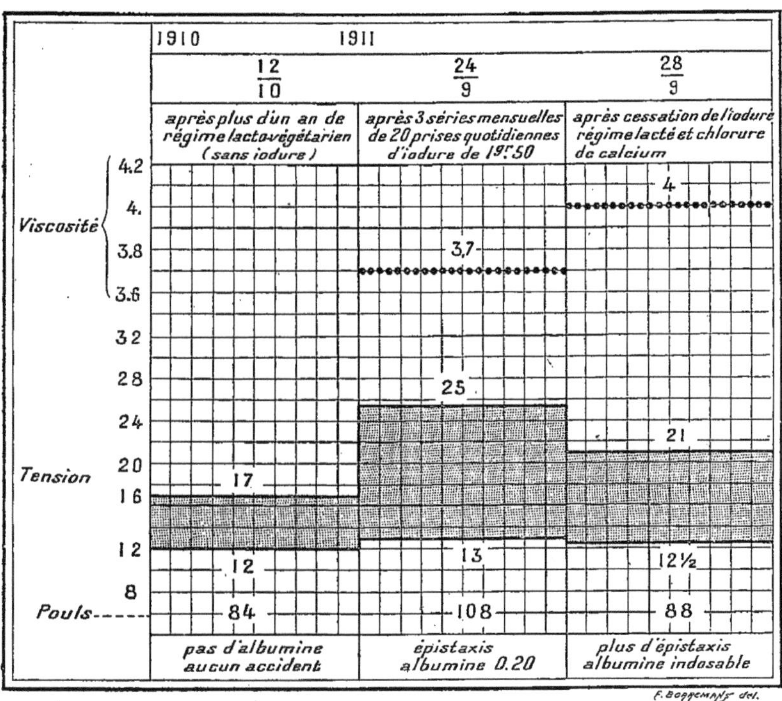

Fig. 99. — M. I..., 54 ans. Goutteux ancien, diabétique, hémorragies rétiniennes.

*
* *

Est-ce à dire que l'iodure de potassium doive être absolument banni de la thérapeutique des affections cardio-vasculaires — ce serait singulièrement dépasser les limites de l'induction permise. — Nous croyons au contraire qu'il peut rendre d'appréciables services en maintes circonstances que nous nous efforcerons de préciser.

Mais on peut dire que l'*iodure de potassium est contre-indiqué dans tous les cas d'hypertension s'accompagnant d'hypoviscosité marquée ; et cliniquement dans teus ceux où la*

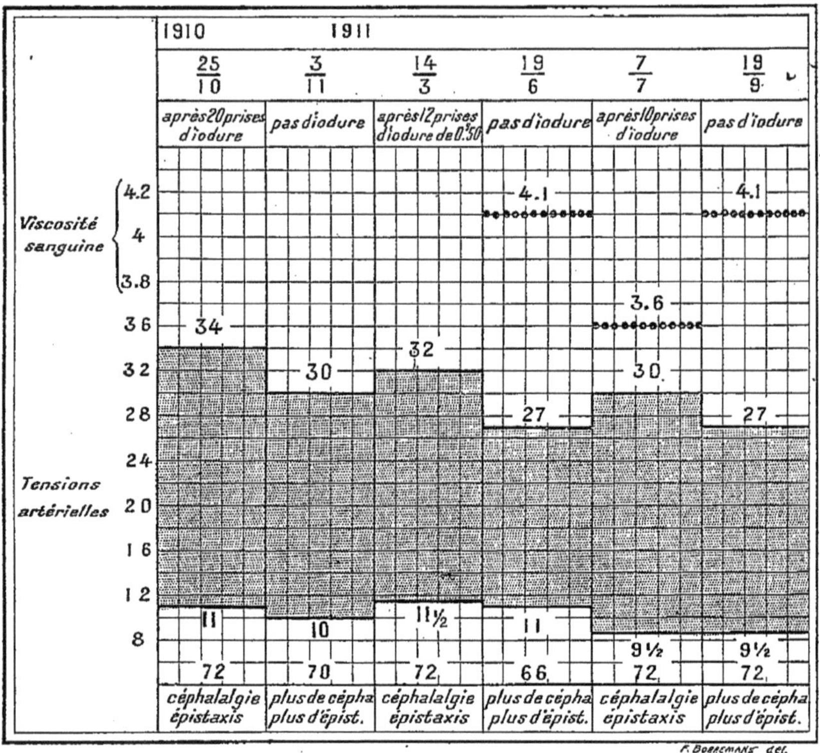

Fig. 100. — M, W..., 62 ans. Artério-scléreux, albuminurie ancienne et permanente.

puissance de réserve du cœur ou du rein est nulle ou minime, dans tous ceux où l'insuffisance rénale est évidente et a fortiori dans tous ceux où la tendance hémorragique est manifeste et c'est le cas de la plupart des scléreux.

La question des iodures dans les affections cardiovasculaires est donc à reprendre résolument en se plaçant à un point de vue purement objectif et en faisant table rase des théories incertaines et d'ailleurs contradictoires sur lesquelles a reposé jusqu'ici l'iodothérapie dans ces affections.

Disons toutefois dès maintenant que *cette médication nous a paru utile.*

1° *Chez les pléthoriques, sanguins, hyperuricémiques, goutteux, hyperglycémiques, diabétiques, à tension artérielle élevée, à viscosité sanguine exagérée,* à cœur hypertrophié ne donnant pas signe de défaillance, *à reins non adultérés* — dans ces cas précisément l'iodothérapie associée à une diététique appropriée permet d'abaisser à la fois la tension et la viscosité par diminution de la pléthore, de soulager de ce fait le cœur et le rein et de prévenir en conséquence la déchéance progressive quasi-inévitable de ces organes.

2° *Chez les prédisposés aux stases veineuses, à l'asphyxie locale ou générale, hypertendus veineux, hypotendus artériels à circulation ralentie,* — phlébitiques, variqueux, cyanosés, asphyxiques, à tension normale ou basse, à viscosité sanguiné élevée par augmentation du taux de l'acide carbonique sanguin et chez lesquels les iodures correctement administrés et associés à un tonicardiaque (spartéine, adonis, digitale, etc.) provoquent précisément la stimulation du moteur cardiaque, l'accélération de la circulation, la diminution des stases, l'amélioration de l'hématose pulmonaire, la diminution de l'acide carbonique, la diminution de la viscosité sanguine. Dans ces cas l'élévation de la tension (antérieurement basse) coïncide avec une amélioration notable de la circulation de l'état général. On en trouve un bel exemple dans le chapitre suivant, consacré à l'action de la digitale (fig. 101).

Bref, dans tous les cas où la puissance de réserve cardiorénale — et la réaction sphygmoviscosimétrique à l'iodure permet dans une certaine mesure de l'apprécier — dans tous les cas où la puissance de réserve cardiorénale est encore marquée la médication iodurée est quasi sans danger et peut rendre d'appréciables services.

Ces indications ne résultent pas de simples impressions, mais de constatations précises tant cliniques que sphygmoviscosimétriques. On voit que pour être précisées et modifiées, les indications des iodures n'en restent pas moins fort étendues.

Action sphygmoviscosimétrique de la digitale.

Nous avons vu à l'occasion de la sphygmomanométrie quelle action la digitale exerçait sur les tensions artérielles et sur le pouls. Elle peut se résumer ainsi : dans les cas favorables :

1° Action hypotensive marquée sur la tension minima.

2° Augmentation plus ou moins forte de la pression différentielle PD(Mx — Mn).

3° Action variable — tantôt élévation, tantôt abaissement — sur la tension maxima.

4° Ralentissement du pouls.

5° Augmentation à l'ordinaire très marquée de la diurèse.

Il est intéressant d'en rapprocher l'action exercée sur la viscosité sanguine. Dans deux cas où il nous a été possible de suivre assez longtemps et avec une suffisante rigueur l'évolution sphygmoviscosimétrique après administration digitalique (fig. 101 et 102), cette évolution a été assez comparable et vraiment fort intéressante.

Dans ces deux cas l'action digitalique susdite s'est exercée d'une façon quasi-schématique se traduisant comme il a été rappelé plus haut par le ralentissement du pouls, l'abaissement de la minima, l'augmentation de la pression différentielle (PD), l'augmentation de la pression maxima, l'augmentation marquée de la diurèse.

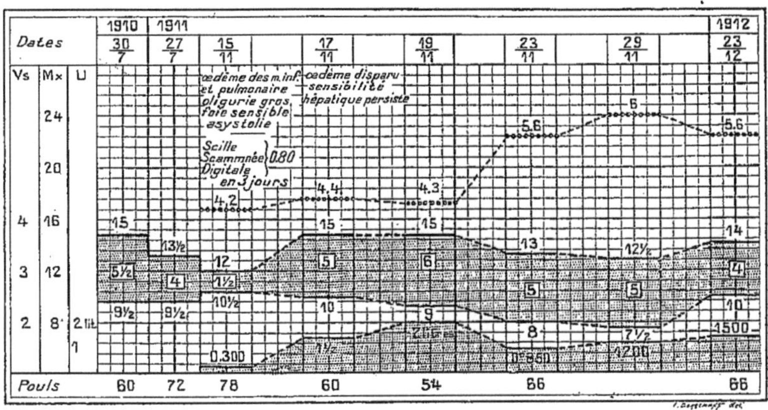

Fig. 101. — M. F..., 40 ans. Maladie mitrale. Asystolie. Traitement digitalique.

En ce qui concerne l'action viscosimétrique, pendant la première période de l'action digitalique, alors que les phénomènes d'amélioration cardiorénale susrappelés se caractérisaient, que la diurèse s'accentuait, que les œdèmes se résorbaient, la viscosité ne se modifia pas sensiblement — puis alors que la diurèse ayant atteint son acmé revenait à un taux normal, les œdèmes et les épanchements étant résorbés — la viscosité subit un brusque et considérable accroissement pour revenir ultérieurement à un taux moins élevé en même temps que pouls, tensions et diurèse revenaient sensiblement à leur taux antérieur.

Comment peut-on interpréter cette évolution ? Il est difficile de n'y pas voir le résultat d'une déshydration considérable des tissus sous l'influence d'une diurèse provoquée qui ayant même dépassé les limites de la diurèse nécessaire a soustrait aux tissus et même au sang une quantité d'eau exagérée qui a été récupérée dans la suite.

En d'autres termes dans un premier stade : *stade de*

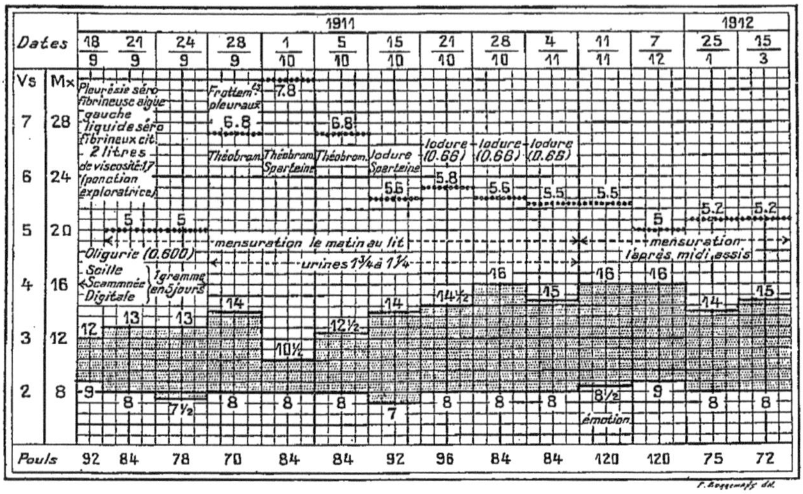

Fig. 102. — M. V... Endocardite rhumatismale ancienne. Albuminurie permanente. Pleurésie séro-fibrineuse aiguë pyrétique.

diurèse croissante, de résorption des épanchements et de viscosité stationnaire, tant que les œdèmes interstitiels et sanguins n'ont pas été complètement résorbés, l'action de la digitale s'est traduite par une augmentation de la pression différentielle, une augmentation de la diurèse et partant une déshydratation générale — mais sans action notable sur l'hydrémie, sur « l'œdème sanguin » parce que trop d'eau était encore épanchée dans les tissus, hors du système circulatoire, hors du sang, pour que cette déshydration pût encore atteindre, toucher le sang lui-même. La viscosité reste stationnaire.

Sous l'influence de la surpression cardiovasculaire digitalique les liquides d'œdème ont afflué dans le torrent circulatoire et ont été éliminés par le rein, soit en abaissant momentanément la viscosité, soit même sans exercer d'influence notable sur cette viscosité; déshydratation diurétique et hydratation par résorption d'œdème se neutralisant sensiblement. Cette phase n'est que passagère, sa durée dépend de la puissance de l'action digitalique et du degré de l'infiltration œdémateuse.

Dans un deuxième stade : *stade de diurèse stationnaire et de viscosité croissante,* les œdèmes périphériques interstitiels étant résorbés, et la diurèse digitalique et partant la déshydratation organique persistant — le sang subissant l'influence de cette déshydratation, se déshydrate à son tour, sa viscosité s'élève.

Cette hyperviscosité traduit évidemment l'hyperconcentration sanguine, par déshydratation excessive. La diurèse libératrice a entraîné plus d'eau que la rétention hydrique antérieure n'en avait accumulé dans les tissus et dans le sang.

Dans un troisième stade : *stade de diurèse normale et de viscosité décroissante,* l'action digitalique étant sensiblement épuisée, la diurèse, les tensions, l'hydratation organique reviennent graduellement à leur taux antérieur à la crise — la viscosité tend de même à revenir à son taux antérieur.

Ces constatations et ces interprétations sur lesquelles nous aurons à revenir à l'occasion de la diurèse et de la classification des diurétiques sont comme on voit d'un réel intérêt. A vrai dire — si l'observation figurée par la figure (101) est presque impeccable au point de vue physiopathologique — la médication digitalique ayant été presque exclusive (à tenir compte cependant de l'action possible, mais en tous cas transitoire de la scammonée, action n'ayant pas dépassé les 3 jours de l'administration et de la diarrhée provoquée) — il n'en est pas de même de la deuxième observation (fig. 102) dans laquelle l'action primitive exercée par la digitale (associée ici encore à la scille et à la scammonée) a pu être modifiée, soulignée ou amendée par l'action ultérieure de la théobromose et de l'association iodure-spartéine.

Ces observations et les interprétations que nous croyons pouvoir en donner sont de tous points conformes à celles recueillies et formulées par le Dr Vaucher dans sa thèse (L'hydrémie chez les brightiques et les cardiaques œdémateux. Son étude à l'aide de la méthode réfractométrique. Comparaison de ses variations à celle du poids. *Thèse*, Paris, 1911. Rousset, édit.). M. Vaucher a employé à la vérité une méthode tout à fait différente des nôtres ; il s'est basé exclusivement sur l'étude de la réfractométrie et du poids ; mais cette étude permettant précisément d'apprécier, de mesurer en quelque sorte le degré de l'hydrémie constitue une contribution importante à l'étude de cette hydrémie et peut être logiquement rapprochée de nos études.

Rappelons au préalable que la réfractométrie permet d'apprécier le rapport de l'albumine à la masse totale du sang. Dans le cas d'hydrémie le rapport de l'albumine à la masse totale du sang diminue puisque le sérum est dilué. Inversement ce rapport augmente dès que le sérum se concentre. En sorte que l'indice réfractométrique varie dans une certaine mesure parallèlement à la concentration de l'albumine et de l'hydrémie.

Nous croyons devoir reproduire les conclusions de cet auteur relatives à l'action de la digitale sur la diurèse et l'hydrémie :

Il existe chez les cardiaques œdémateux une hypoalbuminose (hydrémie) plus ou moins marquée. Au moment de la fonte des œdèmes et de la chute du poids la courbe réfractométrique s'élève, mais le début de la chute du poids précède l'ascension de la courbe réfractométrique.

En effet cette courbe subit, avant de s'élever, une chute plus ou moins accentuée (dans nos observations elle n'a pas été appréciable) qui traduit l'exagération de la dilution sanguine résultant du passage dans le sang des liquides d'œdèmes pauvres en albumine. Cette exagération de la dilution s'observe chez les cardiaques peu œdématiés, mais elle est beaucoup plus accentuée et surtout plus prolongée chez les malades très infiltrés soumis à l'action de la digitale qui, par sa double action toni-cardiaque et vaso-constrictive (?) accélère et accentue l'afflux des liquides dans le sérum. Cette chute de la courbe sous l'influence du médicament n'est que passagère ; à mesure que la diurèse libératrice chasse l'eau hors de l'organisme, la courbe remonte au point où elle était auparavant, atteint les limites normales et les dépasse souvent pendant quelques jours avant de s'équilibrer définitivement.

Ces constatations sont on le voit tout à fait superposables aux nôtres. Elles montrent combien l'étude sphygmoviscosimétrique peut être précieuse dans l'appréciation de l'opportunité d'administration, du mécanisme d'action et des résultats de la médication digitalique. Elle contribuera certainement beaucoup à préciser les indications encore si mal établies de cette inestimable drogue.

Action sphygmoviscosimètrique des purgations.

L'action des purgatifs est très complexe ; elle est subordonnée entre autres choses à la nature dudit purgatif, à la façon dont il est administré, à l'état de l'organisme auquel il est administré.

A se placer simplement au pur point de vue sphygmoviscosimétrique et diurétique l'action peut être extrêmement variable. Mais dès maintenant on peut très nettement distinguer et cataloguer un certain nombre de faits qui jettent quelques lueurs dans cette question obscure.

1° D'une façon générale on peut dire, et il est banal de constater que les purgations et en particulier les purgations salines ou drastiques par l'abondante déperdition aqueuse, par la « saignée séreuse » qu'elles provoquent déterminent une élévation nette de la viscosité sanguine. Le fait avait déjà été bien démontré par Nicotra-Perro (Viscosita dietro la somministrazione di purganti sali. *Arch. di farm. sper.*, 1906) et a été confirmé depuis par tous les observateurs (V. Détermann, *loco citato*). Nous l'avons maintes fois constaté. Cette soustraction hydrique et séreuse s'accompagne d'un abaissement des tensions artérielles tant maxima que minima. Mais encore faut-il pour que cette action soit nette que l'absorption post-purgative de liquides n'ait pas été surabondante, car dans ce cas viscosité et tension remontent assez rapidement à leur niveau antérieur.

2° En revanche, et nous l'avons maintes fois constaté aussi, quand la purgation saline est « digérée », quand elle ne détermine pas de purgation, on constate les phénomènes inverses : élévation de la tension artérielle, diminution de la viscosité sanguine, augmentation de la diurèse. Et l'explication en est fort simple : la solution saline ayant été absorbée et étant passée dans le sang, la tension osmotique de ce tissu en a été augmentée, il en est résulté une appel d'eau, un hyperhydrémie secondaire avec augmentation de la masse du sang, de la tension artérielle et de la diurèse à la condition toutefois que le cœur puisse répondre à cette surpression.

3° L'interprétation précédente est absolument confirmée par les travaux si suggestifs de Fleckseder, relatifs à l'action diurétique du calomel (R. Flekseder, Études cliniques et expérimentales sur la diurèse provoquée par le calomel, *Wiener Klin. Wochenschr.*, t. XXIV, 1912, p. 14-21) dont nous rappellerons ici la substance.

Comme dose pour une prise, l'auteur donne habituellement c^gr,20 de calomel avec 0^gr,005 d'extrait thébaïque ; il procède par administration progressive surveillée en commençant par deux prises quotidiennes, pour s'élever, si possible, les jours suivants, à quatre ou six prises. La quantité totale de calomel administré peut, suivant effet ou tolérance, atteindre 3 ou 5 grammes. Quand l'effet diurétique est nettement obtenu, deux ou trois jours a pleine dose suffisent à l'ordinaire, à parachever la cure. Les préparations iodées et iodurées doivent être soigneusement proscrites pendant l'administration du calomel.

Les études expérimentales de l'auteur l'ont conduit à des constatations tout à fait intéressantes. Pendant la diurèse provoquée par le calomel, on constate une hydrémie marquée. Si, par une iléostomie préalable, on empêche la résorption au niveau du gros intestin, on ne constate ni diurèse, ni hydrémie, mais au contraire un épaississement marqué du sang. L'auteur pense en conséquence que le calomel agit en déterminant par inhibition de la résorption lymphatique (Lähmung der Lymphresorption) et excitation du péristaltisme, une diarrhée séreuse de l'intestin grêle ; les quantités considérables de liquide ainsi mobilisées sont résorbées au niveau du gros intestin, déterminant une hydrémie aiguë et la diurèse.

Ces constatations jettent une certaine clarté sur les observations cliniques suivantes :

1° L'addition d'opium doit empêcher la diarrhée du gros intestin ;

2° L'action défavorable dans les cas d'hydropisie par cirrhose du foie sans circulation collatérale s'explique par ce fait que le liquide résorbé au niveau du gros intestin ne parvient pas dans le torrent circulatoire ;

3° La mort par insuffisance aiguë du cœur qui peut se produire au moment où la diurèse s'établit, s'explique par le surmenage imposé alors à un cœur déja insuffisant ;

4° Dans la néphrite parenchymateuse, l'excrétion hydrique est tellement mauvaise qu'aucun effet diurétique ne peut être obtenu, et comme, d'autre part, l'excrétion hydrargyrique urinaire est de même réduite, de même que l'élimination par d'autres voies, par le tractus intestinal par exemple, il en résulte la possibilité d'accidents hydrargyriques locaux et généraux divers.

Quant à la mort par insuffisance aiguë du cœur signalée par l'auteur et qui se produit au moment où la diurèse s'établit elle peut s'expliquer facilement par le mécanisme d'une hypertension brusque provoquée par une augmentation notable de la masse du sang au moment de l'hyperhydrémie, hypertension brusque agissant sur un myocarde profondément dégénéré et incapable de résister à cette surpression même temporaire.

4° Des faits tout à fait inverses des précédents sont ceux dans lesquels, alors que la diurèse était déjà déficitaire, la sécrétion rénale défaillante on assiste à une suppression brutale et parfois définitive et partant fatale de toute diurèse après l'administration agissante d'un purgatif salin. Le Dr Chaillous nous a communiqué une observation de ce genre tout à fait démonstrative. Il est bien probable que dans ce cas il s'agissait d'un malade hypotendu et hypervisqueux avec glomérules adultérés et chez lequel une purgation saline agissante a détérminé avec une hypotension et une hyperviscosité excessives, un arrêt quasi-complet de la circulation et partant de la filtration glomérulaires.

Il est probable qu'il faut rapprocher de ces cas ceux que Jaworski a décrits sous le nom d'hypodynamie cardiaque diarrhéique (*Wien. Klin. Wochenschr.*, 1911, n° 34) et qu'on peut résumer comme suit :

« L'hypodynamie cardiaque, manifestée par la pâleur et le refroidissement de la peau, la faiblesse générale, le vertige, l'accélération du pouls qui est petit, mou et arythmique, la faiblesse des bruits du cœur, se rencontre chez des constipés qui supportent mal les purgatifs et les états diarrhéiques et qui en même temps présentent des altérations inflammatoires ou de nutrition latentes ou visibles du myocarde (myocardite chronique, cœur gras, artériosclérose). Pour traiter la constipation de ces malades on devra renoncer aux purgatifs et s'en tenir aux lavements, aux suppositoires, à la galvanisation de l'intestin, à la belladone, au sucre de lait ou à la magnésie calcinée. Si l'hypodynamie cardiaque vient à se manifester par suite de la diarrhée, on administrera les remèdes qui rétrécissent les vaisseaux intestinaux (noix vomique) et ceux qui dilatent les vaisseaux périphériques en rétrécissant en même temps ceux de l'intestin (café, kola, thé, vin rouge); on donnera de l'opium et on diminuera la transsudation intestinale par les astringents.

« La diarrhée pouvant révéler une insuffisance latente du muscle cardiaque, l'auteur propose de la transformer en moyen de diagnostic, en administrant un purgatif et en observant chez les sujets suspects, si les manifestations d'hypodynamie, énumérées plus haut, se produisent. »

5° Le rapprochement des faits précédents nous montre combien l'association de purgatifs drastiques à la digitale peut être dangereuse chez les hypotendus, hyposystoliques n'ayant que peu d'œdèmes. Chez les œdématiés au contraire la purgation est à l'ordinaire bien supportée et facilite singulièrement la résorption des exsudats à condition toutefois que la puissance de réserve cardiaque ne soit pas épuisée.

Le rappel de ces quelques faits cliniques et expérimentaux n'a d'autre but que d'attirer l'attention des chercheurs sur l'importance de la méthode sphygmoviscosimétrique dans l'étude des médications purgative et diurétique

Action sphygmoviscosimétrique des cures hydriatiques.

Dire que l'ingestion de liquides et partant les cures hydriatiques constituent un des éléments prédominants de la diurèse — et qui mérite une étude approfondie — est une de ces La Palissades, qu'on a quelque confusion à formuler. Qui oserait affirmer cependant que ce rationnement des liquides et que ces pratiques diurétiques soient vraiment sorties d'un empirisme un peu grossier. Certes des études remarquables ont été publiées relativement à la valeur séméiologique du rythme de la diurèse provoquée (opsiurie, nycturie, isurie, etc.), de l'influence des diverses attitudes (orthostatisme et clinostatisme, pléionurie et méionurie), des variations de la tension maxima, de l'influence exercée sur l'excrétion urinaire par divers processus morbides (cardiaques, hépatiques, rénaux, etc., etc.). Mais il ne semble pas s'être dégagé de cette somme considérable de travaux, de notion générale formelle d'une très haute valeur pratique. Ce qui ne veut pas dire que les excellents cliniciens qui constituent la majeure partie des hydrothérapeutes de nos diverses stations hydriatiques ne puisent pas dans leur expérience, dans l'examen clinique attentif de leurs patients, dans les analyses urinaires, dans l'étude susdite des rythmes urinaires des règles suffisantes pour la direction des cures correctes et merveilleusement agissantes.

Mais enfin aucune méthode ne semble susceptible de constituer un guide rigoureusement objectif et d'une réelle précision pour le contrôle de la diurèse provoquée. La sphygmoviscosimétrie permet certainement de serrer de beaucoup plus près le problème puisqu'elle permet d'apprécier : 1° la réaction cardiaque, la puissance de réserve cardiaque, par la constatation des modifications de la pression différentielle provoquées par l'ingestion d'une quantité déterminée de liquide ; 2° le danger de ruptures vasculaires par les modifications de la pression maxima ; 3° la réaction vasculorénale, par la constatation tout à la fois des variations de l'hydrémie, de la pression différentielle et du rythme de la diurèse.

*
* *

Ceci résulte de toutes les études résumées dans les chapitres antérieurs et nous ne pouvons, pour éviter des redites nécessaires mais déjà trop nombreuses, que rappeler brièvement les notions antérieurement acquises, applicables à l'étude du problème que nous abordons ici.

Les phénomènes physiologiques consécutifs à l'ingestion d'une quantité donnée d'eau, peuvent, au point de vue spécial qui nous occupe, être divisés en 3 phases : 1° *phase digestive d'absorption* correspondant au passage progressif de l'eau dans le sang ; 2° *phase circulatoire d'incorporation* de l'eau à la masse sanguine ; 3° *phase rénale d'élimination* de l'eau par les urines.

L'incorporation de l'eau à la masse sanguine s'accompagne nécessairement, à moins qu'elle ne soit exactement compensée par une élimination urinaire correspondante, d'une augmentation de la masse du sang et d'une augmentation de l'hydrémie, d'où augmentation au moins temporaire de la tension et diminution au moins temporaire de la viscosité. Le rythme, l'amplitude, la durée de ces variations nous renseignent précisément sur le début, la grandeur, la fin de cette phase circulatoire qui échappait à peu près complètement jusqu'ici à notre contrôle.

Si sous l'influence d'une cure hydrique donnée on observe temporairement une augmentation légère de la tension différentielle avec diminution de même légère de la viscosité sanguine et retour rapide (en moins de 12 heures) au taux antérieur, voire même un abaissement simultané de la maxima et de la minima parallèlement à une diurèse correspondant à l'ingestion, c'est que la puissance de réserve cardiorénale n'a pas été atteinte et il y a là un moyen fort précis et fort précieux d'apprécier cette puissance de réserve.

Si, sous l'influence d'une cure hydrique donnée, on observe une augmentation notable et durable (plus de 12 heures) de la pression différentielle avec élévation relativement considérable (plus de 3 centimètres) de la tension maxima, la minima étant sensiblement constante et un abaissement de même notable (plus de 0,3) et durable (plus de 12 heures) de la viscosité sanguine, c'est que la puissance de réserve cardiaque n'a pas été atteinte (la réaction sphygmomanométrique en est l'indice), mais que la puissance de débit rénal a été dépassée. S'il s'agit d'un hypertendu permanent, la réaction hypertensive, hyperhydrémique pourra faire prévoir la possibilité d'une hémorragie par rupture vasculaire. Bien des hémorragies nasales, oculaires, cérébrales se produisant chez des hypertendus habituels n'ont pas d'autre cause. 3 fois sur 5 notre interrogatoire nous a révélé une absorption exagérée de boisson (2 1/2 à 3 litres 1/2) le jour ou les jours qui ont précédé l'hémorragie (Voir Onfray et Balavoine, *loco citato*). La cure hydrique devra être réduite, voire suspendue.

Si sous l'influence d'une cure hydrique donnée on observe une augmentation minime ou nulle, voire un abaissement de la maxima avec élévation nette et notable de la minima (plus de 1 centimètre) qu'il y ait ou non modification dans un sens ou dans l'autre de la viscosité sanguine, c'est que la puissance de réserve cardiaque aura été dépassée. Il y a hyposystolie avec hypertension portale. La cure devra être supprimée ou réduite.

Telles sont les règles sphygmoviscosimétriques les plus générales que l'on puisse donner pour le contrôle des réactions cardiosphygmorénales déterminées par les cures hydriques.

Ajoutons d'ailleurs que la recherche méthodique de l'indice sphygmoviscosimétrique permettrait même de faire le départ de ce qui dans l'opsiurie appartient au défaut d'absorption, au retard de l'incorporation de l'eau à la masse sanguine (barrage gastro-hépato-intestinal, hypertension portale), barrage cardiopulmonaire (hyposystolie) et de ce qui appartient au barrage rénal (opsiurie rénale). Dans le premier cas il y a retard considérable dans le début du stade d'incorporation sanguine et partant dans la constatation de l'hyperhydrémie ; c'est d'autre part le plus souvent dans ces cas que l'on constate le signe de la défaillance cardiaque et de l'hypertension portale, abaissement de la maxima et relèvement de la minima. Dans le 2e cas (opsiurie rénale) le début du stade d'incorporation sanguine peut n'être en rien retardé, mais il se prolonge bien au delà des limites normales. Bref, dans le 1er cas, c'est surtout le stade d'absorption qui est prolongé, dans le 2e cas, c'est le stade d'élimination.

*
* *

A opposer aux cures précédentes sont les cures de réduction dont Karell et Œrtel avaient dès longtemps montré l'importance au cours des périodes de décompensation des cardiopathies. Ces auteurs avaient remarqué que certains malades urinent d'autant moins qu'ils boivent davantage et que les boissons ainsi ingérées ne servent qu'à distendre davantage le système circulatoire et à augmenter l'anurie. Comme sanction thérapeutique ils avaient en pareil cas systématisé la restriction des liquides ; la cure de réduction a été schématisée dans la formule bien connue de Karell : 800 centimètres cubes de liquide (lait) en 4 prises régulièrement espacées, 8 heures, 12 heures, 4 heures, 8 heures. Sous cette unique influence on voit maints cardiorénaux oliguriques, œdémateux, hyposystoliques et rebelles à tout traitement, récupérer diurèse et énergie cardiaque au moins relative. Le fait a été maintes fois vérifié par tous les cliniciens. On note dans ces cas un relèvement synchrone de la diurèse, de la pression différentielle et de la viscosité sanguine. Ces auteurs ont eu exclusivement en vue la période de compensations des cardiorénaux.

Nous avons eu surtout l'occasion d'observer les effets de la cure de réduction chez des cardiorénaux à haute tension bien compensés encore, et chez lesquels l'interrogatoire nous avait révélé l'existence d'une polyurie avec polydypsie manifeste. Dans tous ces cas la réduction notable du taux des boissons (de 1 litre à 1 litre 1/2 suivant les cas) a toujours provoqué une diminution appréciable de la tension maxima avec tension minima stationnaire ou même diminuée, et le relèvement de la viscosité sanguine ; syndrome sphygmoviscosimétrique coïncidant avec l'amélioration générale de l'état du sujet. Nous en avons relaté plusieurs exemples au cours de cet ouvrage. MM. Onfray et Balavoine ont fait, nous l'avons dit, des constatations analogues à l'occasion de l'étude sphygmoviscosimétrique d'hémorragies oculaires diverses.

Cette constatation de la polydypsie et de l'opportunité de la restriction des liquides chez les cardiorénaux est d'autant plus importante que tous ces malades sont des polydypsiques et souvent de grands polydypsiques (plus de 3 litres). A l'origine de leur polydypsie on trouve 2 éléments : un élément physiologique et un élément psychique. L'élément physiologique est le suivant, ces malades sont tous, ou ont été, de gros mangeurs, pléthoriques, goutteux, diabétiques, lithiasiques, etc. ; ils ont été longtemps des hypervisqueux pour lesquels la polydypsie était nécessaire pour maintenir leur viscosité à un taux compatible avec les échanges cellulaires et l'élimination urinaire ; ils ont contracté et gardé l'habitude de la polydypsie même après le moment où physiologiquement l'abaissement de leur viscosité par le mécanisme de l'hydrémie compensatrice de l'insuffisance rénale, rendait cette polydypsie en partie au moins inutile. Quant à l'élément psychique il résulte de l'adéquation qui s'établit chez ces malades entre les termes : hypertension artérielle, artériosclérose et acide urique. Ils ont lu, on leur a expliqué, que l'hypertension artérielle était synonyme d'artériosclérose, que l'artériosclérose était l'aboutissant fatal des maladies de la nutrition, que lesdites maladies étaient la conséquence de la rétention de l'acide urique dans l'organisme, etc. (Voir les annonces).

Conclusion : L'acide urique, voilà l'ennemi et pour le combattre, pour l'expulser, il faut le dissoudre d'abord en buvant abondamment, pour uriner de même. Et cela a été, en partie vrai, pendant une phase de la maladie, pendant la période d'hypertension avec hyperviscosité sans adultération rénale, quoique encore, il eût été plus sage, plus « honnête » d'écrire et d'enseigner que le meilleur moyen de combattre la production nocive d'acide urique (puisque acide urique il y a) consiste à manger beaucoup moins et à boire en proportion et qu'un des moyens les plus efficaces pour engendrer l'artériosclérose est précisément de manger beaucoup et de boire de même. Mais enfin il faut prendre l'humanité telle qu'elle est et les malades comme ils sont ; au stade de pléthore et d'hyperviscosité, il a pu être relativement rationnel de boire assez abondamment. Cela ne l'est plus à la phase d'hypertension bien compensée avec hydrémie. L'ingestion de boissons abondantes ne peut qu'aggraver l'état pathologique. Il faut donc combattre chez ces malades l'idée si profondément enracinée qu'ils doivent boire beaucoup pour « pisser » de même ; il faut réduire résolument chez eux la ration liquide. Chez les cardiorénaux hypertendus la ration hydrique moyenne nous a paru pouvoir être fixée entre un litre et 1 litre 1/2 pendant les périodes de compensation.

Le fait a d'ailleurs été nettement reconnu par le Pr Widal et ses élèves. « Certains brightiques, dit M. F. Widal, supportent bien 1 500 centimètres cubes de liquide, chez d'autres il ne faut pas dépasser 1 000 centimètres cubes »

(*Acad. de médecine,* 18 février 1908). Courtellemont a rapporté des faits de tous points comparables et relaté que chez les cardiorénaux l'ingestion minime de 500 centimètres cubes à 1.000 centimètres cubes d'eau pouvait provoquer vomissements, céphalée, vertiges, palpitations, voire de l'œdème pulmonaire (Courtellemont, L'imperméabilité rénale quantitative. *Semaine médicale,* 18 août 1909). Von Noorden avait dès 1899 attiré l'attention sur les dangers que fait courir l'abus des liquides aux malades atteints de néphrite interstitielle.

*
* *

Ces constatations ont en tout cas dès maintenant une sanction clinique pratique très importante et fort précise qu'on peut formuler comme suit :

Les hypertendus à viscosité élevée peuvent et doivent boire assez abondamment : 2 litres à 2 litres et demi et même plus.

Les hypertendus à viscosité basse (artérioscléreux) ne peuvent et ne doivent boire que modérément : 1 litre à 1 litre et demi en moyenne.

Chez les premiers on obtiendra, grâce au bon fonctionnement cardiorénal, un véritable lavage du sang, l'eau ingérée pure ressortira chargée de substances diverses minérales et organiques. On obtiendra souvent un abaissement corrélatif de la tension et de la viscosité avec une diurèse équivalente ou supérieure à l'ingestion.

Chez les seconds, l'élévation de la ration liquide se traduira par une réduction de la diurèse, un retard tout au moins de l'élimination, avec élévation de la tension artérielle et diminution de la viscosité sanguine par exagération de la pléthore hydrique : en somme, une aggravation de l'état pathologique.

Il y a longtemps que les hydrothérapeutes des stations thermales avaient pressenti ces règles sans arriver toutefois à les préciser.

*
* *

L'étude des régimes chlorurés et déchlorurés pourrait être faite avec les mêmes méthodes. N'ayant pas d'observations sphygmoviscosimétriques personnelles précises nous ne l'effleurons même pas.

La dynamique diurétique.
Esquisse de classification des diurétiques.

Nous avons au cours des chapitres qui précèdent recueilli à l'occasion de la diurèse un certain nombre de faits principalement de nature sphygmoviscosimétrique qu'il convient maintenant de collationner, de coordonner, de synthétiser.

Voici les principaux :

1° Si d'une façon générale et à l'état d'équilibre cardio-vasculaire on peut admettre que la tension artérielle maxima et le volume de la diurèse varient dans le même sens, au contraire les observations recueillies chez les asystoliques, dans les périodes de déséquilibre cardio-vasculaire, à l'occasion de l'administration de la digitale nous ont révélé que la tension maxima pouvait s'élever très peu, être stationnaire, voire même s'abaisser alors que le volume des urines s'élevait considérablement. En revanche il y a un rapport à peu près constant entre la tension différentielle et la diurèse, et ceci est vrai tant chez le même individu au cours de périodes successives de déséquilibre et de rééquilibre cardiorénal que chez des individus différents. En général, à tension différentielle élevée correspond une diurèse élevée, à tension différentielle faible correspond une diurèse faible. A l'état d'équilibre comme il existe une relation quasi-constante entre la tension maxima et la tension différentielle il en résulte que l'on peut sans grand inconvénient substituer la notion simple de la maxima à la notion plus complexe de la différentielle ; en fait, on le sait, les hypertendus sont pour la plupart des polyuriques, les hypotendus des oliguriques. Mais à l'état de déséquilibre c'est seule la notion de la différentielle qui est valable et si l'on veut embrasser le plus grand nombre des cas on peut admettre et il faut dire *qu'il y a une relation certaine entre la pression différentielle et le volume des urines,* ces deux quantités variant à l'ordinaire dans le même sens, sans toutefois qu'il y ait en fait et toujours proportionnalité véritable. Les observations publiées précédemment et relatives à l'action sphygmomanométrique et diurétique de la digitale mettent bien ces faits en évidence.

2° C'est que d'autres facteurs que nous avons appris à connaître peuvent intervenir dans le mécanisme de la diurèse, concurremment à la pression différentielle et modifier en conséquence le rapport précédent. La viscosité sanguine est du nombre. En général viscosité sanguine et volume des urines varient en sens inverse ; à viscosité élevée correspond le plus souvent une diurèse basse, à viscosité basse une diurèse élevée. *Dans une certaine mesure le volume des urines se montre inversement proportionnel à la viscosité sanguine.*

Fugitani (de Tokio) a d'ailleurs montré (Viscosité du sang et sécrétion urinaire, *Arch. internat. de Pharmac. et de Thérap.*, 1907) que sur le rein isolé et en survivance la vitesse de la circulation est inversement proportionnelle à la viscosité.

Dans des expériences récentes (*Société de Biologie*, 5 mai 1912) MM. Roger et Garnier ont étudié comparativement les effets des injections intra-veineuses chez le lapin de sérum isotonique et de liquide à la fois isotonique et isovisqueux. Le sérum de Locke peut être introduit sans inconvénient à des doses considérables, à condition de ne pas dépasser la vitesse de 3cc,5 par minute et par kilogramme d'animal, comme l'ont déjà montré MM. Dastre et Loye. L'animal urine pendant l'expérience la presque totalité du liquide injecté, si bien que son poids après l'injection est à peine supérieur à ce qu'il était avant. La dilution sanguine n'est jamais considérable; le chiffre de globules rouges diminue en général pendant l'introduction des 300 premiers centimètres cubes; puis il reste stationnaire ou même augmente; c'est à ce moment, en effet, que les mictions deviennent fréquentes et rapprochées.

Avec le même liquide de Locke rendu visqueux par l'addition de gomme ou de gélatine, les phénomènes sont tout différents; après l'injection d'une dose qui varie suivant le cas de 150 à 220 centimètres cubes par kilogramme, l'animal devient de plus en plus dyspnéique, laisse échapper par ses naseaux de l'écume sanguinolente et meurt.

A l'autopsie, les poumons sont parsemés de foyers hémorragiques et de zones œdémateuses, et des hémorragies existent dans les différents tissus. C'est que l'animal n'émet aucune goutte d'urine pendant l'opération; tout le liquide injecté reste enfermé dans l'organisme et, après la fin de l'expérience, le poids du lapin est augmenté d'une quantité égale à celle du liquide injecté. Le nombre de globules rouges diminue au fur et à mesure qu'augmente la dose de sérum introduite; pourtant la diminution, très forte au début, se ralentit par la suite.

Ces deux propositions relatives à l'action de la pression différentielle et de la viscosité sanguine sur le volume de la diurèse se trouvent dans l'ensemble bien coordonnées par le rapprochement du rapport sphygmoviscosimétrique mentionné précédemment et du taux des urines. *En général à l'état d'équilibre les hypertendus-hypovisqueux sont des polyuriques à densité basse, à concentration faible, les hypotendus-hypervisqueux sont des oliguriques à densité élevée, à concentration forte.*

En d'autres termes *le taux des urines est dans une certaine mesure et en général proportionnel à la pression différentielle et inversement proportionnel à la viscosité sanguine.*

3° Si, en général et toutes choses restant égales d'ailleurs, la diurèse est proportionnelle au rapport sphygmoviscosimétrique (dans lequel la tension maxima a été remplacée par la pression différentielle) ce rapport n'est cependant pas rigoureux et en maintes circonstances, par exemple, dans nos courbes relatives à l'action digitalique nous avons observé maints faits au cours desquels ce rapport sphygmoviscosimétrique s'abaissant ou étant stationnaire, la diurèse se maintenait à un taux élevé voire se relevait. C'est qu'il existe un troisième facteur de variation du volume des urines, que les physiologistes ont dès longtemps bien mis en évidence, mais qu'il nous est, à nous cliniciens, impossible d'apprécier et *à fortiori* de mensurer directement c'est le calibre des vaisseaux rénaux si certainement influencé par les mécanismes compensateurs de vasoconstriction et de vasodilatation. Ce fait a été démontré maintes fois : « Si on réduit le calibre de l'artère rénale, en la comprimant partiellement, de façon à produire une diminution de la pression en aval du point comprimé on note une diminution de la quantité d'urine » (Arthus). En d'autres termes *toutes choses restant égales d'ailleurs, pression artérielle générale et viscosité, le volume des urines variera dans le même sens que le calibre des artères rénales.*

Tels sont certainement les trois facteurs prédominants de la diurèse : *la tension différentielle, la viscosité sanguine, le calibre des vaisseaux rénaux.* Il est possible cependant que la perméabilité de la paroi glomérulaire intervienne aussi comme coefficient et puisse être variable d'un individu à l'autre et chez le même individu aux diverses périodes de son évolution morbide.

*
* *

Il nous a paru convenable de dégager d'abord — *à postériori* — d'après nos observations les facteurs déterminants de la diurèse. Mais on peut semble-t-il — *à priori* — arriver aux mêmes conclusions et même précisant beaucoup les données précédentes établir la loi numérique sphygmoviscosimétrique générale qui condense la dynamique de la diurèse, du moins en ce qui concerne plus particulièrement l'excrétion hydrique, la fonction du rein filtre, la fonction glomérulaire la seule que nous ayons en vue ici. En fait « les glomérules jouent un rôle à peu près exclusif, sinon absolument exclusif, dans l'élimination de l'eau urinaire » (Arthus).

Dans le cas de filtration d'un liquide généralement quelconque, la quantité de liquide filtré est proportionnelle à la quantité de liquide passant dans le filtre en un temps donné. D'autre part le volume V d'un liquide visqueux débité dans l'unité de temps par un conduit de longueur l, de diamètre r, de viscosité v, sous une pression P est donné par la formule bien connue de Poiseuille :

$$V = \frac{\pi}{8l} \cdot \frac{P}{v} \cdot r^4,$$

sur laquelle sont basées d'ailleurs comme on sait toutes les méthodes viscosimétriques.

Ces deux lois sont pleinement applicables à la circulation glomérulaire et à la diurèse. Mais il convient d'en préciser les coefficients :

La longueur l du tube filtrant étant représentée par la longueur des capillaires glomérulaires ne paraît pas susceptible de subir de changements appréciables chez un individu donné du moins dans nos conditions habituelles d'observation, elle peut donc être considérée comme une constante, en sorte que le premier terme $\frac{\pi}{8l}$ peut être dans son ensemble représenté par une constante C.

La pression P représente évidemment ici la différence de pression entre les deux extrémités des capillaires glomérulaires ; c'est-à-dire la différence entre la tension artériolaire et la tension veineuse. Nous n'avons aucun moyen de mesurer directement ni la tension artériolaire rénale, ni la tension veineuse, mais toutes nos observations sphygmomanométriques antérieures nous ont amené à conclure que la différence entre la tension artérielle et la tension veineuse était en rapport évident quoique imparfaitement précisé avec la pression différentielle $PD = (Mx - Mn)$. D'autre part l'expérience clinique en ce qui concerne la diurèse nous a précisément révélé un rapport de quasi-proportionnalité évident entre la diurèse et la pression différentielle. C'est donc cette pression différentielle $PD (Mx - Mn)$ qu'il conviendra d'introduire dans la formule précédente.

La viscosité v donnée par nos mesures, est celle du sang capillaire, c'est précisément celle qui importe ici. A la vérité v ne représente que la viscosité relative du sang par rapport à l'eau. Elle est pour nous suffisante et peut être introduite dans la formule précédente.

Quant à r, il représente le calibre des capillaires glomérulaires et nous n'avons aucun moyen direct d'en apprécier la grandeur. Nous allons voir que la formule à laquelle nous aboutissons permet parfois de l'apprécier indirectement.

La formule précédente modifiée conformément aux indications ci-dessus exposées est applicable à la diurèse.

Elle s'écrit :

$$V = C \frac{PD}{v} \times r^4,$$

dans laquelle V représente le volume des urines, PD la pression différentielle, v la viscosité sanguine, r le rayon des capillaires glomérulaires, C une constante.

Elle s'exprime comme suit :

Le volume du sang débité pendant l'unité de temps par les capillaires glomérulaires et partant le volume de l'eau filtrée au niveau des glomérules est proportionnel à la pression différentielle, inversement proportionnel à la viscosité sanguine, proportionnel à la quatrième puissance du calibre des capillaires.

Telle est la loi la plus générale que l'on puisse formuler à l'heure actuelle relativement à la dynamique diurétique vasculoglomérulaire.

*
* *

Elle est conforme à ce que nous savons de la physiologie et de la pathologie cardiorénales. Elle explique même fort bien certains faits considérés jusqu'ici comme inexplicables nous n'en voulons pour preuve que les faits suivants rapportés par Arthus (*Éléments de physiologie*, p. 342). Après avoir rappelé un certain nombre d'expériences établissant une relation entre la pression sanguine générale et la production d'urine (excitation du vague, hémorragies, compression incomplète de l'artère rénale, réactions vasomotrices et vasodilatatrices, etc.), M. Arthus ajoute : « il convient toutefois de noter que la quantité d'urine n'est pas proportionnelle à la presion et que souvent des variations de pression de quelques millimètres produisent des variations considérables de la quantité d'urine ». La formule précédente en montre les raisons, c'est que vraisemblablement dans les cas de ce genre la variation minime de la pression, s'est accompagnée d'une variation beaucoup plus importante du calibre des capillaires ou de la viscosité. D'autre part dans les observations précitées, seule la tension maxima est notée et nous croyons avoir démontré qu'il fallait lui substituer la tension différentielle dont les variations peuvent être fort différentes.

Un peu plus loin M. Arthus (*loco citato*) relate l'expérience suivante : si on comprime ou si on lie la veine rénale, il se produit une augmentation de la pression sanguine dans les vaisseaux du rein ; or dans ces conditions, il ne se forme plus d'urine et l'arrêt de la sécrétion est presque instantané. Mais dans ce cas outre les raisons anatomiques fort judicieuses invoquées par M. Arthus pour expliquer ce phénomène, il est un fait simple qui en fournit vraisemblablement une explication très plausible, c'est la suppression brusque de toute circulation glomérulaire par bloquage veineux.

*
* *

Cette formule :

$$V = C\left(\frac{PD}{v}\right) \times r^4.$$

met bien en évidence les 2 termes en somme essentiels de la dynamique diurétique, savoir : le rapport sphygmoviscosimétrique représenté par $\frac{PD}{v}$, et le calibre des capillaires représenté par r^4. Du rapport sphygmoviscosimétrique nous avons trop longuement parlé déjà pour y revenir encore. Voyons cependant comme cette formule exprime bien le mécanisme autorégulateur sphygmorénal au cours des évolutions morbides. La loi la plus générale de physiopathologie semble être la suivante : *au cours d'une évolution pathologique un système anatomique tend à persévérer dans sa fonction.* Au cours de la dégénérescence anatomique vasculorénale, le système vasculorénal tend à persévérer dans sa fonction diurétique — et, à nous en tenir au filtrage glomérulaire, dans son excrétion hydrique — ce qui, dans la formule précédente, se traduit par le maintien voire l'élévation de V. Si r diminue par atrésie capillaire définitive ou angiospasme temporaire, $\frac{PD}{v}$ augmente, le rapport sphygmoviscosimétrique s'élève. C'est ce que nous avons constaté lors de l'étude de l'évolution sphygmoviscosimétrique des crises angiospasmodiques et des dégénérescences rénales.

Si $\frac{PD}{v}$ s'abaisse, en vertu d'un mécanisme compensateur autorégulateur r augmente.

*
* *

On doit même dire qu'en général la réaction autorégulatrice dépasse l'action morbide. C'est ainsi qu'en dernière analyse, dans les cas bien compensés de sclérose rénale, la diminution progressive du calibre des capillaires glomérulaires est compensée par une augmentation progressive du rapport sphygmoviscosimétrique qui vraisemblablement l'emporte proportionnellement sur l'atrésie puisque graduellement le volume de l'excrétion hydrique augmente, se traduisant par la polyurie bien connue des scléroses rénales.

*
* *

Signalons enfin pour finir l'intérêt qu'il y aurait à tenter une *classification des diurétiques* basée sur les constatations précédentes.

D'après la formule synthétique précédente, *un agent diurétique peut agir* : 1° *en élevant la tension différentielle* ; 2° *en abaissant la viscosité sanguine* ; 3° *en augmentant le calibre des capillaires glomérulaires* ; 4° *en combinant 2 des actions précédentes* ou même en les réunissant toutes trois.

A la première catégorie appartiennent certainement la digitale et la plupart des tonicardiaques (spartéine, strophantus, etc.). A nous en tenir à la digitale que nous avons plus spécialement étudiée, nous avons vu que l'augmentation de la pression différentielle était incontestable ; qu'au contraire l'élévation de la viscosité sanguine était la règle du moins dans la 2e phase de son action et seulement secondairement à la déshydratation des tissus et du sang. Le maintien du taux de la diurèse, malgré cette élévation parfois considérable de la viscosité sanguine, conduit à admettre dans cette seconde phase une augmentation possible du calibre des vaisseaux glomérulaires en vertu d'un mécanisme discutable (diminution de la stase veineuse et de la compression glomérulaire, vasodilatation, etc.). Il est possible d'ailleurs que dans la première phase d'action, principalement chez les œdémateux, l'hypertension différentielle s'accompagne d'hydrémie temporaire comme cela semble résulter de quelques observations réfractométriques de Vaucher.

A la 2e catégorie appartiennent certainement les cures hydriatiques et vraisemblablement la médication iodurée. Mais à la vérité il semble bien que dans le premier stade de leur action, qui constitue précisément et à proprement parler le stade diurétique, l'hypoviscosité habituelle s'accompagne d'hypertension au moins momentanée. Et nous avons insisté sur la valeur pronostique de cette augmentation du rapport sphygmoviscosique, sur les indications qu'on pouvait en tirer au point de vue de la puissance de réserve sphygmorénale, sur les dangers que pouvait faire courir cette modification parfois brutale dudit rapport (hémorragies).

La plupart des sels diurétiques (chlorures, carbonates, nitrates, acétates) agissent de façon identique; en pénétrant dans le sang ils en augmentent la tension osmotique, y attirent en conséquence une grande masse de liquide qui détermine tout à la fois de l'hydrémie et de l'hyperpression si la puissance de réserve cardiaque n'est pas épuisée. Une diurèse plus abondante sera la conséquence de cette élévation au moins temporaire du rapport sphygmoviscosimétrique.

Suivant les cas et le mode d'administration, les purgatifs et en particulier le calomel et les purgatifs salins agissent, nous l'avons vu, comme diurétiques (par hyperhydrémie et hypertension) ou au contraire comme antidiurétiques (par hyperviscosité et hypotension).

A la 3e catégorie appartiennent vraisemblablement la caféine et la théobromine, la théophylline, le théocine, la diurétine. La caféine et la théocine ont certainement aussi une action cardiovasculaire hypertensive. Le muguet, la scille, semblent devoir être rangés aussi dans ce groupe ; il faut probablement y ajouter les nitrites et le chloral. Certains médicaments réputés hypotenseurs peuvent donc agir comme diurétiques.

Il en est de même de la saignée lombaire locale (ventouses, scarifiées, sangsues).

A la 4e catégorie appartiennent la plupart des agents

physicomécaniques tels que la saignée générale, la balnéation, les douches, le massage général et abdominal, les injections sous-cutanées d'oxygène qui agissent à la fois sur la pression différentielle, sur le calibre des vaisseaux rénaux et sur la viscosité sanguine. D'ailleurs nous avons vu au cours de l'énumération précédente — purement indicatrice — que presque tous les diurétiques agissent au moins sur 2 des facteurs déterminants de la diurèse. Et enfin les médications agissant sur le calibre vasculaire agissent presque nécessairement sur la tension et inversement.

On voit en tous cas combien la méthode sphygmoviscosimétrique est susceptible d'apporter de précision dans l'étude tant expérimentale que clinique de la diurèse. Remarquons en passant que si elle ne peut que nous renseigner d'une façon formelle sur deux des facteurs : la tension différentielle et la viscosité sanguine, elle peut souvent indirectement nous permettre d'apprécier les variations du 3ᵉ : le calibre des vaisseaux glomérulaires. En effet le volume des urines est pratiquement proportionnel au rapport sphygmoviscosimétrique et à la 4ᵉ puissance du calibre desdits vaisseaux — si donc au cours d'une expérience ou d'une observation clinique le taux des urines s'élève alors que le rapport sphygmoviscosimétrique reste stationnaire ou s'abaisse — il nous faut conclure que le calibre des vaisseaux a augmenté. Si au contraire le taux des urines s'est abaissé alors que le rapport sphygmoviscosimétrique est resté stationnaire ou s'est élevé, c'est que le calibre des vaisseaux a diminué, c'est le fait que nous avons signalé au cours des crises hypertensives avec hydrémie.

Enfin peut-être, nous l'avons déjà dit, un 4e facteur intervient-il dans la dynamique diurétique, savoir la perméabilité vasculoglomérulaire, c'est une question encore obscure. Les expériences récentes de Félix Gaisbock[1] semblent démontrer que cette modification de la perméabilité vasculaire n'intervient pas, au moins dans le mécanisme de l'action diurétique des diurétiques de la série purinique. Voici d'ailleurs les conclusions des expériences de cet auteur :

1° Les modifications de la concentration hydrique et chlorurée du sang qui se produisent après une saignée immédiatement suivie de l'injection d'un diurétique de la série puriniques ont quantitativement pleinement comparables à celles qui se produisent après une saignée simple. En conséquence, on ne peut en tirer aucune présomption en faveur de cette thèse qui veut que la diurèse purinique soit sous sur la dépendance d'une modification de la perméabilité vasculaire. Ces conclusions s'appliquent aux animaux, tant normaux que néphrectomisés.

2° Les modifications de la concentration chlorurée du sang après une saignée dépendent de l'équilibre chloruré de l'animal en expérience.

*
* *

On voit que la sphygmoviscosimétrie, si elle ne résout pas tous les problèmes pratiques soulevés par l'étude de la diurèse — ceux du rein glande, la physiolopathologie,

1. Félix Gaisboch, Sur l'influence des diurétiques de la série purinique sur la perméabilité vasculaire (*Archiv für experimentelle Pathologie und Pharmacologie*, 66, Band, 5 et 6 Heft, 20 déc. 1911, p. 397).

des tubuli en particulier, semblent échapper à son emprise — permet du moins d'aborder beaucoup de questions physiopathologiques en rapport avec le fonctionnement du rein filtre, des glomérules, de l'équilibre sphygmorénal avec une précision pénétrante qu'aucune autre méthode n'atteint, à notre connaissance, à l'heure actuelle.

CHARTRES. — IMPRIMERIE DURAND, RUE FULBERT.

MASSON ET Cie, ÉDITEURS
LIBRAIRES DE L'ACADÉMIE DE MÉDECINE
120, BOULEVARD SAINT-GERMAIN, PARIS — VIe ARR.

N° 693 bis. Janvier 1912.

RÉCENTES PUBLICATIONS MÉDICALES

OUVRAGE COMPLET *Vient de paraître :*

La Nouvelle Pratique Médico-Chirurgicale Illustrée

DIRECTEURS :
E. BRISSAUD, A. PINARD, P. RECLUS
Professeurs à la Faculté de Médecine de Paris
Secrétaire général : HENRY MEIGE

CHIRURGIE — MÉDECINE — OBSTÉTRIQUE — THÉRAPEUTIQUE — DERMATOLOGIE PSYCHIATRIE — OCULISTIQUE — OTO-RHINO-LARYNGOLOGIE — ODONTOLOGIE MÉDECINE MILITAIRE — MÉDECINE LÉGALE — ACCIDENTS DU TRAVAIL — BACTÉRIOLOGIE CLINIQUE — HYGIÈNE — PUÉRICULTURE — MÉDICATIONS — RÉGIMES AGENTS PHYSIQUES — FORMULAIRE

La NOUVELLE P. M. C. ILLUSTRÉE forme :
8 VOLUMES grand in-8°, **reliés maroquin rouge, tête dorée, dos plat, fers spéciaux**, comprenant un ensemble de 8.000 *pages*, 2.200 *figures* et 75 *planches hors texte*.

Tome I.		Tome V.	
Abasie. Blennorragie	**44** fr.	**Labyrinthe. Omoplate** . . .	**44** fr.
Tome II.		Tome VI.	
Blépharites. Diabète	**44** fr.	**Ongles. Peste**	**44** fr.
Tome III.		Tome VII.	
Diaphragme. Genou	**44** fr.	**Pétéchies. Séborrhée**	**44** fr.
Tome IV.		Tome VIII.	
Gérodermie. Kystes	**44** fr.	**Sein. Zymothérapie**	**44** fr.

Prix de l'ouvrage complet : 176 fr.

COMPLÉMENTS PÉRIODIQUES : La *Nouvelle P.M.C.* est, en médecine, le livre le plus complet et le plus pratique. Pour le rester, il doit être tenu au courant de toutes les découvertes d'application constante : **Aussi, les Directeurs ont-ils décidé de publier, tous les deux ans, un volume de même format et conçu dans le même esprit.**

A l'aide de ces volumes complémentaires, le praticien aura sous la main un ouvrage toujours au point des dernières nouveautés et synthétisant toute la médecine.

LES COLLECTIONS ARTISTIQUES DE LA FACULTÉ DE MÉDECINE DE PARIS

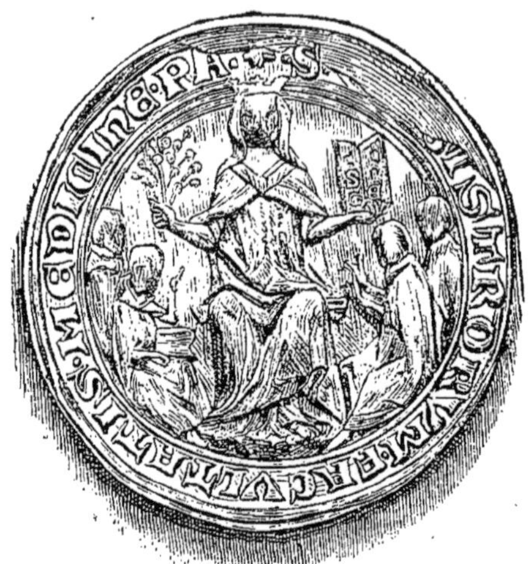

Inventaire raisonné par **Noé Legrand**, Bibliothécaire à l'Université de Paris, publié par les soins de **L. LANDOUZY**, Doyen de la Faculté de Médecine de Paris. Un vol. in-4°, de xvi-338 p., nombreuses fig. ; 100 planches en héliogravure et en photocollographie. Relié. *Ouvrage de luxe, tiré à petit nombre, prix net* . . . . **100** fr.

La Faculté de Médecine de Paris possède un grand nombre de richesses artistiques qui ont

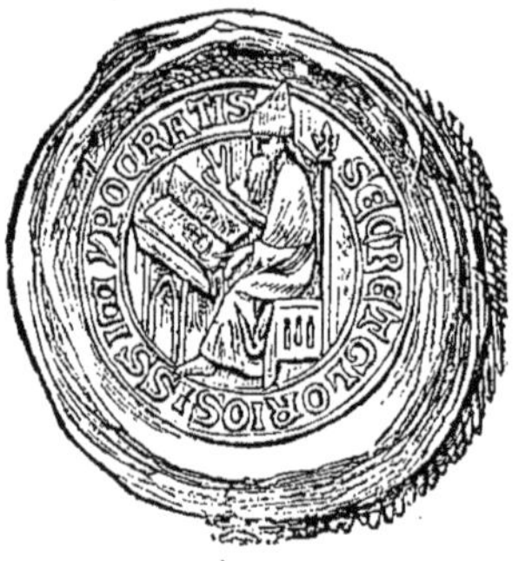

été, jusqu'à ce jour, ignorées. Bâtiments, bas-reliefs, peintures murales, sculptures, tableaux, portraits, miniatures, thèses à image, médaillons, bustes, sceaux, jetons, cartels, tapisseries, ont échappé à l'incendie, aux révolutions comme aux rapts, et leur collection forme un ensemble imposant que, dans ce beau volume, MM. Landouzy et Legrand révèlent à tous les curieux et amateurs de belles choses.

MANUEL de Pathologie Interne

PAR

G. DIEULAFOY

Professeur de clinique médicale à la Faculté de Médecine de Paris, Médecin de l'Hôtel-Dieu, Membre de l'Académie de Médecine.

SEIZIÈME ÉDITION, ENTIÈREMENT REFONDUE

4 vol. in-16 avec figures en noir et en couleurs, cartonnés à l'anglaise. **32** *fr.*

MÉDECINE

CHARCOT — BOUCHARD — BRISSAUD

Traité de Médecine

DEUXIÈME ÉDITION (ENTIÈREMENT REFONDUE)

PUBLIÉE SOUS LA DIRECTION DE MM.

BOUCHARD	BRISSAUD
Professeur à la Faculté de Médecine de Paris, Membre de l'Institut.	Professeur à la Faculté de Médecine de Paris Médecin de l'Hôtel-Dieu.

10 volumes grand in-8°, avec figures dans le texte . . . . **160** fr.

Chaque volume vendu séparément: *Tome I*, **16** fr.; *Tome II*, **16** *fr.*; *Tome III*, **16** fr.; *Tome IV*, **16** fr.; *Tome V*, **18** fr.; *Tome VI*, **14** fr.; *Tome VII*, **14** fr.; *Tome VIII*, **14** fr.; *Tome IX*, **18** fr.; *Tome X, avec table analytique des 10 volumes*, **18** fr.

Digestion et Nutrition

Par G.-H. ROGER

Professeur à la Faculté de Médecine de Paris. Médecin de la Charité.

1 *vol. grand in*-8°, *de* XIV-624 *pages*, *avec* 33 *fig. dans le texte.* **10** *fr.*

Alimentation et Digestion

par G.-H. ROGER

1 *vol. grand in*-8° *de* XI-524 *pages et* 57 *figures dans le texte*. **10** *fr.*

Vient de paraître :

Leçons de Clinique Médicale

(*Saint-Antoine* 1909-1910)

par R. GOUGET

Professeur agrégé, médecin de l'hôpital Tenon

1 *vol. in*-8°, *de* VIII-370 *pages, avec figures dans le texte* . . . **8** *fr.*

LEÇONS CONTENUES DANS CE VOLUME : Syphilis rénale. — Les Hémorragies dans les cirrhoses. — Rétrécissement mitral pur. — Méningite tuberculeuse de l'adulte — Fièvre de Malte. — Cancer mélanique du foie. — Néphrite saturnine et néphrite goutteuse. — Les Epanchements pleuraux des cardiaques. — Cirrhoses graisseuses. — Paralysie alterne supérieure chez une aortique tuberculeuse. — Pleurésie putride. — Encéphalopathie saturnine. — Pleurésie du sommet. — Hémiplégie syphilitique. — Cholécystite calculeuse. — Pneumonie double à reprise et électrargol. — Cirrhose bronzée. — Sarcomatose sous-cutanée multiple.

BIBLIOTHÈQUE DE THÉRAPEUTIQUE CLINIQUE

à l'usage des Médecins praticiens

Vient de paraître :

THÉRAPEUTIQUE USUELLE des Maladies de la Nutrition

PAR LES DOCTEURS

P. LE GENDRE
Médecin de l'Hôpital Lariboisière.

A. MARTINET
Ancien interne des Hôpitaux de Paris.

1 *vol. in-8° de 429 pages* . . . . 5 *fr.*

THÉRAPEUTIQUE USUELLE des Maladies de l'Appareil Respiratoire

Par Alfred MARTINET

1 *vol. in-8° de* IV-295 *pages avec figures, broché* . . . . . . 3 *fr.* 50

Les Régimes usuels

Par les docteurs P. LE GENDRE et A. MARTINET

1 *vol. in-8 de* IV-434 *pages, broché* . . . . 5 *fr.*

I. **Régimes à l'état normal.** — II. **Régimes systématiques.** — III. **Régimes dans les Maladies.** — IV. **Alimentation artificielle.** — V. **Annexes.**

BIBLIOTHÈQUE DE THÉRAPEUTIQUE CLINIQUE

à l'usage des Médecins praticiens (*suite*)

LES

MÉDICAMENTS USUELS

Par le Dr Alfred MARTINET

QUATRIÈME ÉDITION, REVUE ET AUGMENTÉE (*Sous presse*)

LES ALIMENTS USUELS

Composition — Préparation

Par le Dr Alfred MARTINET

DEUXIÈME ÉDITION ENTIÈREMENT REVUE

1 *volume in-8° de* VIII-352 *pages avec figures*. . . . . **4** *fr.*

Les Agents physiques usuels

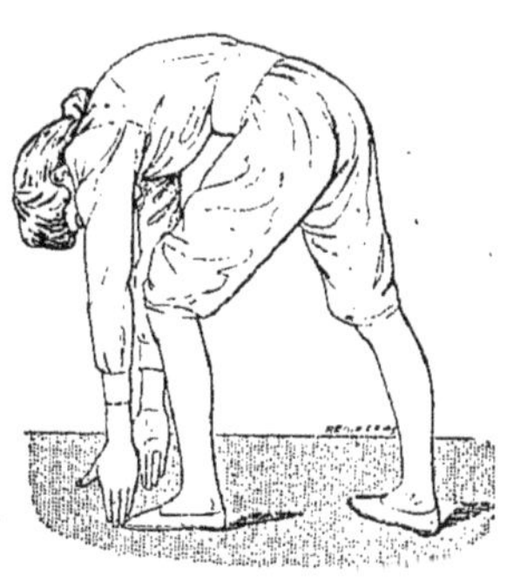

(Climatothérapie — Hydrothérapie Crénothérapie — Thermothérapie Méthode de Bier — Kinésithérapie Électrothérapie — Radiumthérapie)

Par les Drs A. MARTINET, A. MOUGEOT, P. DESFOSSES, L. DUREY, Ch. DUCROCQUET, L. DELHERM, H. DOMINICI.

1 *vol. in-8° de* XVI-633 *pages, avec* 170 *fig. et* 3 *planches hors texte.* **8** *fr.*

Clinique Hydrologique

Par les Drs **F. BARADUC** (de Châtel-Guyon), **Félix BERNARD** (de Plombières), **M. E. BINET** (de Vichy), **J. COTTET** (d'Evian), **L. FURET** (de Brides), **A. PIATOT** (de Bourbon-Lancy), **G. SERSIRON** (de La Bourboule), **A. SIMON** (d'Uriage), **E. TARDIF** (du Mont-Dore).

1 *volume in-8° de* X-636 *pages* . . . . **7** *fr.*

MÉDECINE

G.-M. DEBOVE
Doyen de la Faculté de Médecine, Membre de l'Académie de Médecine.

Ch. ACHARD
Professeur agrégé à la Faculté.
Médecin des hôpitaux.

J. CASTAIGNE
Professeur agrégé à la Faculté,
Médecin des hôpitaux.

DIRECTEURS

Manuel des Maladies du Foie et des Voies Biliaires

Par J. CASTAIGNE et M. CHIRAY

1 *vol. de* 884 *pages avec* 300 *figures dans le texte* . . . . . . **20** *fr.*

Manuel des Maladies du Tube digestif

Tome I

BOUCHE, PHARYNX, OESOPHAGE, ESTOMAC

PAR

G. PAISSEAU, F. RATHERY, J.-Ch. ROUX

1 *vol. grand in-8° de* 725 *pages, avec figures dans le texte* . . **14** *fr.*

Tome II

INTESTIN, PÉRITOINE, GLANDES SALIVAIRES PANCRÉAS

PAR

M. LOEPER, Ch. ESMONET, X. GOURAUD, L.-G. SIMON, L. BOIDIN et F. RATHERY

1 *vol. grand in-8° de* 810 *pages, avec* 116 *figures dans le texte.* **14** *fr.*

Manuel des Maladies de la Nutrition et Intoxications

1 *vol. grand in-8°* . . . . (*sous presse*).

Aide-Mémoire de Thérapeutique

PAR

G.-M. DEBOVE
Doyen honoraire de la Faculté de Médecine
Professeur de Clinique
Membre de l'Académie de Médecine

G. POUCHET
Professeur de Pharmacologie et Matière médicale à la Faculté de Médecine
Membre de l'Académie de Médecine

A. SALLARD
Ancien interne des Hôpitaux de Paris

DEUXIÈME ÉDITION ENTIÈREMENT REVUE (CODEX 1908)

1 *vol. in-8° de* VIII-911 *pages, imprimé sur* 2 *colonnes, relié toile.* **18** *fr.*

Vient de paraître :

LE TRAITEMENT
Scientifique et pratique
de la Tuberculose Pulmonaire

Par Louis RÉNON
Professeur agrégé à la Faculté de Médecine de Paris,
Médecin de l'Hôpital Necker, Membre de la Société de Biologie.

1 *vol. in-8° de* VIII-325 *pages* . . . . **4** *fr.*

TRAITÉ ÉLÉMENTAIRE
de
Clinique Médicale

Par G.-M. DEBOVE et A. SALLARD

1 *vol. grand in-8° de* 1296 *pages, avec* 275 *figures, relié toile.* **25** *fr.*

Vient de paraître :

HUITIÈME ÉDITION, REVUE ET AUGMENTÉE, DU

FORMULAIRE THÉRAPEUTIQUE

CODEX DE 1908

PAR MM.

G. LYON
Ancien chef de clinique
à la Faculté de Médecine
de Paris

P. LOISEAU
Ancien préparateur
à l'École supérieure de Pharmacie
de Paris

AVEC LA COLLABORATION DE MM.

L. DELHERM | Paul-Émile LÉVY

1 *vol. in-18 tiré sur papier indien très mince, relié maroquin souple.* 7 *fr.*

Des suppressions de médicaments tombés en désuétude ont été faites de façon à laisser à ce formulaire son caractère pratique. Parmi les additions de médicaments nouveaux signalons celle du *Dioxydiamido-arsénobenzol*, avec l'indication de la technique. Le chapitre SÉROTHÉRAPIE a été remanié. Un chapitre nouveau traite de la VACCINOTHÉRAPIE. Les parties consacrées à l'ÉLECTROTHÉRAPIE, à la RADIOTHÉRAPIE, etc., ont été revues par le docteur Delherm. La liste des *stations d'altitude* a été revisée.

Ainsi remanié, ce Formulaire continuera à justifier la faveur du public.

HUITIÈME ÉDITION, REVUE ET AUGMENTÉE

DU

Traité élémentaire de Clinique Thérapeutique

Par le Dr Gaston LYON
Ancien chef de clinique médicale à la Faculté de Médecine de Paris

1 *vol. grand in-8° de* XII-1791 *pages, relié toile anglaise.* . . 25 *fr.*

Diagnostic et Traitement des Maladies de l'Estomac

Par G. LYON

1 *vol. in-8° de* 724 *pages, avec figures. Cartonné toile* . . . . 12 *fr.*

La Pratique Dermatologique

PUBLIÉE SOUS LA DIRECTION DE MM.

ERNEST BESNIER, L. BROCQ, L. JACQUET

PAR MM. AUDRY, BALZER, BARBE, BAROZZI, BARTHÉLEMY, BÉNARD, ERNEST BESNIER, BODIN, BRAULT, BROCQ, DE BRUN, COURTOIS-SUFFIT, DU CASTEL, A. CASTEX, J. DARIER, DEHU, DOMINICI, W. DUBREUILH, HUDELO, L. JACQUET, JEANSELME, J.-B. LAFFITTE, LENGLET, LEREDDE, MERKLEN, PERRIN, RAYNAUD, RIST, SABOURAUD, MARCEL SÉE, GEORGES THIBIERGE, TRÉMOLIÈRES, VEYRIÈRES.

---

4 *volumes reliés toile formant ensemble* 3870 *pages, et illustrés de* 823 *figures en noir et de* 89 *planches en couleurs* . . . . **156** *fr.*

Tome I, séparément **36** fr.; Tomes II, III, IV, chacun . . . **40** fr.

Depuis la publication de la *PRATIQUE DERMATOLOGIQUE*, les applications électrothérapiques ont acquis une grande importance. Aussi MM. BESNIER, BROCQ et JACQUET ont-ils fait refondre entièrement, en Janvier 1907, l'article **Electricité**.

En outre, à chacune des dermatoses justiciables de ces méthodes, on trouvera les renvois et indications nécessaires.

MALADIES DU CUIR CHEVELU

Par le Docteur **R. SABOURAUD**
Directeur du Laboratoire Municipal à l'Hôpital Saint-Louis

I. Les Maladies Séborrhéiques :

SÉBORRHÉE, ACNÉS, CALVITIE

1 *vol. gr. in-8° avec* 91 *figures en noir et en couleurs.* . . **10** *fr.*

II. Les Maladies Desquamatives :

PITYRIASIS et ALOPÉCIES PELLICULAIRES

1 *vol. gr. in-8° avec* 122 *figures en noir et en couleurs* . . . **22** *fr.*

III. Les Maladies Cryptogamiques :

LES TEIGNES

1 *vol. gr. in-8° de* VI-855 *pages avec* 433 *fig. et* 28 *planches* . **30** *fr.*

Vient de paraître :

Les manifestations fonctionnelles des Psychonévroses

Leur traitement par la Psychothérapie

Par J. DEJERINE

Professeur de clinique des maladies du système nerveux
à la Faculté de Médecine de Paris
Médecin de la Salpêtrière, Membre de l'Académie de Médecine

ET

E. GAUCKLER

Ancien interne des hôpitaux

1 *vol. grand in-8° de* IX-561 *pages, avec* 1 *planche hors texte..* . **8** *fr.*

Cet ouvrage résume la doctrine que quelque trente années de contact avec les névropathes a permis à l'un des auteurs de se faire. Une première partie analyse les différents troubles névropathiques; une deuxième étudie les deux seules psychonévroses reconnues comme légitimes par les auteurs : la neurasthénie et l'hystérie. La troisième est consacrée au traitement. Les auteurs ne reconnaissent qu'une psychothérapie légitime : la psychothérapie par persuasion. Mais ajoutons qu'ils ne croient pas aux vertus du raisonnement. Ils maintiennent le rôle prépondérant du sentiment qui réveille les énergies, qui rend aux malades l'unité de vie, condition nécessaire de la santé morale... et physique.

L'Éducation de soi-même

Par le Pr DUBOIS, Professeur à l'Université de Berne.

TROISIÈME ÉDITION. 1 *volume in-8° de* 266 *pages, broché* . . . . **4** *fr.*

Les Psychonévroses

et leur traitement moral

Par le Pr DUBOIS

PRÉFACE DU PROFESSEUR DEJERINE

TROISIÈME ÉDITION. 1 *volume in-8° de* 560 *pages* . . . . **8** *fr.*

Manuel de NEUROLOGIE OCULAIRE

PAR

F. de LAPERSONNE
Professeur de clinique ophtalmologique

A. CANTONNET
Chef de clinique ophtalmologique

à la Faculté de Médecine de Paris.

1 *vol. in-8 carré de* XVI-368 *pages, avec* 106 *figures dans le texte et une planche hors texte en couleurs* . . . . **6** *fr.*

Traité d'Hygiène Militaire

par G.-H. LEMOINE
Médecin principal de première classe
Professeur d'Hygiène à l'Ecole d'application du Service de Santé militaire du Val-de-Grâce
Membre du Conseil supérieur d'Hygiène de France

1 *vol. gr. in-8° de* XXIV-758 *pages, avec* 89 *figures, broché* . . **12** *fr.*

Traité de l'Inspection des Viandes

de boucherie, des volailles et gibiers, des poissons, crustacés et mollusques

par J. RENNES
Ex-Inspecteur du Service sanitaire de la Seine,
Vétérinaire départemental de Seine-et-Oise

1 *vol. grand in-8° de* VIII-368 *pages avec* 45 *planches* . . . . **15** *fr.*

BIBLIOTHÈQUE d'Hygiène thérapeutique

FONDÉE PAR
le professeur PROUST

Chaque ouvrage, cartonné toile : **4** *francs.*

Vient de paraître :

L'Hygiène des Albuminuriques (2e *édition entièrement revue*), par le Dr Maurice SPRINGER, ancien chef de laboratoire de la Faculté de Médecine à la clinique médicale de l'hôpital de la Charité.

L'Hygiène du Goutteux (2e *édition*), par le Dr A. MATHIEU.
L'Hygiène de l'Obèse (2e *édition*), par le Dr A. MATHIEU.
L'Hygiène des Asthmatiques, par le Pr E. BRISSAUD.
Hygiène et Thérapeutique thermales, par G. DELFAU.
Les Cures thermales, par G. DELFAU.
L'Hygiène du Neurasthénique (3e *édition*), par le Pr G. BALLET.
L'Hygiène du Tuberculeux (2e *édition*), par le Dr CHUQUET.
Hygiène et Thérapeutique des Maladies de la bouche (2e *édition*), par le Dr CRUET.
L'Hygiène des Maladies du cœur, par le Dr VAQUEZ.
L'Hygiène du Dyspeptique (2e *édition*), par le Dr LINOSSIER.
Hygiène thérapeutique des Maladies des fosses nasales, par les Drs LUBET-BARBON et R. SARREMONE.
Hygiène des Maladies de la Femme, par le Dr A. SIREDEY.
Hygiène du Syphilitique (2e *édition*), par le Dr H. BOURGES.

Vient de paraître :

Assainissement des Villes

Annuaire-statistique international des Installations d'épuration d'eaux d'égouts

par B. BEZAULT
Ingénieur sanitaire

1 *vol. gr. in-8° de* VIII-175 *pages, avec* 20 *figures dans le texte.* **8** *fr.*

Ce volume contient l'étude des installations d'épuration des eaux d'égouts (Système d'épuration, système d'égout, villes, population, volume des eaux, coût de l'installation, etc.) au 1er juillet 1911 en Allemagne, République Argentine, Australie, Autriche-Hongrie, Belgique, Brésil, Canada, Danemark, Egypte, Espagne, Etats-Unis d'Amérique, France et Colonies, Grande-Bretagne, Indes Anglaises, etc. Il contient également les lois et règlements en vigueur au sujet de cette question d'assainissement dans la plupart de ces pays.

Recherches de Parasitologie et de Pathologie

humaines et animales au Tonkin

Par C. MATHIS et M. LÉGER
Médecins-majors des troupes coloniales

Préface de MM. A. Calmette et F. Mesnil

1 *vol. in-8°, de* VIII-451 *p., avec fig. et* 14 *planches. Relié toile.* **25** *fr.*

Le Vade-Mecum du Médecin-Expert

PAR

A. LACASSAGNE
Professeur de Médecine légale
à l'Université de Lyon

L. THOINOT
Professeur de Médecine légale
à la Faculté de Paris

1 *volume in-18, de* XII-265 *pages, relié peau.* . . . . . **6** fr.

Thérapeutique clinique de la Syphilis

Par E. EMERY ET **A. CHATIN**
Médecin de Saint-Lazare — Médecin des Eaux d'Uriage.

1 *volume in-8° de* VIII-640 *pages, avec figures* . . . . **10** fr.

Ce volume est divisé en deux parties : la première est consacrée à l'étude des médicaments antisyphilitiques, à leur mode d'administration et au traitement de la syphilis en général. Dans la seconde, les auteurs étudient les traitements locaux des accidents cutanés ou muqueux les plus habituels de la syphilis et ses principales manifestations viscérales. Pour donner toute sa valeur à l'exposé du traitement, les auteurs n'ont pas hésité à décrire aussi brièvement que possible les différentes affections.

Traité
de
Microscopie Clinique

PAR

M. DEGUY
Ancien interne des Hôpitaux de Paris
Ancien chef de Laboratoire
à l'Hôpital des Enfants-Malades

A. GUILLAUMIN
Docteur en Pharmacie
Ancien Interne des Hôpitaux de Paris

1 vol. grand in-8° de 428 pages, avec 38 figures dans le texte, 93 planches en couleurs, relié toile anglaise. 50 fr.

Éléments de Physiologie Humaine

A L'USAGE DES ÉTUDIANTS EN MÉDECINE

Par Léon FRÉDÉRICQ et J.-P. NUEL
Professeurs à l'Université de Liége

SIXIÈME ÉDITION, REVUE ET CORRIGÉE

1 *vol. grand in*-8 *de* XXIV-780 *pages avec* 282 *figures dans le texte.*
Broché. **12** *fr.* **50**

Traité de Physiologie

PAR

J.-P. MORAT
Professeur à l'Université de Lyon.

Maurice DOYON
Professeur adjoint à la Faculté de Médecine de Lyon.

5 *volumes gr. in-8°, avec figures en noir et en couleurs dans le texte.*
En souscription : **60** *fr.*

TOME I. **Fonctions élémentaires.** — Prolégomènes, contraction. — Sécrétion, milieu intérieur, avec 194 figures. . . . . **15** fr.
TOME II. **Fonctions d'innervation**, avec 263 figures. . . . . **15** fr.
TOME III. **Fonctions de nutrition.** — Circulation. — Calorification, avec 173 figures. . . . . **12** fr.
TOME IV. **Fonctions de nutrition** (*suite et fin*). — Respiration, excrétion. — Digestion, absorption, avec 167 figures. . . . . **12** fr.

Sous presse : TOME V ET DERNIER
Fonctions de relation et de reproduction

OUVRAGE COMPLET

Abrégé d'Anatomie

PAR

P. POIRIER
Professeur d'Anatomie
à la Faculté de Médecine de Paris.

A. CHARPY
Professeur d'Anatomie
à la Faculté de Médecine de Toulouse.

B. CUNÉO
Professeur agrégé à la Faculté de Médecine de Paris.

TOME I. — **EMBRYOLOGIE — OSTÉOLOGIE — ARTHROLOGIE — MYOLOGIE.**

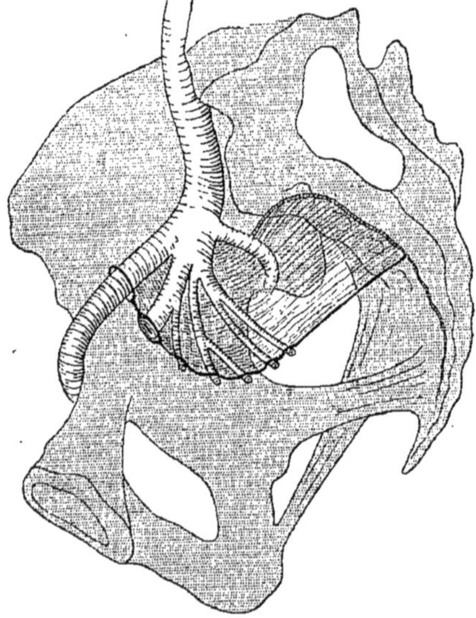

Fig. 953. — Schéma de la gaine hypogastrique (d'après Marcille).

TOME II. — **CŒUR — ARTÈRES — VEINES — LYMPHATIQUES — CENTRES NERVEUX — NERFS CRANIENS — NERFS RACHIDIENS.**

TOME III. — **ORGANES DES SENS — APPAREIL DIGESTIF ET ANNEXES — APPAREIL RESPIRATOIRE — CAPSULES SURRÉNALES — APPAREIL URINAIRE — APPAREIL GÉNITAL DE L'HOMME — APPAREIL GÉNITAL DE LA FEMME — PÉRINÉE — MAMELLES — PÉRITOINE.**

3 *volumes in-8°, formant ensemble* 1620 *pages avec* 976 *figures en noir et en couleurs dans le texte, richement reliés toile* . . . . **50** *fr.*

P. POIRIER — A. CHARPY

Traité d'Anatomie Humaine

Nouvelle édition entièrement refondue par

A. CHARPY ET **A. NICOLAS**

Professeur d'anatomie à la Faculté de Médecine de Toulouse. — Professeur d'anatomie à la Faculté de Médecine de Paris.

AVEC LA COLLABORATION DE

*O. Amoëdo — Argaud — A. Branca — R. Collin — B. Cunéo
G. Delamare — Paul Delbet — Dieulafé — A. Druault — P. Fredet
Glantenay — A. Gosset — M. Guibé — P. Jacques
Th. Jonnesco — E. Laguesse — L. Manouvrier — P. Nobécourt
O. Pasteau — M. Picou — A. Prenant — H. Rieffel — Rouvière
Ch. Simon — A. Soulié — B. de Vriese — Weber.*

5 *volumes grand in-8°, avec figures en noir et en couleurs* . . . . » »

TOME I (3e *édition refondue*) : **Introduction. Notions d'embryologie. Ostéologie. Arthrologie,** *avec 825 figures* . . . . **20** fr.

Vient de paraître :

TOME II. — 1er Fasc. : **Myologie. — Embryologie. Histologie. Peauciers et aponévroses.** *Nouvelle édition entièrement refondue.*
1 *vol. gr. in-8°, de 620 pages, avec 351 figures (3e édition)* . . . . **14** fr.

2e Fasc. (2e *édit.*). **Angéiologie** (Cœur et Artères). Histologie, avec 150 *figures* . . . . **8** fr.
3e Fasc. (2e *édition*) : **Angéiologie** (Capillaires. Veines), *avec 83 fig.* **6** fr.
4e Fasc. : **Les Lymphatiques** (2e *édition*) *avec 126 figures* . . . . . **8** fr.

TOME III. — 1er Fasc. (2e *édition*) : **Système nerveux** (Méninges. Moelle. Encéphale). Embryologie. Histologie, *avec 265 figures*. . . . . . . **10** fr.
2e Fasc. (2e *édition*) : **Système nerveux** (Encéphale), *avec 131 fig.* **10** fr.
3e Fasc. (2e *édition*). **Système nerveux** (Les Nerfs. Nerfs crâniens. Nerfs rachidiens), *avec 228 figures* . . . . **12** fr.

TOME IV. — 1er Fasc. (2e *édition*) : **Tube digestif,** *avec 201 figures* . **12** fr.
2e Fasc. (2e *édit.*) : **Appareil respiratoire,** *avec 121 figures* . . . . **6** fr.
3e Fasc. (2e *édit.*) : **Annexes du tube digestif. Péritoine.** 1 *volume avec* 448 *figures* . . . . **16** fr.

TOME V. — 1er Fasc. : **Organes génito-urinaires** (2e *édition, avec* 431 *figures*) . . . . **20** fr.

Vient de paraître :

TOME V. — 2e Fasc. : **Les organes des sens. Le tégument externe et ses dérivés. Appareil de la vision. Muscles et capsule de Tenon. Sourcils, paupières, conjonctive, appareil lacrymal. Oreille externe, moyenne et interne. Embryologie du nez. Fosses nasales, Organes chromaffines.** *Nouvelle édition refondue.*
1 *volume gr. in-8°, de 1.003 pages, avec 671 figures (2e édition)* . . . . **25** fr.

Vient de paraître :

Précis d'Anatomie et de Dissection

Par H. ROUVIÈRE

Professeur agrégé à la Faculté de Médecine de Paris.

Préface de A. NICOLAS, Professeur agrégé à la Faculté de Médecine de Paris.

TOME I. — TÊTE, COU, MEMBRE SUPÉRIEUR

1 vol. in-8°, de 431 pages, 197 figures dans le texte, la plupart en couleurs. **12** fr.

(*Tome II et dernier : pour paraître en Novembre 1912*)

Ce volume est avant tout un livre d'enseignement : « Il a paru qu'il y avait place pour un ouvrage qui tiendrait compte des nécessités du travail pratique et ainsi serait à la fois descriptif et technique. Étant bien entendu que la dissection doit être poursuivie par la méthode topographique, c'est-à-dire doit ménager successivement tous les éléments d'un segment de l'organisme, M. Rouvière a pensé qu'il ne fallait pas se contenter d'indiquer à l'étudiant, par une énumération forcément aride, ce qu'il va rencontrer, mais qu'il était nécessaire de l'avertir au préalable des principaux détails d'ordre systématique concernant le segment considéré, et de les lui montrer clairement par de bonnes figures. De cette manière, et par l'aide d'un livre unique, l'élève prendra d'abord une connaissance générale, sommaire mais provisoirement suffisante, de la région, puis, ainsi documenté, pourra entreprendre la dissection en suivant les indications du paragraphe de technique, sans être arrêté par l'obligation de rechercher ailleurs la signification de ce que son scalpel lui révèle.

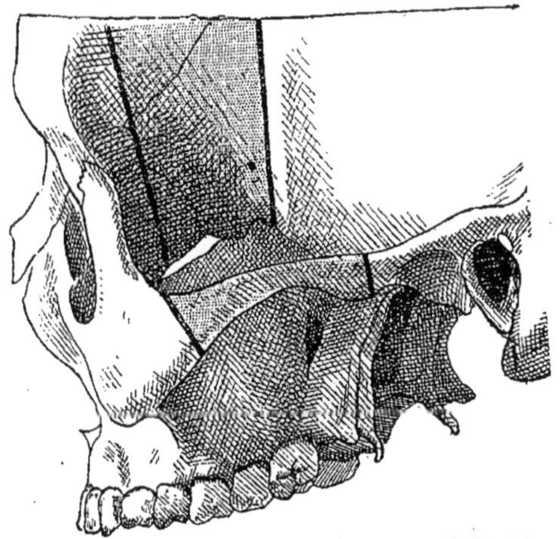

Fig. 112. — Section de la paroi externe de l'orbite. Section de l'apophyse zygomatique.

..... M. Rouvière s'est efforcé de faire avant tout un livre clair, réduit à l'essentiel et, pour tout dire, portatif, un *vade-mecum* d'amphithéâtre. »

(A. NICOLAS).

OUVRAGE COMPLET

Traité de
Technique Opératoire

PAR

CH. MONOD
Professeur agrégé à la Faculté de Médecine de Paris
Chirurgien honoraire des hôpitaux.
Membre de l'Académie de Médecine

J. VANVERTS
Chirurgien des hôpitaux de Lille.
Ancien interne lauréat des hôpitaux de Paris, Membre correspondant de la Société de Chirurgie.

DEUXIÈME ÉDITION ENTIÈREMENT REFONDUE

2 volumes grand in-8°, formant ensemble XII-2016 pages avec 2337 figures dans le texte. . . **40** fr.

Le tome I n'est plus vendu séparément. Le tome II est vendu aux acheteurs du tome I. . . . . . . **18** fr.

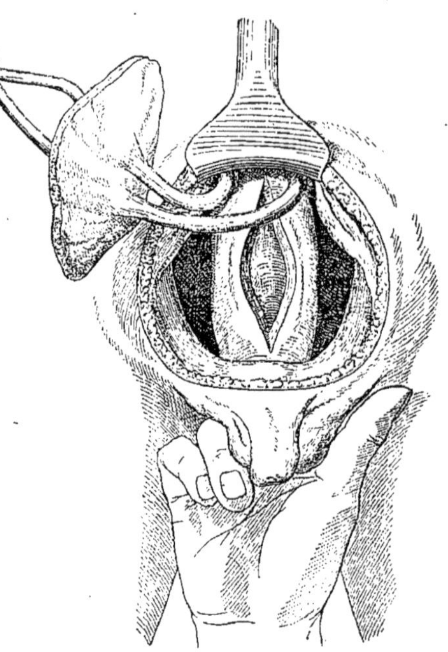

Fig. 695. — *Cysto-entérostomie extra-péritonéale pour exstrophie vésicale. Abouchement rectal des uretères* (Peters). — Les uretères sont libérés. — La paroi antérieure sous-péritonéale du rectum est ouverte.

Condenser les descriptions sans rien sacrifier de la clarté, supprimer tout ce qui semblait tombé en désuétude, et cela pour pouvoir donner place à certaines opérations nouvelles ou à d'autres intentionnellement omises dans la première édition parce que non encore consacrées par l'usage, tel est le travail considérable qu'ont poursuivi les auteurs dans cette deuxième édition. La plupart des chapitres anciens ont été remaniés, quelques-uns même complètement transformés. Les index bibliographiques ont été intégralement mis au courant en même temps que nombre d'indications anciennes, et aujourd'hui sans intérêt pratique, étaient supprimées.

Enfin l'illustration a été à la fois augmentée et entièrement revisée : nombre de clichés de la première édition ont fait place à des figures nouvelles.

Vient de paraître :

PRÉCIS DE
Technique Opératoire

PAR

LES PROSECTEURS DE LA FACULTÉ DE MÉDECINE DE PARIS

AVEC INTRODUCTION

Par le professeur Paul BERGER

7 volumes in-8°, cartonnés toile anglaise souple.

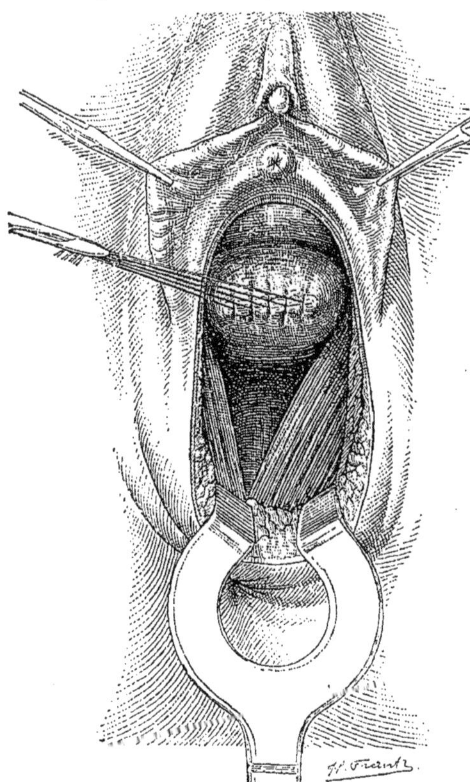

Fig. 162 — Colpo-hystérectomie totale par voie vulvo-périnéale. Agrandissement du champ opératoire par l'incision de Schuchardt. On voit nettement les bords des Releveurs. (*R. Proust. Appareil génital de la femme.*)

Pratique courante et Chirurgie d'urgence, par VICTOR VEAU. 3e *édition, revue et augmentée.*

Tête et cou, par CH. LENORMANT. 3e *édition, revue et augmentée.*

Thorax et membre supérieur, par A. SCHWARTZ, 2e *édition, revue et augmentée.*

Abdomen, par M. GUIBÉ. 3e *édition, revue et augmentée.*

Appareil urinaire et appareil génital de l'homme, par PIERRE DUVAL. 3e *édition, revue et augmentée.*

Appareil génital de la femme, par R. PROUST. 2e *édition, revue et augmentée.*

Membre inférieur, par GEORGES LABEY. 2e *édition, revue et augmentée.*

Chaque vol. illustré de plus de 200 figures, la plupart originales . . . . . **4 *fr.* 50**

Petite Chirurgie Pratique

PAR

Th. TUFFIER
Professeur agrégé
à la Faculté de Médecine de Paris,
Chirurgien de l'Hôpital Beaujon.

P. DESFOSSES
Ancien interne des hôpitaux de Paris,
Chirurgien du Dispensaire
de la Cité du Midi.

TROISIÈME ÉDITION, ENTIÈREMENT REFONDUE

1 *vol. petit in-8° de* XI-570 *pages, avec* 325 *fig., cart. à l'angl.* **10** *fr.*

Des principales Affections Chirurgicales dans l'Armée

Par le Dr A. MIGNON
Professeur au Val-de-Grâce

1 *vol. gr. in-8° de* IV-541 *pages, avec* 183 *figures dans le texte.* **10** *fr.*

La Période Post-Opératoire

Soins, Suites et Accidents

Par Salva MERCADÉ
Ancien interne, Lauréat (médaille d'or) des hôpitaux de Paris.

1 *vol. gr. in-8° de* VI-550 *pages avec* 82 *figures dans le texte. .* **12** *fr.*

Traité de Chirurgie d'urgence

Par Félix LEJARS
Professeur agrégé à la Faculté de Médecine de Paris,
Chirurgien de l'hôpital Saint-Antoine, Membre de la Société de chirurgie.

SEPTIÈME ÉDITION ENTIÈREMENT REMANIÉE

(*en préparation*)

Traité de Gynécologie

Clinique et Opératoire

par **Samuel POZZI**

Professeur de Clinique gynécologique à la Faculté de Médecine de Paris.
Membre de l'Académie de Médecine. Chirurgien de l'hôpital Broca.

QUATRIÈME ÉDITION, ENTIÈREMENT REFONDUE

AVEC LA COLLABORATION DE **F. JAYLE**

2 *vol. grand in-8° formant ensemble* 1500 *pages avec* 894 *figures dans le texte. Reliés toile* . . . . **40** *fr.*

Cette édition est profondément remaniée. Les derniers progrès de la technique chirurgicale ont été tels qu'il a paru nécessaire de refondre presque entièrement les chapitres relatifs au traitement. L'anatomie pathologique a dû être complètement mise à la hauteur de nos connaissances actuelles. Le texte a été sensiblement augmenté; le nombre de figures a été notablement accru.

Précis d'Obstétrique

PAR MM.

A. RIBEMONT-DESSAIGNES
Professeur à la Faculté de Médecine
Accoucheur de l'hôpital Beaujon
Membre de l'Académie de médecine

G. LEPAGE
Professeur agrégé à la Faculté de Médecine de Paris
Accoucheur de l'hôpital de la Pitié

SIXIÈME ÉDITION

AVEC 568 FIGURES DANS LE TEXTE, DONT 400 DESSINÉES PAR M. RIBEMONT-DESSAIGNES

1 *vol. grand in-8° de* 1420 *pages, relié toile* . . . . **30** *fr.*

ÉTUDE SUR LES

Hernies du Gros Intestin

par **G. LARDENNOIS et J. OKINCKZIC**

Prosecteurs à la Faculté de Médecine de Paris.

1 *vol. gr. in-8° de* 152 *pages, avec* 56 *fig. dans le texte, broché.* **2** *fr.* **50**

COLLECTIONS

L'ŒUVRE MÉDICO-CHIRURGICAL (Dr CRITZMAN, Directeur).

Suite de Monographies Cliniques

SUR LES QUESTIONS NOUVELLES

EN MÉDECINE, EN CHIRURGIE ET EN BIOLOGIE

Chaque Monographie est vendue séparément . . . . **1** fr. **25**

Il est accepté des Abonnements pour une série de 10 Monographies consécutives au prix à forfait et payable d'avance de **10** francs pour la France et **12** francs pour l'Etranger (port compris).

DERNIÈRES MONOGRAPHIES PUBLIÉES:

46. **Les Gastro-entérites des nourrissons**, par le Dr A. LESAGE.
47. **Le Traitement des Gastro-entérites des nourrissons et du Choléra infantile**, par A. LESAGE.
48. **Les ions et les médications ioniques**, par le Pr S. LEDUC.
49. **Physiologie de l'acide urique**, par P. FAUVEL, docteur ès sciences, professeur à l'Université catholique d'Angers.
50. **Le Diagnostic fonctionnel du cœur**, par W. JANOSWSKI, professeur agrégé à l'Académie médicale de Saint-Pétersbourg.
51. **Les Arriérés scolaires**, par R. CRUCHET.
52. **Artério-Sclérose et Athéromasie**, par le Pr J. TEISSIER.
53. **Les Sulfo-éthers urinaires** (*physiologie et valeur clinique dans l'auto-intoxication intestinale*), par H. LABBÉ et G. VITRY.
54. **Les injections mercurielles intra-musculaires dans le traitement de la Syphilis**, par le Dr A. LEVY-BING.
55. **Anticorps, antigènes et Méthode de déviation du Complément** (*Le Mécanisme de l'Immunité*) par P.-F. ARMAND-DELILLE, ancien chef de clinique à la Faculté de Paris (*3e tirage*).
56. **L'Anaphylaxie et les réactions anaphylactiques** (*Maladie du sérum; cuti et ophtalmo-réaction à la tuberculine*), par le Dr P.-F. ARMAND-DELILLE (*2e tirage*).
57. **Les Sutures vasculaires**, par L. IMBERT, professeur et J. FIOLLE, chef de clinique à l'Ecole de Médecine de Marseille.
58. **L'Hérédité normale et pathologique**, par le Pr CH. DEBIERRE.
59. **Traitement chirurgical de la Tuberculose pulmonaire** (*Pneumectomie. — Pneumotomie. — Collapsthérapie. — Méthode de Freund*), par les Drs TUFFIER, professeur agrégé à la Faculté de Médecine de Paris et J. MARTIN, chef de clinique chirurgicale à la Faculté de Montpellier.
60. **La Rachicentèse**, par MM. P. RAVAUT, médecin des hôpitaux de Paris, GASTINEL et VELTER, internes des hôpitaux de Paris.
61. **Les Métaux colloïdaux électriques en thérapeutique**, par MM. L. BOUSQUET et H. ROGER, chefs de clinique à la Faculté de Montpellier.
62. **De la Névralgie intercostale** (*Étude des symptômes accusés par les malades*), par le Dr W. JANOWSKI.
63. **Traitement du cancer inopérable**, par le Dr TUFFIER.
64. **La gymnastique respiratoire**, par le Dr P. DESFOSSES et Mme BURMAN-OBERG.
65. **De l'Incontinence d'Urine chez les enfants**, par le Dr D. COURTADE.
66. **Les Poisons Tuberculeux** et leurs rapports avec l'anaphylaxie et l'immunité par le Dr P.-F. ARMAND-DELILLE.

Encyclopédie Scientifique des Aide-Mémoire

Publiée sous la direction de **H. LÉAUTÉ**, Membre de l'Institut

Chaque ouvrage forme un volume petit in-8°, vendu : Broché, **2** fr. **50**
Cartonné toile, **3** fr.

DERNIERS VOLUMES PUBLIÉS

Hygiène coloniale, par le Dr A. Kermorgant, *membre de l'Académie de Médecine.*

Hygiène de l'habitation, sol, emplacement, matériaux, par M. Bousquet.

Méthodes de mesure employées en radioactivité, par Albert Laborde.

Maladies des voies urinaires, urètre, vessie, par le Dr Bazy, chirurgien des hôpitaux, membre de la Société de chirurgie, 4 vol.
I. *Moyens d'exploration et traitement.* 2e édition. II. *Séméiologie.* III. *Thérapeutique générale. Médecine opératoire.* IV. *Thérapeutique spéciale.*

Biologie générale des bactéries, par le Dr E. Bodin, professeur de Bactériologie à l'Université de Rennes.

Les bactéries de l'air, de l'eau et du sol, par E. Bodin.

Les conditions de l'infection microbienne et l'immunité, par E. Bodin.

Technique radiothérapique, par le Dr H. Bordier, professeur agrégé à la Faculté de Médecine de Lyon.

Précis élémentaire de dermatologie par MM. Brocq et Jacquet, médecins des hôpitaux de Paris, 2e édition, entièrement revue. 5 vol.
I. *Pathologie générale cutanée.* II. *Difformités cutanées, éruptions artificielles, dermatoses parasitaires.* III. *Dermatoses microbiennes et néoplasies.* IV. *Dermatoses inflammatoires.* V. *Dermatoses d'origine nerveuse. Formulaire.*

Examen et séméiotique du cœur, par les Drs Pierre Merklen, médecin de l'hôpital Laënnec et Jean Heitz, 2 vol.
I. *Inspection, palpation, percussion, auscultation* (4e *édition*).
II. *Le rythme du cœur et ses modifications* (4e *édition*).

Les amétropies et leur correction par les lunettes, par H. Spindler, médecin major de l'armée.

Maladies des organes respiratoires. *Méthode d'exploration : signes physiques,* par le Dr Léon Faisans, Médecin de l'Hôpital de la Pitié (4e *édition*).

La Matière vivante, par F. Le Dantec, chargé de cours à la Sorbonne (2e *édition*).

69891. — Imprimerie LAHURE, 9, rue de Fleurus, Paris.

www.ingramcontent.com/pod-product-compliance
Ingram Content Group UK Ltd.
Pitfield, Milton Keynes, MK11 3LW, UK
UKHW020433200726
13857UKWH00002B/408

9 782012 928084